ORTHOPEDIC SURGERY

別冊 整形外科

No. 86

整形外科外来診療の工夫
――診断，保存療法，外来手術

- 監修　「整形外科」編集委員
- 編集　安達伸生

2024
南江堂

《表紙説明》

左上段	土山耕南	論文	（ 51 頁の図 7c 左）
左下段	辰村正紀	論文	（ 14 頁の図 4e）
右上段	土山耕南	論文	（ 51 頁の図 7c 右）
中下段	都竹伸哉	論文	（108 頁の図 7c）
右下段	西川真史	論文	（ 21 頁の図 3）

序

　広く運動器疾患を扱う整形外科の外来では，正確な診断のもと適切な保存療法の選択や外来での小手術がたいへん重要です．日々の整形外科外来診療において扱う整形外科疾患は多種多様であり，その疾患概念や診断・検査方法，保存療法の内容や外来手術の方法などは発展，進化しています．たとえば，エコーを用いた低侵襲でダイナミックな診断やインターベンションは整形外科外来診療において必須となりつつあります．読者の皆様も広く活用されていることと思います．また，多血小板血漿（PRP）などの再生医療も関連法の整備が進み，実際の医療現場で行われ，その適応や効果について患者さんから質問を受けることも多くなっております．しかし，整形外科外来診療における情報量は膨大であり，多くの疾患にわたる検査・診断，保存療法，外来手術手技の知識のアップデートは決して容易ではありません．

　本特集号のテーマは「整形外科外来診療の工夫─診断，保存療法，外来手術」です．整形外科外来日常診療のピットフォール，最新の診断技術の解説や，疾患ごとの具体的な保存療法の実際，また外来手術や日帰り手術などについて，先生方が持っておられる知識や情報，ちょっとしたコツなどを網羅する企画といたしました．前半の総論においては検査・診断，薬物療法，エコー下インターベンションなどについて詳細に解説いただき，また後半の「部位別疾患と保存療法」では疾患別に有意義な情報の詳細を述べていただいております．明日からの外来診療にすぐに役立つような内容になっております．

　すべての執筆者の先生方に厚く御礼を申し上げるとともに，本書が読者の皆様の外来での診断・治療に役立つことができれば幸いです．ぜひご一読ください．

2024 年 10 月

広島大学教授

安 達 伸 生

No. 86
別冊整形外科

整形外科外来診療の工夫
——診断，保存療法，外来手術

I. 総　論

1. 検査・診断

■ 坐位と仰臥位の X 線側面像を用いた胸腰椎不安定性の評価法 ･････････････････ 2
遠 藤 照 顕

■ 早期手術を含めた発育期急性期腰椎分離症の
系統的かつ効率的な診断手順と治療戦略 ･･･････････････････････････ 9
辰 村 正 紀

■ 爪下腫瘍の画像診断 ･･･ 18
西 川 真 史

2. 薬物療法

■ 骨粗鬆症に対する骨吸収抑制薬の使い分け ･･･････････････････････････ 22
久保田　聡

■ 変形性膝関節症に S-flurbiprofen plaster を用いた使用経験 ･･････････････ 26
井 口 公 貴

■ 変形性膝関節症に対する
超音波ガイド下内側側副靱帯滑液包内多血小板血漿（PRP）療法 ････････ 31
草 場 洋 平

3. エコー下インターベンション

■ 脊椎エコー
—— 診断的治療としての使用 ･･･････････････････････････････････ 37
石 元 優 々

■ 超音波ガイド下頸椎神経根ブロックの短期治療成績 ･･･････････････････ 41
三 浦 正 敬

■ 肩関節診療におけるエコー使用の有効性 ･･･････････････････････････ 45
土 山 耕 南

CONTENTS

■超音波診断装置を用いた股関節疾患の診断と治療……………………………… 53
　植木慎一

■腰椎に起因する軽度の下垂足（足関節背屈筋力低下）に対する
　　神経根ブロックによる治療……………………………………………………… 58
　長沢謙次

4．装具療法

■仙腸関節障害に有効な骨盤ベルトの種類と装着方法の検討………………… 62
　遠藤由紀子

5．リハビリテーション

■急性腰痛症に対する前庭リハビリテーションの可能性………………………… 67
　畠山智行

6．その他

■橈骨遠位端骨折後患者に対する骨粗鬆症治療介入のための取り組み…………… 75
　赤羽美香

Ⅱ．部位別疾患と保存療法

1．脊　　椎

■骨粗鬆症性椎体骨折で難治例をつくらないための初期マネジメント…………… 84
　船山　徹

■胸腰椎移行部における新鮮椎体骨折に対する
　　保存療法（ギャッチアップ治療）について…………………………………… 90
　木戸佑基

■椎間板性腰痛
　　―― 診断と全内視鏡下脊椎手術……………………………………………… 93
　水谷幸三郎

■ 成長期腰椎分離症の診断と保存療法 ··· 97
　寺門　淳

2．肩 関 節

■ 胸鎖関節炎の診断と治療 ··· 101
　長沢謙次

■ 石灰沈着性腱板炎に対する超音波ガイド下治療 ························· 105
　都竹伸哉

■ 凍結肩の診断と治療 ··· 111
　西頭知宏

3．手・手関節

■ 重度手根管症候群に対する外来での電流知覚閾値検査を用いた知覚評価 ······· 115
　土田真嗣

■ 日帰り手術で施行した単指近位指節間関節変形性関節症に対する
　人工指関節置換術 ··· 122
　葛原絢花

4．足・足関節

■ 初期治療における足関節脱臼骨折に対する整復と外固定の工夫
　── 重力補助足関節整復法（GARA 法）による初期治療の小経験 ·········· 127
　安藤治朗

■ 足部捻挫による立方骨骨折 ··· 133
　長沢謙次

■ 足部外側痛および足底部痛の原因としての長腓骨筋腱炎と立方骨疲労骨折 ··· 139
　長沢謙次

CONTENTS

Ⅲ. そ の 他

■ 悪性腫瘍が原因であった肩甲部痛の 3 例……………………………………… 146
　中 島 浩 敦

■ 手足末梢神経障害（ニューロパシー）の鑑別診断とそのコツ……………… 153
　井尻慎一郎

■ 外来診察における処方箋疑義照会の傾向と回避された有害事象の検討……… 162
　大 下 優 介

■ 整形外科医療機関における医療安全の工夫
　── 診療録開示への対応…………………………………………………… 166
　森 川 圭 造

Ⅰ. 総　　論

I. 総 論 ◆ 1. 検査・診断

坐位と仰臥位のＸ線側面像を用いた
胸腰椎不安定性の評価法*

遠 藤 照 顕**

[別冊整形外科 86：2〜8, 2024]

はじめに

胸腰椎疾患において，不安定性の評価は骨折や変性疾患の診療に重要である．特に骨折は日常生活動作（ADL）に影響する強い疼痛を引き起こすこと，圧潰による変形を残すことにより症状が残存する可能性があることから早期に診断，治療を行うことが望ましい．骨折の診断には，通常単純Ｘ線検査を用いることが多いが，単純Ｘ線検査では診断できない骨折もしばしばみられる．

骨折椎の診断において，動態撮影を行うことで椎体の不安定性を評価し診断する方法がある．一般的には立位での前後屈動態撮影で評価することが多いと思われるが，疼痛のため撮影が困難なことがある．骨折に対する椎体不安定性の評価として，坐位と仰臥位での側面像を比較する撮影法（坐位・仰臥位動態撮影法）が報告されている[1]．

本稿では，坐位・仰臥位動態撮影法により不安定性を評価し，骨折や腰椎すべり症の診断・治療に有効であった症例を報告する．

Ⅰ. 坐位・仰臥位動態撮影法

撮影は仰臥位と坐位で行う．仰臥位では撮影台上で仰臥位をとり，坐位では椅子に座り，側方から側面像を撮影する．冠状面の評価のために正面像を追加する（図1）．

脊椎椎体骨折の場合，骨折椎は仰臥位と比べ坐位で圧潰する．またすべり症の場合，仰臥位と比べ，坐位においてすべりの増悪や椎間の角度の変化がみられる．

Ⅱ. 症例提示

症例1．57歳，男．

主 訴：腰痛．

現病歴：1ヵ月前に転倒し受傷した．5日前より特に誘因なく腰痛が出現し，当院を受診した．

画像所見：腰椎Ｘ線像ではTh12，L2の椎体の圧潰がみられた．立位動態Ｘ線像ではTh12，L2を含め明らかな椎体高の変化はみられなかった（図2）．坐位・仰臥位動態撮影法で撮影したところ，仰臥位と比べ坐位でTh12椎体は圧潰したがL2椎体は変化がみられなかった．Th12新鮮椎体骨折，L2陳旧性椎体骨折と考えた（図3）．後日撮像したMRIではTh12椎体にはT1強調画像で低信号，STIR画像で高信号がみられたが，L2椎体には信号変化がみられず，Th12新鮮椎体骨折，L2陳旧性椎体骨折と診断した（図4）．

症例2．77歳，男．

主 訴：腰痛．

現病歴：L1椎体骨折で通院していた．

Ｘ線所見：腰痛が残存し，受診後1年の腰椎Ｘ線像でL1椎体内に空洞（cleft）がみられた．坐位・仰臥位動態Ｘ線撮影でL1椎体のcleftは坐位で圧潰し，L1椎体骨折偽関節と診断した（図5）．

治療経過：腰痛が残存しており手術も検討したが患者本人の希望がなく，受診後1年9ヵ月目よりロモソズマブ投与を行った．腰痛は徐々に改善し，ロモソズマブ投与開始6ヵ月目の坐位・仰臥位動態Ｘ線撮影でcleftはみられるものの坐位で圧潰がみられず，癒合が進行していると判断した（図6）．

▌Key words

spinal instability, vertebral compression fracture, spondylolisthesis

*Evaluation of thoraco-lumbar spinal instability using lateral X-ray images in the sitting and supine positions
**T. Endo（医長）：友愛記念病院整形外科（〒306-0232　古河市東牛谷707；Dept. of Orthop. Surg., Yuai Memorial Hospital, Koga）．［利益相反：なし．］

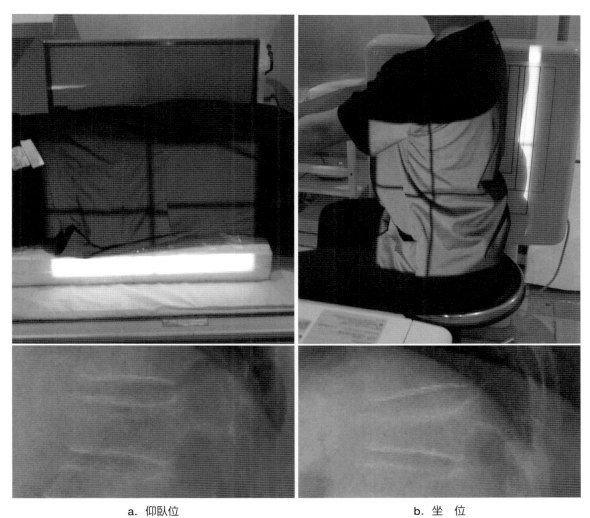

a. 仰臥位　　　　　　　　　　　　　　　b. 坐　位

図1. 坐位・仰臥位撮影法の撮影姿位とX線側面像. 仰臥位では骨折部が若干開き, 坐位では潰れる.

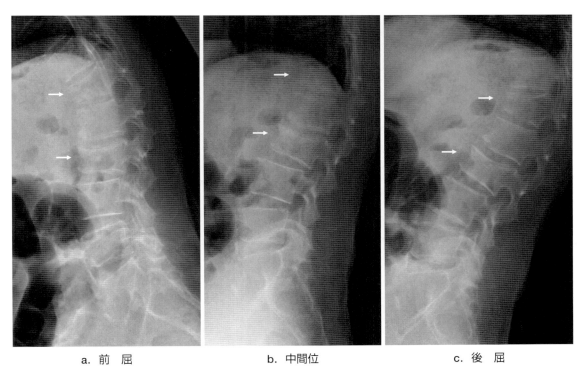

a. 前　屈　　　　　　　　b. 中間位　　　　　　　　c. 後　屈

図2. 症例1. 57歳, 男. 立位動態X線像. Th12, L2椎体の圧潰がみられる. 前後屈での不安定性はみられない（矢印）.

I. 総論 ◆ 1. 検査・診断

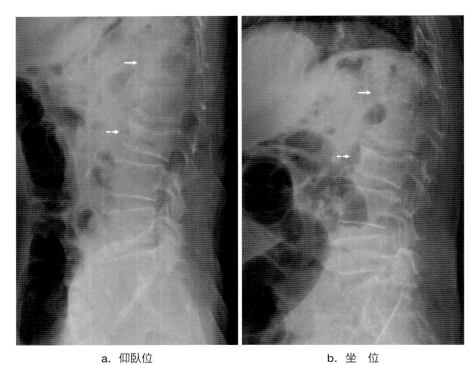

a. 仰臥位　　　　　　　　　b. 坐位

図3. 症例1. 坐位・仰臥位動態X線像. Th12は仰臥位で潰れるが（矢印）L2は変化がなく（点線矢印），Th12新鮮椎体骨折，L2陳旧性椎体骨折が疑われる.

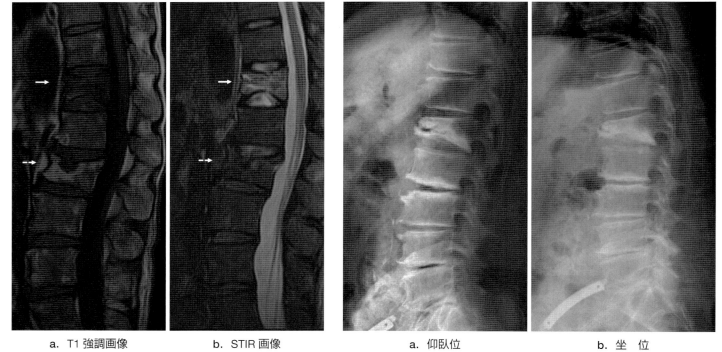

a. T1強調画像　　　b. STIR画像

図4. 症例1. MRI. Th12にはT1強調画像で低信号，short TI inversion recovery (STIR) 画像で高信号がみられるが（矢印）L2にはみられず（点線矢印），Th12新鮮椎体骨折，L2陳旧性椎体骨折と診断した.

a. 仰臥位　　　　　　　　　b. 坐位

図5. 症例2. 77歳，男. 初診時坐位・仰臥位動態X線像. 受傷後1年4ヵ月経過しており，骨硬化も出てきているがcleftは残存し，坐位で潰れるため，偽関節と診断した.

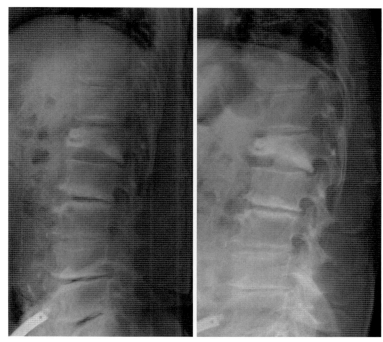

a. 仰臥位　　　　　　　　b. 坐　位

図6. 症例2. 治療後坐位・仰臥位動態X線像. 椎体内にcleftは残存するが, 坐位でも圧潰が進行せず, 癒合したと考えられる.

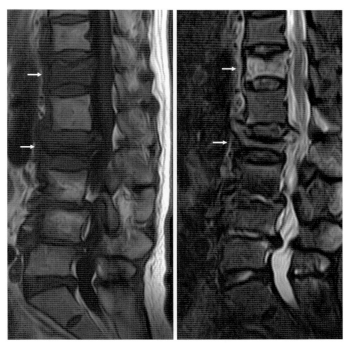

a. T1強調画像　　　　　　b. STIR画像

図7. 症例3. 79歳, 女. MRI. Th12, L2の圧潰とT1強調画像で低信号, STIR画像で高信号がみられる（矢印）.

症例3. 79歳, 女.
主　訴：腰痛.
現病歴：荷物を持ち上げた後の腰痛で受診した. 半年前に腰椎椎体骨折の治療歴がある.

画像所見：MRIでL3の椎体圧潰とTh12, L3の椎体内信号変化がみられた（図7）. 坐位・仰臥位動態撮影でTh12の不安定性があり, Th12新規椎体骨折, L3陳旧性椎体骨折と診断した（図8）.

I. 総 論 ● 1. 検査・診断

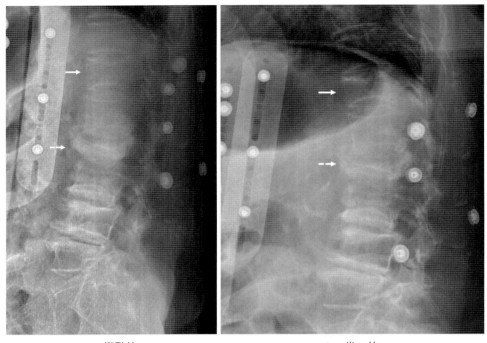

a. 仰臥位　　　　　　　　　　　　　b. 坐 位

図8. 症例3. 坐位・仰臥位動態X線像. Th12よりL2のほうがより圧潰しているものの，Th12には不安定性がみられ（矢印），L2には不安定性がみられず（点線矢印），本例はTh12新鮮椎体骨折と診断した.

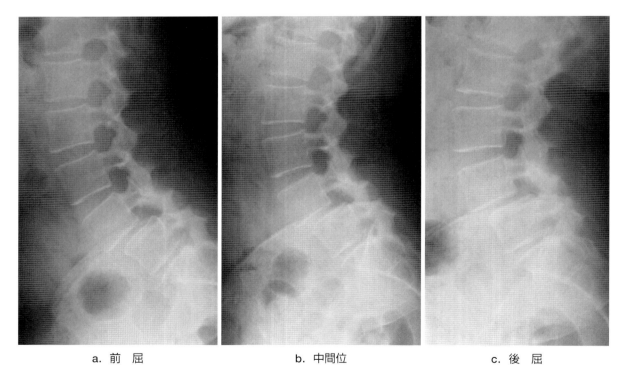

a. 前 屈　　　　　　　　　　b. 中間位　　　　　　　　　　c. 後 屈

図9. 症例4. 46歳，女. 立位動態X線像. L4/L5のすべりがみられるが明らかな不安定性はみられない.

症例4. 46歳，女.
主　訴：右殿部痛，右下肢痛.
現病歴：右殿部〜下肢後面の疼痛で受診した.

画像所見：腰椎X線像でL4/L5間のすべりがみられたが立位動態撮影で不安定性はなく（図9），MRIでも椎間孔を含め有意な狭窄はみられなかった. 坐位・仰臥位

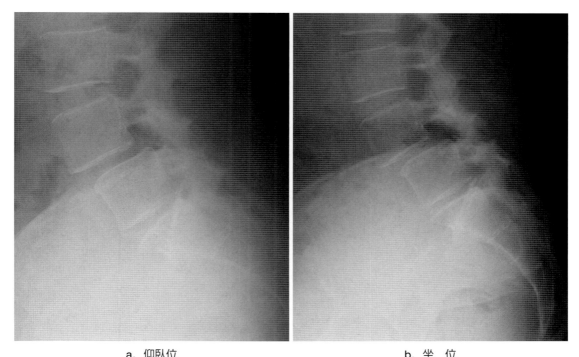

a. 仰臥位　　　　　　　　　　　　　　b. 坐　位
図10. 症例4. 坐位・仰臥位動態X線像. 仰臥位と比べ坐位では5.2°, 5.4mmの可動がみられる.

動態撮影でL4/L5間の不安定性がみられた（図10）.

治療経過：右L4神経根ブロックで短期間の下肢痛の改善がみられ，L4/L5の不安定性を伴うすべり症による右L4神経根症と診断した．初診後7ヵ月目にL4/L5後方経路腰椎椎体間固定術（PLIF）を施行した．術後から下肢痛は改善した．

III. 考　察

胸腰椎の不安定性の評価としては，一般的には立位での前後屈動態撮影が行われている．分離症やすべり症の場合，前後屈による椎間のすべりや角度の変化を用いて不安定性の評価としている[2]．脊椎椎体骨折は単純X線検査で診断できないこともあり，不安定性の評価は骨折の診断率を上げる可能性がある．しかし脊椎椎体骨折の場合，腰痛のため立位や十分な前後屈が行えない可能性がある．症例1の立位動態X線像では，骨折椎の不安定性の診断は困難であった．

腰椎にかかる負担は姿勢によって変動することが報告されている．Nachemsonは姿勢ごとに腰椎椎間内圧を測定し，仰臥位がもっとも内圧が低く，立位前屈や坐位で高いと報告している[3]．その後も臥位がもっとも負担が低く，立位と比べ坐位がほぼ同程度か，やや負担が大きいと報告されている[4,5]．腰椎において，仰臥位と坐位では比較的大きな負荷の差があることが推察され，仰臥位と立位，または坐位のX線側面像の比較により骨折椎の診断率が上がる可能性が報告されている[1,6]．

MRIは単純X線検査でも診断できない骨折の診断や，陳旧例との鑑別が可能である[7]．しかしペースメーカーなどの体内金属があったり，閉所恐怖症がある場合は撮影が行えない．また，MRIでの信号変化は半年～1年の経過でも残存することが報告されており[8]，症例3のように比較的短期間で脊椎椎体骨折を繰り返した場合，MRI所見のみでは新鮮例の診断が困難な場合もある．撮影までに日数がかかることもある．このような場合にも坐位・仰臥位動態撮影法は診断に有効であると思われる．

その他の検査としてはCTがあげられる．単純X線検査よりも診断率が高いことが報告されているが[9]，転位のない骨折の場合，CTでも診断できないことがある[10]．2023年1～12月に当院で脊椎椎体骨折の診断で入院となった症例のうちCT撮影，MRI撮像した37例のうち8例がCTで骨折と診断できず，MRIで診断している．このような症例でも坐位・仰臥位動態撮影法で診断が可能なことがある．

坐位・仰臥位動態撮影法は腰椎すべり症の不安定性の評価にも応用できる可能性がある．症例4のように立位動態X線像で不安定性に乏しく，MRIで有意な狭窄がない場合，神経根症としての診断が困難なことがある．この場合，坐位・仰臥位動態X線撮影で不安定性がみられれば固定術の適応となる可能性がある．

ま と め

1）坐位・仰臥位動態 X 線撮影による脊椎不安定性について述べた.

2）通常の X 線検査や CT で診断困難な骨折や，MRI では診断困難な不安定性の評価として，本撮影法は簡便に行え，診断に有効な撮影法の一つであると思われる.

文　献

1）元文芳和. 骨粗鬆症性新鮮椎体骨折診断時における単純 X 線動態撮影の有用性. 別冊整形外科. 2013；**63**：124-8.

2）Muto M et al. Neuroimaging of spinal instability. Magn Reson Imaging Clin N. 2016；**24**-A：485-94.

3）Nachemson A. The load on lumbar disks in different positions of the body. Clin Orthop. 1966；**45**：107-22.

4）Wilke HJ et al. ISSLS prize winner：a novel approach to determine trunk muscle forces during flexion and extension：a comparison of data from an *in vitro* experiment and *in vivo* measurements. Spine. 2003；**28**：2585-93.

5）Wilke HJ et al. New *in vivo* measurements of pressures in the intervertebral disc in daily life. Spine. 1999；**24**：755-62.

6）Niimi R et al. Efficacy of the dynamic radiographs for diagnosing acute osteoporotic vertebral fractures. Osteoporos Int. 2014；**25**：605-12.

7）中野哲雄ほか. 新鮮椎体骨折のMRIによる診断の正診率と自然経過. Osteoporo Jpn. 2003；**11**：747-50.

8）Takahashi S et al. Time course of osteoporotic vertebral fractures by magnetic resonance imaging using a simple classification：a multicenter prospective cohort study. Osteoporos Int. 2017；**28**：473-82.

9）Berry GE et al. Are plain radiographs of the spine necessary during evaluation after blunt trauma?：accuracy of screening torso computed tomography in thoracic/lumbar spine fracture diagnosis. J Trauma. 2005；**59**：1410-3.

10）Davy SW et al. Opportunistic diagnosis of osteoporotic vertebral fractures on standard imaging performed for alternative indications. BJR Open. 2021；**3**：20210053.

＊　　　＊　　　＊

Ⅰ. 総　論 ◆ 1. 検査・診断

早期手術を含めた発育期急性期腰椎分離症の系統的かつ効率的な診断手順と治療戦略*

辰村正紀　　浅井玲央　　松浦智史　　奥脇　駿　　蒲田久典**

［別冊整形外科 86：9〜17, 2024］

は じ め に

腰椎分離症の多くは発育期の運動選手に生じることが知られている[1]. 腰椎分離症は発生頻度が高く，進行すると治療成績がわるくなるため，早期に診断を確定させるべきであると考える. 一方で単純 X 線検査による診断率は高くなく[2]，より精度の高い検査を早期に行うことが望ましい. 昨今では MRI において CT に類似した骨条件画像を腰椎分離症に応用することで，CT 撮影を回避し被曝をなくすことが可能となった[3]. しかし被曝に対する過剰な配慮が原因で，診断が遅れたり診断精度が低下することは避けるべきである. 特に発育期の患者には被曝を減らしつつ効率的に正確な診断を下すことが重要である.

また急性期の腰椎分離症の治療に関しては保存療法が第一選択とされ，その癒合率は 76.2％とされている[4]. 一方で保存療法では骨癒合が得られず偽関節にいたる症例が存在する. 偽関節にいたる可能性が高いと予測される症例には保存療法は効率的とはいえない. 保存療法を断念し手術適応と判断するためには，腰椎分離症の予後を正確に予測する必要がある. 保存療法の骨癒合阻害因子を解析して得られたスコアリングシステムが骨癒合の予後予測に有用とされ[5,6]，手術適応の一助となる.

また中には腰椎分離症の保存療法が長期に及ぶこともある[7]. しかし，運動選手にとって競技を長期に離脱することは，競技力向上という観点からは望ましくない. より短い期間で競技復帰を可能とすることが重要であり，近年では手術療法が保存療法よりも短期間で競技復帰を可能とすることも報告されている[8,9]. 上記のように

癒合率の改善もしくは治療期間の短縮のために，症例によっては手術療法が有用と考えられている.

本稿では，被曝に配慮した効率的な診断戦略，および癒合率や癒合期間に配慮した効率的な治療戦略を紹介する.

Ⅰ. 腰椎分離症を確定に導くプロセス

発育期の腰痛例が外来受診した際には腰椎分離症を疑い検査をすすめることになる（図 1）. まず可及的すみやかに short tau inversion recovery（STIR）条件と CT 類似条件を含めた腰椎 MRI を撮像する. STIR 条件では骨髄浮腫の有無を判定する. CT 類似条件では骨折線の有無を判定する.

MRI の結果は次の三通りが想定される. ①骨髄浮腫がなく骨折線が明確であれば腰椎分離症の偽関節と判断し，疼痛コントロールを目的とした保存療法を開始する. ②骨髄浮腫がなく骨折線もなければ腰椎分離症は否定的であり，ほかの疾患となる. 診断を確定させて疾患に応じた治療を行う. ③骨髄浮腫があれば急性期腰椎分離症と判断し，骨折線の有無により戦略が異なる. 下記の治療方針にすすむ.

❶急性期腰椎分離症の治療戦略

急性期腰椎分離症と診断した後に MRI の CT 類似条件で分離症の進行度を判断する. ①CT 類似 MRI で骨折線がみえない場合には，基本的に CT を撮影せずに，そのまま保存療法を選択する. CT 類似 MRI は CT よりも画像が不鮮明であり病期が過小評価されるため[10]，骨折線がみえない場合でも小さな骨折線が生じている可能性が

▮ Key words

lumbar spondylolysis,　conservative therapy,　minimum invasive fixation,　smiley face rod technique,　treatment strategy

*Update of treatment for lumbar spondylolysis
**M. Tatsumura（准教授）：筑波大学附属病院水戸地域医療教育センター/茨城厚生連総合病院水戸協同病院整形外科（Dept. of Orthop. Surg. and Sports Medicine, Tsukuba University Hospital Mito Clinical Education and Training Center/Mito Kyodo General Hospital, Mito）；R. Asai,　S. Matsuura,　S. Okuwaki,　H. Gamada：同大学整形外科.［利益相反：なし.］

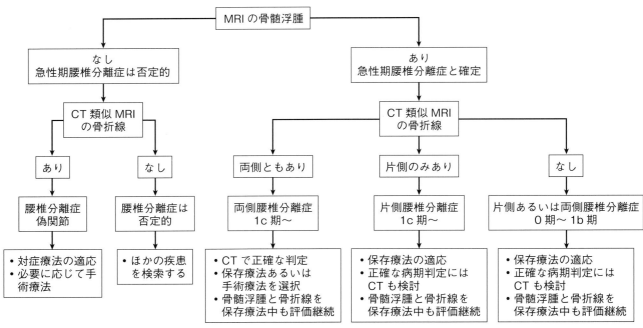

図1. 発育期腰痛の診断戦略

ある．ただし骨折線が貫通していない分離症は保存療法における癒合が得られる可能性が高い．骨折線がなくても骨折線がわずかに存在しても治療方針に大きな違いがなく，CTを回避してよいと考える．

一方で病期を正確に評価する必要があると判断される場合にはCTを撮影することがある．②CT類似MRIで骨折線が片側のみ明確な場合も保存療法の適応である．骨折線が貫通する程度の進行した分離であっても片側だけなら癒合率が高い．③CT類似MRIで両側性に明確な骨折線を認める場合はCTを撮影し，骨折線の程度を正確に判断する．これは骨折線が両側とも貫通する場合は保存療法の癒合率が低いためである．CTを撮影し骨折線が両側とも矢状断像で頭尾側を貫通しており，水平断像で内外側を貫通している場合には，手術療法を検討する．必要に応じてすみやかに手術を施行することが望ましいと考える．

❷ 手 術

骨髄浮腫が残っている腰椎分離症には経皮的スクリュー固定が適応となる．分離部を貫通させるBuck法で分離部を固定することが可能となる．保存療法と比較して癒合率が高く，癒合期間が短いことが利点である．ただしスクリュー挿入には一定の技術が必要であるため，十分な準備が必要である[11]．

腰椎分離症偽関節と診断した場合でも，smiley face rod法などの分離部修復術が適応となる症例も存在する．技術的に工夫を要するが[12]，椎体間固定で危惧されるような隣接椎間障害がないため若年症例には適しており，癒合率も79.4％とされている[13]．

II．症例提示

症例1．14歳，男．骨折線が不明瞭な分離例．
主　訴：腰痛．
現病歴：競技種目は軟式野球で，ポジションは内野手，右投右打ちであった．左L5分離症の既往があり保存療法で癒合していた．初回治療終了4ヵ月後に軽度の腰痛が発生し，当科を受診した．
MRI所見：MRI STIR条件で左L5の骨髄浮腫を認めた（図2a, b）．CT類似条件では骨折線は明らかではなかった（図2c）．
治療経過：左L5分離症再発と診断し安静をすすめたが，中学3年生になるタイミングであり，本人の希望で運動継続となった．運動以外の生活では半硬性コルセットを初回治療と同様に装着した．MRIを定期的に撮像していたが，運動継続の影響もあり骨髄浮腫が遷延していた．再発と診断してから4ヵ月後に部活動を引退して，運動中止とした．再発と診断してから6ヵ月後に骨髄浮腫が改善し（図2d, e），CT類似MRIで癒合を確認した（図2f）．

症例2．18歳，女．骨折線は明確であるが偽関節であった分離例．
主　訴：腰痛．

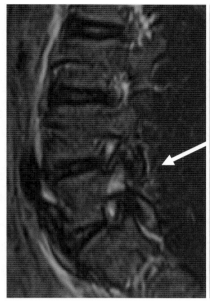
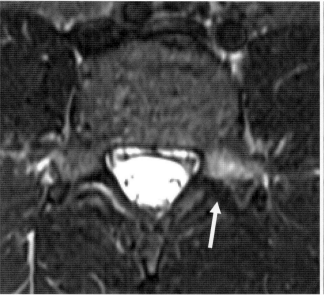
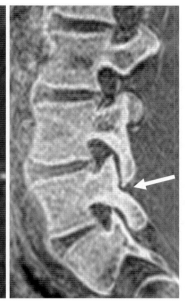

a．治療前 STIR 左矢状断像　　　　b．治療前 STIR 横断像　　　　c．治療前 CT 類似左矢状断像

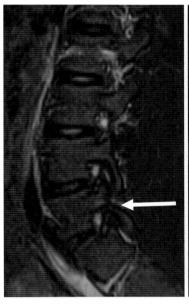
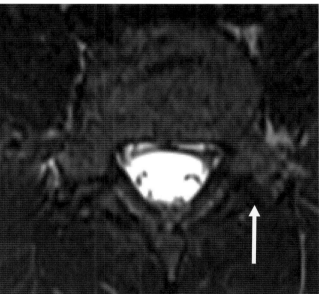
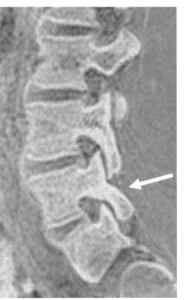

d．治療後 STIR 左矢状断像　　　　e．治療後 STIR 横断像　　　　f．治療後 CT 類似左矢状断像

図2．症例1．14歳，男．骨折線が不明瞭な分離例のMRI．MRI STIR 条件で左 L5 の骨髄浮腫を認める（a, b 矢印）．MRI CT 類似条件で骨折線は明らかではない（c 矢印）．MRI STIR 条件で骨髄浮腫が改善している（d, e 矢印）．MRI CT 類似条件で癒合を確認できる（f 矢印）．

現病歴：競技種目は薙刀．1ヵ月前から踏み込んだときに腰痛を自覚するようになり当科を受診した．

MRI所見：MRI STIR 条件で骨髄浮腫はなく（図3a～c），L5/S1 椎間板変性を認めた．CT 類似 MRI で両側 L5 の骨折線を認めた（図3d, e）．L5 終末期の分離症および L5/S1 椎間板症と診断した．

治療経過：体幹深層筋の筋力増強訓練を導入し，保存療法で痛みの改善を得ることができたため，3ヵ月後の全国大会出場まで競技を継続した．その後競技を離れ，smiley face rod 法を施行した（図3f, g）．術後 CT で分離部の間隙の消失を確認できた（図3h）．

症例3．16歳，男．骨折線の明確な急性期分離例．

主　訴：腰痛．

現病歴：競技種目はバスケットボールで，腰痛が出現し1ヵ月後に当科を初診した．

画像所見：MRI STIR 条件で両側 L4 に骨髄浮腫を認めた（図4a, b）．CT 類似条件では右は貫通する骨折線，左は非貫通の骨折線を認めた（図4c, d）．骨折線が

Ⅰ. 総　論 ◆ 1. 検査・診断

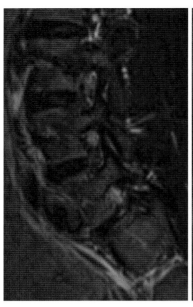 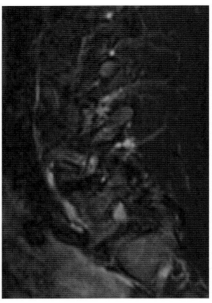 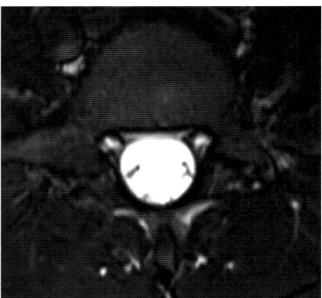

a．初診時MRI STIR右矢状断像　　　b．初診時MRI STIR左矢状断像　　　c．初診時MRI STIR 横断像

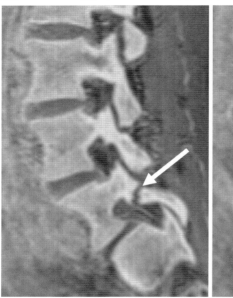

d．初診時MRI CT類似右矢状断像　　　e．初診時MRI CT類似左矢状断像

図3．症例2．18歳，女．骨折線は明確であるが偽関節であった分離例の画像所見．MRI STIR 条件で骨髄浮腫を認めない（a〜c）．MRI CT類似条件で両側 L5 の骨折線を認める（d，e 矢印）．単純 X 線像にて smiley face rod 法による固定がなされている（f，g）．術後 CT でも分離部の間隙は消失している（h 矢印）．

両側とも明確である急性期例であるため，正確な病期判定を目的としてCTを撮影した（図4e〜g）．L4両側分離（右：進行期，左：初期）と診断した．

治療経過：左は骨折線が非貫通であったため保存療法を開始した．治療開始3ヵ月後の時点でSTIR条件では骨髄浮腫も減衰して（図4h，i），CT類似MRIで骨折部の離開を認めたため（図4j，k），骨吸収ではなく偽関節の傾向にすすんでいると判断した．両側とも骨折線が貫通した進行期の分離症に移行したと判断し，治療開始

4ヵ月後にBuck法を施行した．術後2ヵ月のCTで骨癒合を確認した（図4l〜p）．

Ⅲ．考　察

腰椎分離症の治療法は保存療法が原則とされている．報告により細部は異なるが，運動禁止を含む安静およびコルセット着用が標準的な保存療法である．癒合率の点からみれば，分離症に対する保存療法の治療成績はほかの部位の疲労骨折と比較すると良好とはいえず，偽関節

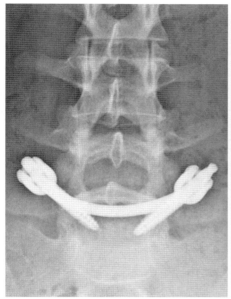 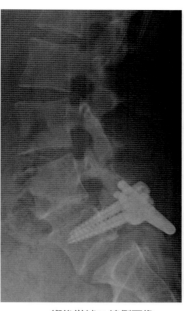 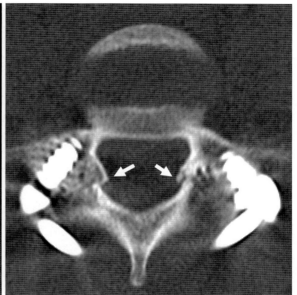

f．術後単純X線正面像　　　　g．術後単純X線側面像　　　　h．術後CT横断像

図3（つづき）

化する症例は少なくない．そのため症例に応じて手術も考慮した治療・診断戦略が重要といえる．

　本稿で提示した腰痛例に対する戦略は，被曝に配慮し，保存療法を原則とした治療・診断戦略である．軸となるのがMRIによる骨折線の評価である．これにより骨髄浮腫と骨折線の両者を同時に検査できることが最大の利点である．

　症例1のように運動継続などにより分離の悪化が懸念される症例であっても，CT類似条件による骨折部の評価が被曝なく定期的にできることは治療方針の変更の判断に有用である．悪化した場合に運動中止を再度すすめるための重要な材料となる．症例3では治療経過中にCT類似条件による骨折間隙の開大を認め，保存療法から手術療法への治療方針の変更を適切なタイミングで行うことができた．もしCT類似条件がなければ手術への治療方針の変更時期を逸した可能性がある．タイミングを逸することを危惧してCTを毎月撮影していれば被曝が多くなったと推測される．

　当科における骨髄浮腫を伴う新鮮分離症に対する保存療法は，体育を含めた運動禁止を行う．使用する装具に関して，後面は伸展制限を目的とした硬性，前面は通気性のある軟性で作られた半硬性コルセットを採寸し，完成後は夜間以外に使用して腰部の安静に努める．理学療法による体幹等尺性運動および柔軟運動を導入し[14]，毎月MRIを撮像し骨髄浮腫が消失してから，CTで分離部の骨性架橋を確認し伸展を含めた運動を開始するという方法に統一している．

　腰椎分離症の保存療法における癒合に影響する因子が存在する．分離部の病期と対側分離部の病期[15]などは骨癒合率が低下すると報告され，骨癒合率に配慮した戦略が望ましい．早期の分離部固定術は再発する症例[8]，早期の競技復帰を希望する症例[9]，両側の進行期[16]などが適応であると考える．また本稿では症例が多い発育期に関する治療戦略として提示した．成人における腰椎分離症の治療成績は発育期と同等であるとされ[17]，成人にも応用可能な診断・治療戦略であると考えている．

　MRI撮像による骨髄浮腫を見出すようになった昨今では，骨折線が離開する前の骨髄浮腫のみの病態である分離前期でも診断が可能となり，早期より治療介入が可能となってきた．一方で本研究の提示症例のように，分離部に大きな間隙が生じてから受診となる症例も存在する．ひとたび偽関節化した分離部を癒合させるためには観血的な治療が必要である．この場合には症状に応じてsmiley face rod法の適応となる．分離部修復による分離部の癒合により正常な後方要素が再建されれば，椎間板変性および分離すべりへの進行を抑制できると考える．

　本稿で示した診断・治療戦略には注意点がある．まずは，MRIの予約が多いなど撮像までの待機時間が長い施設では利点が活かしきれない．診断までに時間を要する場合にはMRIのみの診断は効率的とはいえないため，必要に応じて早期に撮影できるCTの併用も考えるべきである．またMRIの機種によってCT類似MRIは精度が低くなるため，骨折線の判定が困難な場合もある．MRIの精度をふまえたうえで，診断・治療戦略を立てること

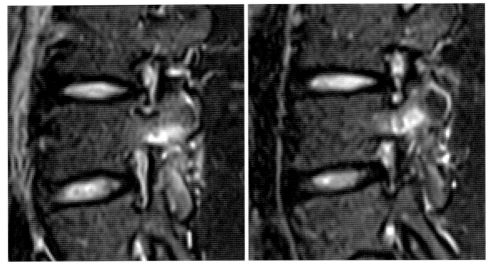

a．初診時 MRI STIR 右矢状断像　　　　b．初診時 MRI STIR 左矢状断像

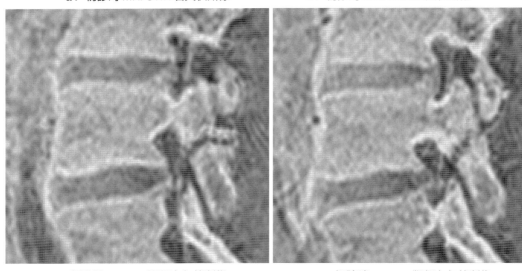

c．初診時 MRI CT 類似右矢状断像　　　d．初診時 MRI CT 類似左矢状断像

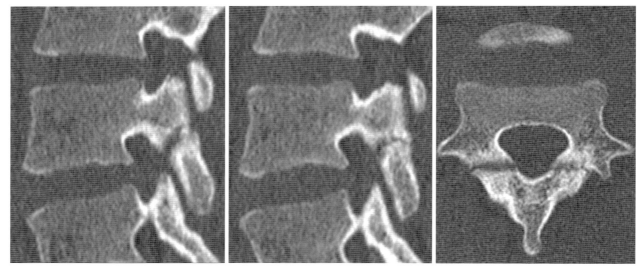

e．初診時 CT 右矢状断像　　f．初診時 CT 左矢状断像　　g．初診時 CT 横断像

図4．症例3．16歳，男．骨折線の明確な急性期分離例の画像所見．MRI STIR 条件で両側 L4 に骨髄浮腫を認める（a，b）．MRI CT 類似条件で右は貫通する骨折線，左は非貫通の骨折線を認める（c，d）．CT で右は貫通する骨折線，左は非貫通の骨折線を認める（e〜g）．MRI STIR 条件で骨髄浮腫も減衰している（h，i）．MRI CT 類似条件で骨折部の離開を認める（j，k）．単純 X 線像で適切なスクリュー刺入が行われている（l，m）．CT で L4 分離部の骨癒合を確認できる（n〜p）．

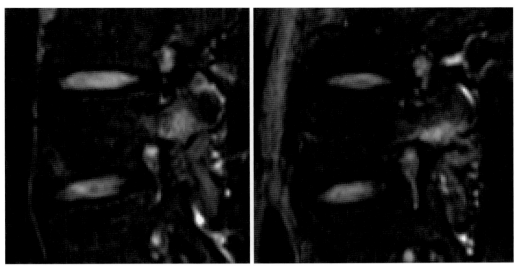

h．3ヵ月後 MRI STIR 右矢状断像　　　　i．3ヵ月後 MRI STIR 左矢状断像

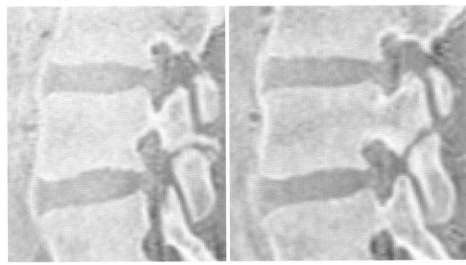

j．3ヵ月後 MRI CT 類似右矢状断像　　　k．3ヵ月後 MRI CT 類似左矢状断像

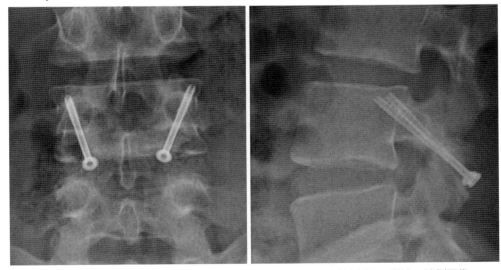

l．Buck 法施行時の単純 X 線正面像　　　m．Buck 法施行時の単純 X 線側面像

図4（つづき）

Ⅰ. 総論 ● 1. 検査・診断

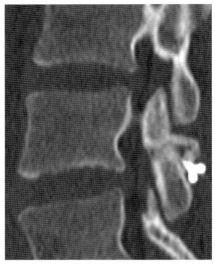

n．術後2ヵ月CT右矢状断像

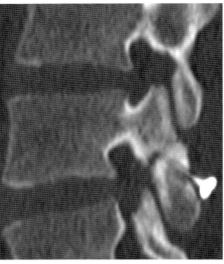

o．術後2ヵ月CT左矢状断像

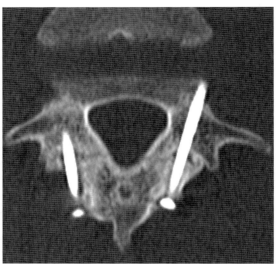

p．術後2ヵ月CT横断像

図4（つづき）

が重要といえる．

本稿では，骨髄浮腫があり骨折線がみえない場合に関しては，方針決定のためにはCTは必ずしも必要ではないと記した．一方で正確な病期を判定したい場合にはCTを撮影することで，より正確な判定が可能である．再発性の分離症の急性期など，しっかりと骨折型を評価することが望ましい場合には骨折線がみえなくてもCTの撮影が必要と考える．また骨折線が明確な場合には手術適応の判断のためにCTを撮影するというプロトコルを示した．一方で，患者や家族の疾患や治療への理解度が不十分な場合など，手術を控えたほうがよい症例も存在する．手術の希望がない場合などには，骨折線が明確であってもCTを回避することを検討する．

本稿では診断・治療を効率的に行う戦略に関してその合理性を記した．CT類似MRIは提示症例のように治療経過が順調ではない症例に対する判断としても有用である．日常診療にお役立ていただければ幸いである．

まとめ

1）本稿では急性期腰椎分離症に対する効率的かつ系統的な治療戦略を紹介した．

2）MRIは骨髄浮腫の判断が可能なうえに，CT類似条件では被曝がなく骨折線が描出可能であることから，検査が1回で済むため経済的であった．

3）一方で手術の適否など重要な判断のためにはCTを用いて正確な進行度判定を行い，予後不良と予測される症例に対しては低侵襲な手法で固定を行うことが望ましいと考えられた．

文献

1) Tatsumura M et al. Prevalence of curable and pseudoarthrosis stages of adolescent lumbar spondylolysis. J Rural Med. 2018；**13**：105-9.
2) 松浦智史ほか．終末期腰椎分離症におけるScottie dog signと分離部の間隙距離との相関．日整外スポーツ医会誌．2020；**40**：73-7.
3) Johnson B et al. Fast field echo resembling a CT using restricted echo-spacing（fracture）：a novel MRI technique with superior bone contrast. Skeletal Radiol. 2021；**50**：1705-13.
4) Tatsumura M et al. Union evaluation of lumbar spondylolysis using MRI and CT in adolescents treated conservatively. J Orthop Sci. 2022；**27**：317-22.
5) Gamada H et al. Main and contralateral side stages of lesion affected bone union in the conservative treatment of adolescent lumbar spondylolysis：a multivariable analysis of 217 patients and 298 lesions in a retrospective cohort study. J Orthop Surg Res. 2023；**18**：404.
6) Gamada H et al. Novel predictive scoring system for bone union rate after conservative management of lumbar spondylolysis. Spine. 2024；online ahead of print.
7) 石本　立ほか．潜在性二分脊椎併発の有無と片側・両側分離が腰椎分離症治療に及ぼす影響．日臨スポーツ医会誌．2018；**26**：442-50.
8) Gamada H et al. Minimally invasive screw fixation of non-pseudoarthorotic lumbar spondylolysis for early return to sports. Cureus. 2021；**13**：e18323.
9) 照屋翔太郎ほか．遷延癒合例に対する腰椎分離部修復術．日整外スポーツ医会誌．2023；**43**：26-31.
10) 辰村正紀ほか．発育期急性期腰椎分離症におけるCT類似MRIによる病期評価．別冊整形外科．2024；**85**：30-5.
11) 蒲田久典ほか．腰椎分離症に対する低侵襲手術：Buck法

によるスクリュー固定. 関節外科. 2024；**43**：78-82.

12）奥脇　駿ほか. 終末期腰椎分離症に対する分離部修復術：smiley face rod 法. 関節外科. 2024；**43**：83-90.

13）Okuwaki S et al. Association of pars defect type with clinical outcome after smiley face rod methods for terminal-stage spondylolysis. Spine Surg Relat Res. 2024；**8**：58-65.

14）辰村正紀ほか. 腰椎分離症（成人期以降，分離すべり含む）. 整形外科医のための脊椎のスポーツ診療のすべて，加藤欽志（編），日本医事新報社，東京，p343-63, 2022.

15）蒲田久典ほか. 多変量解析による腰椎分離症が保存療法後に偽関節となる危険因子. J Spine Res. 2021；**12**：766-72.

16）澤地由介ほか. 両側進行期の第4腰椎分離症に対する低侵襲スクリュー固定術により早期の競技復帰に至った野球選手の1例. 日臨スポーツ医会誌. 2024；in press.

17）Asai R et al. Characteristics of adult-onset acute lumbar spondylolysis treated conservatively. Spine Surg Relat Res. 2022；**7**：83-8.

＊　　　＊　　　＊

爪下腫瘍の画像診断*

西川真史　西沢和喜　吉岡千穂　外崎雄大　須崎勝正**

はじめに

　手指爪下有痛性腫瘍はグロムス腫瘍に代表されるように，長期に未治療で経過していた例の報告が散見される．その原因として単純X線撮影で末節骨に圧痕を認める場合や，爪の変形を認める例以外は診断がむずかしく，対症療法や経過観察で長期に経過しているものと考えられる[1]．

　われわれは本病変を画像的にとらえるために当院でMRI撮像を積極的に施行して，診断の補助としての有用性について検討したので報告する．

I．対象および方法

　2006年3月〜2023年10月の期間に指尖部の疼痛を主訴として当院を受診し，爪下腫瘍と診断し腫瘍摘出術を施行したのは35例［男性7例，女性28例，20〜85（平均年齢47.7）歳］，38指であった．罹患指は母指16指，示指9指，中指2指，環指6指，小指5指で，これらに診断目的での単純X線撮影とMRI撮像として脂肪抑制（short TI inversion recovery：STIR）画像，T2*強調画像，T1強調画像，T2強調画像の撮像を行った．画像診断後全例に腫瘍摘出術を施行した．発症〜手術の期間は1ヵ月〜30年（平均8.0年）であった．

II．結　　果

　単純X線所見で明らかな末節骨圧痕を認めたのは16指（42%）であった．

　MRIでは，STIR撮像を行った37指で高信号を認めたのは37指（100%），T2*強調撮像を行った37指で高信号を認めたのは35指（95%），T1強調撮像を行った37指でやや高信号を認めたものは3指（8%），低信号8指（22%），T2強調撮像を行った16指で高信号12指（75%），やや高信号4指（25%）であった．

　STIR撮像を行わなかった1例ではT2*強調撮像を行い高信号であり，T2*強調撮像を行わなかった1例ではSTIR撮像を行い高信号であった．本研究のMRI撮像において，STIR撮像やT2*強調撮像で高信号を認めた例にはT1，T2強調撮像を補助的に施行したため撮像指が少なくなっていた（表1）．

　摘出した爪下腫瘍の病理組織診断ではグロムス腫瘍36指，グロムス細胞過形成1例，肉芽1例であった．グロムス腫瘍はTsuneyoshiら[2]が，I：vascular form，II：myxoid form，III：solid formの3型に組織分類している．自験例を本分類に準じて分類すると，I：vascular form 5指，II：myxoid form 3指，III：solid form 28指であった．これらの組織所見とMRI撮像との関係は認めなかった．

III．症例提示

症例31．34歳，女．
主　訴：左母指痛．
現病歴：5年前から続く左母指痛で当院を受診した．
画像所見：単純X線像で骨変化を認めなかったが（図1），MRI STIR画像およびT2*強調画像で高信号を認めた（図2）．
治療経過：爪下腫瘍として腫瘍摘出術を施行した（図3）．摘出した腫瘍はグロムス腫瘍（III：solid form）であった．

▌Key words

glomus tumor，MRI，subungual tumor

*Diagnosis of subungual tumor with magnetic resonance imaging
**S. Nishikawa（院長），K. Nishizawa（診療放射線技師），C. Yoshioka（診療放射線技師），Y. Tonosaki（診療放射線技師），K. Suzaki（診療放射線技師）：にしかわ整形外科・手の外科クリニック（℡036-8087　弘前市早稲田2-2-12；Nishikawa Orthopedic Surgery and Hand Surgery Clinic, Hirosaki）．［利益相反：なし．］

表1. グロムス腫瘍例のMRI所見

症例	年齢(歳)・性	左右	患指	罹患期間(年)	MRI所見 (↑：高信号，→：中間信号，↓：低信号，↗：軽度信号上昇，↘：軽度信号低下)				腫瘍の大きさ 縦×横×厚(mm)	骨圧痕	発生部位
					STIR	T2*	T1	T2			
1	55・女	右	示指	10	↑	↑	→		6×4×4	あり	基部中央
	61・女	右	示指	2	↑	↑	→		4×3×2		中1/3橈側
2	52・女	左	環指	10	↑	↑	↓	↑	7×3×3	あり	中1/3尺側
3	35・女	左	中指	10		↑	→	↑	5×5×5		中1/3尺側
4	67・女	左	母指	0.3	↑	↑	→		5×3×2		末梢部中央
5	50・女	右	環指	10	↑	↑	↘		6×3×4		中1/3橈側
6	40・女	右	環指	7	↑	↗	→	↗	9×4×4	あり	基部橈側
7	48・女	右	示指	3	↑	↑	→		5×2×2		中枢部橈側
8	66・女	左	母指	26	↑	↑	↘		5×4×1		中枢部橈側
9	63・女	左	小指	5	↑	↑	↓		10×4×3	あり	基部橈側
10	36・女	右	小指	10	↑	↑	↓		5×3×2		基部橈側
11	39・女	右	母指	30	↑	↑	↗	↑	8×7×3		基部中央
12	36・女	左	示指	16	↑	↗	→		5×4×1	あり	基部中央
13	33・男	右	小指	2	↑		→	↑	6×2×3	あり	中1/3橈側
14	66・女	右	示指	30	↑	↑	→		5×3×2	あり	基部中央
15	33・女	右	母指	6	↑	↑	→		6×5×3	あり	中1/3橈側
	36・女	右	母指	3	↑	↑	→	↗	4×3×2		中1/3中央
16	50・女	右	母指	5	↑	↑	→		4×2×2		中1/3橈側
17	52・女	右	母指	5	↑	↑	→		5×4×3		基部橈側
18	20・男	右	示指	0.08	↑	↑	→		4×2×2		中1/3中央
19	48・女	左	母指	2	↑	↑	↘		5×4×2		基部橈側
20	24・女	左	示指	2	↑	↑	→		5×3×2	あり	基部橈側
21	40・女	右	母指	20	↑	↑	→	↗	5×4×3	あり	基部橈側
22	85・女	右	母指	0.5	↑	↑	→	→	4×3×2		基部尺側
23	26・女	右	小指	2	↑	↑	→		4×2×2		基部中央
24	73・男	右	母指	8	↑	↑	↓	↗	4×2×2		末梢部橈側
25	50・女	右	母指	0.5	↑	↑	→		5×3×2		基部中央
26	42・女	右	環指	20	↑	↑	↗	↑	12×6×5	あり	中1/3尺側
27	63・女	左	示指	6	↑	↑	→		4×4×2	あり	基部中央
28	59・女	左	母指	4	↑	↑	→	↑	7×3×2		中1/3中央
29	40・男	右	中指	6	↑	↑	↗		5×2×2		基部中央
30	54・女	左	母指	16	↑	↑	→	↑	3×2×2		末梢部橈側
31	34・女	右	母指	5	↑	↑	→		4×2×2	あり	基部橈側
	34・女	右	示指	5	↑	↑	→		4×2×2	あり	中枢部橈側
32	35・男	右	小指	0.08	↑	↑	→	↑	2×2×2		中1/3橈側
33	57・男	右	母指	2	↑	↑		↑	5×3×3		中1/3橈側
34	48・女	左	環指	6	↑	↑	→	↑	5×4×2		中枢部中央
35	62・男	右	環指	10	↑	↑	↘	↑	6×5×3	あり	中枢部中央

Ⅳ. 考 察

　本研究で診断された爪下腫瘍は大半がグロムス腫瘍であった．本腫瘍は指尖部に発生する有痛性の腫瘍で，動静脈循環の最終器官であるグロムス細胞由来の血管性腫瘍である[3,4]．強い疼痛や圧痛を特徴とするが，手指末梢でさほど巨大化することがないため，診断されずに長期に経過する例もめずらしくない．指尖部での圧痛点が明らかで，単純X線撮影で骨圧痕や爪の変形がある例では診断が比較的容易であるが，爪下に限局して局在がはっきりしない例での診断は困難である．最終的には臨床所見に頼って手術に踏み切ることもあり，有用な術前診断法が望まれる．藤井ら[5]は爪下グロムス腫瘍の単純X線撮影での骨変化指は19例中10例で罹患期間と強い相関

I. 総 論 ● 1. 検査・診断

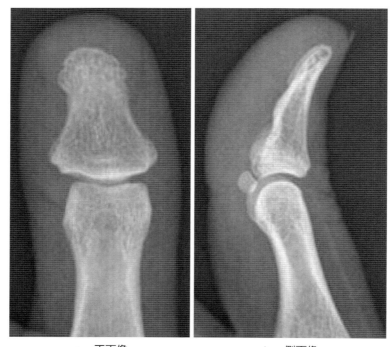

a. 正面像　　　　　　　　　b. 側面像
図1. 症例31. 34歳, 女. 単純X線像. 骨変化を認めない.

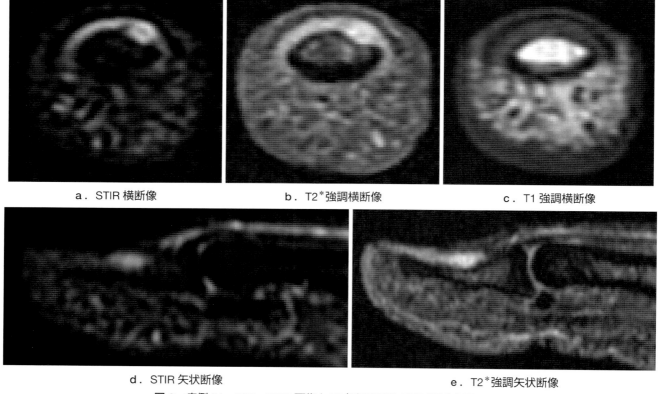

a. STIR横断像　　　b. T2*強調横断像　　　c. T1強調横断像

d. STIR矢状断像　　　　　　　e. T2*強調矢状断像
図2. 症例31. MRI. STIR画像とT2*強調画像で爪下腫瘍を認める.

を示すが, 指腹部発症のグロムス腫瘍例より骨変化が少ないと報告している. 自験例でも骨変化を認めたのは16指 (42%) で, 罹患期間は平均9.1年で全体の罹患期間と比べて長かった.

T1, T2強調画像では, T2強調画像では高信号で, T1強調撮像では低信号となる報告[6~8]があるが症例数が少

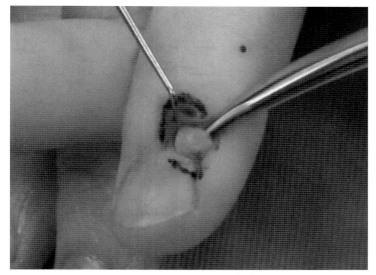

図 3. 症例 31. 手術所見. 爪下腫瘍を摘出している.

ない．当院での T2 強調撮像施行例の結果では 16 例中 75%で高信号であったが，STIR 撮像と T2*強調撮像と比べて診断の有用性は低かった．

本研究で 36 例の爪下グロムス腫瘍全例を STIR 撮像と T2*強調撮像で高信号としてとらえることができ，積極的に腫瘍摘出術で治療できたことから，爪下腫瘍を疑った場合に非侵襲性の MRI 撮像で診断を行うことは治療を行う際に有力な情報になるといえる．MRI 撮像を用いたグロムス腫瘍の診断では，Gd による造影 MRI 撮像を有用でルーチンの検査法として推奨する報告[9~12]もあるが，造影剤を使用する侵襲を考えると一般的な検査としては施行しづらい．

STIR 撮像と T2*強調撮像での検査法はグロムス細胞過形成や肉芽でも高信号となっていることからグロムス腫瘍に特異的なものではない．しかし，爪下という狭い空間に生じた組織の異常を簡便に低侵襲で診断可能である点で有用性が高いと考えられる．

まとめ

爪下腫瘍の画像診断として，MRI 撮像の STIR 撮像と T2*強調撮像は腫瘍を高信号でとらえることができ，診断に有用である．

文 献

1) 鈴木康一ほか．グロームス腫瘍の検討．日手会誌．2004；**21**：686-91．
2) Tsuneyoshi M et al. Glomus tumor：a clinicopathologic and electron microscopic study. Cancer. 1982；**50**：1601-7.
3) 飯島謹之助ほか．手指におけるグロムス腫瘍の病理組織学的検討．整・災外．1995；**38**：65-71．
4) 稲岡正裕ほか．Glomus 腫瘍：6 例の経験と考察．整・災外．1984；**27**：1937-42．
5) 藤井正敏ほか．グロームス腫瘍 33 例の検討．整形外科．1987；**38**：621-30．
6) 平山次郎ほか．MRI が診断上有用であった指腹部グロームス腫瘍の 2 例．臨整外．1997；**32**：751-5．
7) 河村 直ほか．手指に発生したグロムス腫瘍の検討．東日整災誌．2007；**19**：454-7．
8) 高橋忠久ほか．爪下グロームス腫瘍の 3 例．東北整災誌．2017；**60**：223．
9) 城所宏次ほか．MR angiography による glomus 腫瘍の診断．整・災外．2000；**43**：1439-42．
10) Boudghene FP et al. Subungual glomus tumor：combined use of MRI and three-dimensional contrast MR angiography. J Magn Reson Imaging. 1998；**8**：1326-8.
11) 横田和典ほか．MRI が診断に有用であった両手指爪下部グロームス腫瘍の 1 例．臨整外．1996；**31**：107-10．
12) Goto T et al. Diagnostic significance of gadolinium-enhanced MR imaging in the glomus tumour. 東日整災誌．2008；**20**：230-4.

*　　　*　　　*

骨粗鬆症に対する骨吸収抑制薬の使い分け*

久保田 聡 久保田 亘**

[別冊整形外科86：22～25, 2024]

はじめに

　現在わが国において急激な高齢化に伴って増加する骨粗鬆症に対して，さまざまな薬物治療が推奨されている[1]．骨粗鬆症治療薬は，大きく骨形成促進薬と骨吸収抑制薬に分けられ，薬剤選択は骨密度，骨折の有無，年齢や性別，既往歴などの患者背景を考慮して総合的に判断することが多い．具体的には骨折リスクが低い～高い症例では骨吸収抑制薬を，非常に高い症例では骨形成促進薬が適応となる[2]．

　また各種薬剤による骨密度増加効果に応じて，薬剤選択を行うこともある[3]．さらに骨粗鬆症治療の逐次療法として，アナボリックファーストの概念から骨形成促進薬より先行治療を行い，骨吸収抑制薬へ切り替える順序のほうが骨梁・骨密度増加効果の観点から推奨されている[4]．骨粗鬆症治療が効果不足の際は，弱い骨吸収抑制薬からより強い骨吸収抑制薬への変更，強い骨吸収抑制薬から骨形成促進薬への変更，内服薬から注射薬への変更などが考慮される[5]．

Ⅰ．当院の骨粗鬆症治療薬の使い分け

　2017年に米国骨代謝学会より骨粗鬆症の治療指針として，腰椎もしくは大腿骨近位部の骨密度の若年成人平均値（YAM）が70%を超えるとする治療目標を，3～5年で達成できる可能性が50%となるように薬剤の選択を行うと提唱されている[6]．これは治療目標を達成する薬剤の効果と3～5年治療を継続する継続性のどちらも重要になってくると考えられる．

　骨粗鬆症治療を行うにあたって特に難渋する症例として，脊椎椎体骨折の治療中に新たに椎体骨折が生じるド

ミノ骨折[7]があげられる．椎体骨折が多いほど10年生存率に差が出てくるという報告もあり[8]，ドミノ骨折の治療は注意を要する．当院では骨粗鬆症治療薬の使い分けとして，薬剤の効果と治療の継続をめざしたアドヒアランスを考慮して，ドミノ骨折が生じて治療が必要な症例や著しい低骨密度症例には骨形成促進薬を，ドミノ骨折が生じないように予防が必要な症例には骨吸収抑制薬を選択し，薬剤の使い分けを行っている．具体的には，椎体骨折治療期間の3ヵ月以内に新たに生じるドミノ骨折症例や，ドミノ骨折となるリスクが高くなるため1回の画像検査で椎体骨折を複数認める症例に対して，骨形成促進薬を使用する．また椎体骨折が1ヵ所のみ発生している症例や骨密度検査で骨密度低下が判明した症例には，骨吸収抑制薬を選択している（図1）．

Ⅱ．当院の骨吸収抑制薬の使い分け

　骨吸収抑制薬にはビスホスホネート（BP）製剤，デノスマブ，選択的エストロゲン受容体調節薬などがあげられる．その中でもBP製剤は治療薬剤の中で広く使われている薬剤である[9]．当院ではわが国で開発された唯一のBP製剤であるミノドロン酸水和物50mgを使用している．本BP製剤とデノスマブは用法が内服と皮下注射のように異なることもあり，アドヒアランスを高めるためにBP製剤とデノスマブの使い分けを行っている．

　新規にBP製剤を投与した骨粗鬆症患者に対して，3年後の大腿骨頚部の骨密度が低下した群では，上昇した群に比べて治療開始時の酒石酸抵抗性酸ホスファターゼ5b分画（TRACP-5b）が有意に高値であった[10]．このことから，治療開始時のTRACP-5bが高値で骨代謝の亢進が著しいと，骨吸収を抑えて骨代謝を抑制するBP製

▌Key words

osteoporosis, bone resorption inhibitor, denosumab

*Use of bone resorption inhibitors for osteoporosis
**S. Kubota（副院長）, W. Kubota（院長）：久保田整形外科医院（☎254-0911　平塚市山下3-17-11：Kubota Orthopaedic Clinic, Hiratsuka）．［利益相反：なし．］

剤の効果が追い付かず，骨密度の低下をきたしたのではないかと考えている．そのため，骨吸収が亢進している状態には，BP 製剤では効果が乏しい可能性を考え，TRACP-5b が高値である場合にはより骨吸収を抑えるデノスマブを使用している．

また BP 製剤，デノスマブのいずれの薬剤に対しても併用されることが多い活性型ビタミン D_3 製剤は，臨床上広く用いられている．その一方で高カルシウム（Ca）血症を引き起こすことが報告されており，血清 Ca 値の定期的な測定が推奨されている[11]．当院でエルデカルシトール 0.75 μg 内服中に生じた高 Ca 血症（血清 Ca 値が 10.4 mg/dl 以上）の発生頻度は 5.9％であり，全例が 70 歳以上であった[12]．Sanford ら[13]や Matsumoto ら[14]による 10.4 mg/dl 以上の高 Ca 血症の発生頻度は 5～7％と報告されている．また活性型ビタミン D_3 製剤による高 Ca 血症が原因で急性腎障害をきたした症例について，梶本ら[15]は平均年齢が 80.2±9.6 歳であったとし，Aihara ら[16]は 82±5 歳であり，全例が 70 歳以上であったと報告している．そのため特に 70 歳以上の症例では，定期的な血液検査を施行し，血清 Ca 値，腎機能について評価をしている．

III．デノスマブの治療効果判定

デノスマブは破骨細胞の分化や活性化に必要なサイトカインである receptor activator of NF-κB ligand（RANKL）を阻害して，破骨細胞活性を抑制することによって骨吸収抑制効果を示すモノクローナル抗体製剤である[17]．強力な骨吸収抑制作用からガイドラインでは骨密度増加効果，椎体・非椎体・大腿骨近位部骨折抑制効果のどちらにおいても高い有効性を示している[1]．本稿では，治療開始時の TRACP-5b が高値である場合に，より骨吸収を抑えるために選択しているデノスマブの治療効果について検討した．

IV．対象および方法

2019 年 1 月～2023 年 4 月に原発性骨粗鬆症の診断にて新規にデノスマブ 60 mg 皮下注射を投与した 95 例のうち，ほかの骨粗鬆症治療薬からの切り替え例，1 年以内にデノスマブ投与中止例，データ欠損例を除外した 35 例（男性 6 例，女性 29 例）を対象とした．治療開始時の年齢は 80.6±5.2（69～89）歳であった．骨密度の測定には二重エネルギー X 線吸収法（DXA）［Dichroma Scan DCS-900FX，日立アロカメディカル社］を用い，椎体骨折による測定への影響を考慮して腰椎ではなく大腿骨頸部の bone mineral density（BMD）を治療開始時と 1 年後に測定した．諸家の報告[13,19]を参照し，治療開始時と

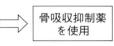

図 1．当院の骨粗鬆症治療薬の使い分け．ドミノ骨折が生じて治療が必要な症例には骨形成促進薬を，ドミノ骨折が生じないように予防が必要な症例には骨吸収抑制薬を選択している．

比べて 1 年後の BMD が 3％以上上昇した群を反応良好群（19 例）とし，BMD 上昇が 3％未満であった群を反応不良群（16 例）とした．血液検査として血清 Ca，無機リン（P），TRACP-5b を治療開始時と 6 ヵ月後に測定した．全例で治療開始時にエルデカルシトール 0.75 μg を併用した．

評価項目として，性別，年齢，治療開始時と 6 ヵ月後の血清 Ca，P，TRACP-5b，治療開始時から 6 ヵ月後の TRACP-5b の変化率，治療開始時の大腿骨頸部 BMD を比較・検討した．両群間の年齢，血清 Ca，P および TRACP-5b，TRACP-5b 変化率，大腿骨頸部 BMD の比較には Student t 検定を用いた．また性別の比較には χ^2 検定を用いた．有意水準は 5％未満とした．統計処理には Excel 2016（Microsoft 社）とそのアドインソフト Statcel4[20]を使用した．

V．結　果

症例全体として，TRACP-5b は治療開始時 706.7±219.4 mU/dl で，6 ヵ月後 309.6±188.2 mU/dl であり，TRACP-5b 変化率は −51.1±28.6％と骨吸収抑制効果を認めた．BMD は治療開始時 0.49±0.08 g/cm² （YAM 値 51.1±8.2％）で，1 年後 0.52±0.08 g/cm² （YAM 値 54.0±8.5％）であった（表 1）．

反応良好群と反応不良群を比較すると，TRACP-5b 変化率は反応良好群が −62.3±16.5％で，反応不良群が −39.1±34.1％であり，反応良好群が有意に低下していた（$p=0.02$）．治療開始時の TRACP-5b は反応良好群が 756±213.3 mU/dl で，反応不良群が 644.3±217.8 mU/dl であり，両群間に有意差はなかったが（$p=0.14$），反応良好群のほうが高値である傾向を認めた．性別，年齢，血清 Ca，P，6 ヵ月後の TRACP-5b，治療開始時の BMD についても両群間に有意差はなかった（表 2）．

表1. デノスマブ投与例の全体像

		全体 ($n=35$)
性（男/女）		6/29
年齢（歳）		80.6±5.2
治療開始時	Ca（mg/dl）	9.2±0.4
	P（mEq/l）	3.3±0.4
	TRACP-5b（mU/dl）	706.7±219.4
6ヵ月後	Ca（mg/dl）	9.3±0.5
	P（mEq/l）	3.1±0.4
	TRACP-5b（mU/dl）	309.6±188.2
TRACP-5b 変化率（%）		−51.1±28.6
治療開始時 BMD（g/cm²）		0.49±0.08
1年後 BMD（g/cm²）		0.52±0.08

表2. 反応良好群と反応不良群の比較

		反応良好群 ($n=19$)	反応不良群 ($n=16$)	p 値
性（男/女）		5/14	1/15	0.12
年齢（歳）		80.2	81.1	0.61
治療開始時	Ca（mg/dl）	9.2	9.2	0.89
	P（mEq/l）	3.3	3.3	0.95
	TRACP-5b（mU/dl）	756	644.3	0.14
6ヵ月後	Ca（mg/dl）	9.3	9.3	0.67
	P（mEq/l）	3.1	3.2	0.68
	TRACP-5b（mU/dl）	258.2	361.1	0.12
TRACP-5b 変化率（%）		−62.3	−39.1	0.02
治療開始時 BMD（g/cm²）		0.48	0.50	0.49

VI. 考　　察

　本研究では，新規にデノスマブを投与した原発性骨粗鬆症患者に対して，大腿骨頚部 BMD の変化率について反応良好群と不良群に分けて，TRACP-5b に着目した1年間の治療効果について検討した．

　TRACP-5b は，骨吸収の程度の指標となるため，治療薬の選択の一助となる．また治療開始時および治療開始3〜6ヵ月後に TRACP-5b を測定することによって，TRACP-5b の変化による治療効果を評価することができる[21]．デノスマブに対して TRACP-5b を用いて治療効果を評価した報告として，奥田[22]はデノスマブ投与後6ヵ月で有意に骨密度増加が認められた症例は，TRACP-5b がデノスマブ投与直後の低下率を保っていたと報告している．また石川ら[23]はデノスマブを投与した患者において治療開始時の TRACP-5b が高値であるほど腰椎 BMD が上昇したと報告している[23]．本研究が諸家の報告[22,23]と異なる点としては，1年後の大腿骨頚部 BMD の上昇率を3%に基準として反応良好群と反応不良群に分けて，両群間で比較したことである．結果として，TRACP-5b の変化率は反応良好群が反応不良群と比べて有意に低下していた．また治療開始時の TRACP-5b や6ヵ月後の TRACP-5b は有意差がなかったが，反応良好群で治療開始時 TRACP-5b が高値で，6ヵ月後の TRACP-5b が低値の傾向であった．これにより，デノスマブ投与によって TRACP-5b が十分に低下した骨吸収抑制作用を発現している症例は，BMD 増加効果が期待できると考えられた．そのため1年後のデノスマブの治療効果判定には，6ヵ月後の TRACP-5b の変化率を用いて判断している．

　本研究の限界としては，症例数が少なく，数値にばら

つきがあること，後ろ向き研究であることがあげられる．また検定の際に正規分布に従うと仮定し，Student t 検定を用いたことや，ロジスティック回帰分析を行っていないことなど，統計方法についても今後さらに症例を重ね，検討する必要があると考える．

ま と め

　1）当院では骨粗鬆症治療薬の使い分けとして，薬剤の効果と治療の継続をめざしたアドヒアランスを考慮して，ドミノ骨折が生じて治療が必要な症例には骨形成促進薬を，ドミノ骨折が生じないように予防が必要な症例には骨吸収抑制薬を選択した．

　2）骨吸収抑制薬の使い分けとしては，TRACP-5b が高値である場合には高い骨吸収抑制効果のあるデノスマブを使用しており，デノスマブの治療効果判定には6ヵ月後の TRACP-5b の変化率を判断材料として用いた．

文　献

1）骨粗鬆症の予防と治療ガイドライン作成委員会（編）．骨粗鬆症治療薬の有効性の評価一覧．骨粗鬆症の予防と治療ガイドライン2015年版，ライフサイエンス出版，東京，p158，2015.

2）萩野　浩．骨粗鬆症薬物治療の逐次療法：骨形成促進薬から骨吸収抑制薬へ：骨形成促進薬の適応と逐次療法の意義．日骨粗鬆症会誌．2023；9：573-6.

3）Mandema JW et al. Time course of bone mineral density changes with denosumab compared with other drugs in postmenopausal osteoporosis：a dose-response-based meta-analysis. J Clin Endocrinol Metab. 2014；99：3746-55.

4）Cosman F et al. Anabolic agents for post-menopausal osteoporosis：how do you choose? Curr Osteoporos Rep. 2021；19：189-205.

5）蛯名耕介. 生涯継続すべき骨粗鬆症治療：逐次療法 Update. 関節外科. 2023；42：1384-8.

6）Cummings SR et al. Goal-directed treatment of osteoporosis：a progress report from the ASBMR-NOF working group on goal-directed treatment for osteoporosis. J Bone Miner Res. 2017；32：3-10.

7）Kusukawa T et al. Subsequent domino osteoporotic vertebral fractures adversely affect short-term health-related quality of life：a prospective multicenter study. Medicina. 2023；59：590.

8）Ikeda Y et al. Mortality after vertebral fractures in a Japanese population. J Orthop Sci. 2010；18：148-52.

9）廣田憲威. 骨粗鬆症薬の最近の市場動向. 新しい薬学をめざして. 2014；43：148-52.

10）久保田聡ほか：骨粗鬆症に対するミノドロン酸水和物投与3年間の治療効果：効果不良因子に着目して. 日臨整誌. 2022；47：39-43.

11）医薬品医療機器総合機構. FMDAからの医薬品適正使用のお願い. ＜https://www.pmda.go.jp/files/000237206.pdf＞［Accessed 2024 May 4］.

12）久保田聡ほか. 活性型ビタミンD₃製剤内服中に生じた高カルシウム血症. 整形外科. 2022；73：831-4.

13）Sanford M et al. Eldecalcitol：a review of its use in the treatment of osteoporosis. Drugs. 2011；71：1755-70.

14）Matsumoto T et al. A new active vitamin D, ED-71, increase bone mass in osteoporotic patients under vitamin D supplementation：a randomized, double-blind, placebo-controlled clinical trial. J Clin Endocrinol Metab. 2005；90：5031-6.

15）梶本幸男ほか. 当院における活性型ビタミンD製剤による高カルシウム血症が原因で急性腎障害となった症例の検討. 大阪労災病医誌. 2017；40：5-7.

16）Aihara S et al. Hypercalcemia and acute kidney injury induced by eldecalcitol in patients with osteoporosis：a case series of 32 patients at a single facility. Ren Fail. 2019；41：88-97.

17）Bone HG et al. The effect of three or six years of denosumab exposure in women with postmenopausal osteoporosis：results from the freedom extension. J Clin Endocrinol Metab. 2013；98：4483-92.

18）Nakamura T et al. Clinical trials express：fracture risk reduction with denosumab in Japanese postmenopausal women and men with osteoporosis：denosumab fracture intervention randomized placebo controlled trial （DIRECT）. J Clin Endocrinol Metab. 2014；99：2599-607.

19）Bone HG et al. 10 years of denosumab treatment in postmenopausal women with osteoporosis：results from the phase 3 randomised freedom trial and open-label extension. Lancet Diabetes Endocrinol. 2017；5：513-23.

20）柳井久江. 4 Steps エクセル統計, 第4版, オーエムエス出版, 東京, 2015.

21）骨粗鬆症の予防と治療ガイドライン作成委員会（編）. 骨代謝マーカーによる治療効果の判定. 骨粗鬆症の予防と治療ガイドライン2015年版, ライフサイエンス出版, 東京, p70-71, 2015.

22）奥田敏治. 抗RANKL抗体デノスマブによる骨粗鬆症治療における有効性・安全性指標としてのTRACP-5bの可能性. 日整会誌. 2017；91：S633.

23）石川紘司ほか. 骨密度予測因子としての骨代謝マーカーの有用性：多施設共同研究：抗RANKLモノクローナル抗体における, 逐次療法の影響. 日骨粗鬆症会誌. 2018；4：399-403.

＊　　　＊　　　＊

I. 総　論 ◆ 2. 薬物療法

変形性膝関節症に
S-flurbiprofen plaster を用いた使用経験*

井口公貴　　髙橋恒存　　竹下克志**

[別冊整形外科 86：26～30, 2024]

はじめに

骨粗鬆症や変形性関節症などの筋骨格系疾患は，高齢者の運動能力を低下させる[1]．変形性膝関節症（膝 OA）はもっとも一般的な筋骨格系疾患で，世界人口の約 4%が罹患しており[2]，本邦には 40 歳以上の X 線像上の膝 OA 患者が 2,500 万人以上いると推定されている[3]．1 年以内の膝関節痛の悪化は，長期間の追跡調査における歩行能力の低下の因子となる[1]．膝 OA のケアと予防はロコモティブシンドロームの予防につながる[4]．

最新の変形性関節症研究会国際ガイドラインでは，膝 OA の治療法として局所非ステロイド性抗炎症薬（NSAIDs）を強く推奨しており，経口 NSAIDs は条件付きで推奨されている[4]．既存の鎮痛薬やテープ製剤に加えて，S-flurbiprofen plaster（SFPP）のような新しい治療法も登場している．SFPP は，保存療法の新たな選択肢として本邦でも普及している．SFPP（LOQOA テープ，大正製薬社）は，ラセミ体フルルビプロフェン（FP）の活性体である S-FP 40 mg を含有する新しい NSAIDs 外用貼付剤であり，1 日 1 回（40 mg）または 2 回（80 mg）貼付するテープタイプの貼付剤である[5]．SFPP 80 mg/日（2 パッチ/日）を 7 日間貼付した場合の S-FP の全身曝露量は，経口 FP 製剤と同程度と推定されたことから，SFPP は経口 NSAIDs と同様に，胃潰瘍，血液，肝機能，腎機能，心機能に重篤な異常のある患者には投与が禁止され，経口 NSAIDs との併用は避けるべきとされている．以前の研究では，SFPP 投与 2 週間後から臨床症状が有意に改善し，その後 52 週まで継続的に症状が改善したと報告されている[6]．さらに，SFPP による疼痛緩和は従来の貼付剤より優れているとの報告もある[7]．SFPP の鎮痛効果と有用性についてはいくつかの報告があるが，いずれの研究も Kellgren-Lawrence（K-L）分類 grade ⅡおよびⅢ（軽症～中等症の膝 OA）の患者を対象としており，K-L 分類 grade Ⅳ（末期膝 OA）を含めた調査はなされていない[8]．

渉猟しえた範囲では，K-L 分類 grade Ⅳの末期膝 OA 患者における SFPP の有効性とアドヒアランスを記述した研究はなかった．したがって本研究では，軽症～中等症および末期膝 OA 患者における疼痛管理に対する SFPP の有効性とアドヒアランス率を比較し，各群における SFPP の使用中止と関連しうる因子を評価することを目的とした．

Ⅰ. 対象および方法

整形外科外来を月 1 回定期的に受診している K-L 分類 grade Ⅱ，ⅢおよびⅣを含む膝 OA 患者を対象とし，後ろ向きに調査した．片側の膝痛で，痛みの数値評価尺度（NRS）を理解し，歩行が可能な 40 歳以上の患者を対象とした．膝の痛みの状態は，0（最小）～100（最大）の痛みの NRS を測定した[9]．年齢，性別，body mass index（BMI），初診時の NRS などを評価した．40 歳以下の患者や先天性疾患，外傷，感染，膠原病による二次性膝 OA の症例は対象外とした．1 ヵ月後，3 ヵ月後，6 ヵ月後，12 ヵ月後の継続率を評価した．さらに，SFPP 使用後に，初診時と比較して 50% の疼痛緩和と有害事象が発生したかを調査した．

本研究では，初診時から 50% 以上の疼痛緩和が得られた場合を「有効」と定義し，50% 未満の疼痛緩和しか得

▌Key words

knee osteoarthritis, non-surgical treatment, S-flurbiprofen, nonsteroidal anti-inflammatory agent, side effect, adherence

*Experience using S-flurbiprofen plaster for knee osteoarthritis
　要旨は第 1 回日本膝関節学会において発表した.
**M. Iguchi(医長)：宮崎県立延岡病院整形外科（☎ 882-0835　延岡市新小路 2-1-10；Dept. of Orthop. Surg., Miyazaki Prefectural Nobeoka Hospital, Nobeoka)；T. Takahashi(講師), K. Takeshita(教授)：自治医科大学整形外科. ［利益相反：なし.］

表1. 患者背景

	全体 (n=118)	K-L分類 grade 2 (n=29)	K-L分類 grade 3 (n=32)	K-L分類 grade 4 (n=57)	p値
年齢（歳）	72.3±9.1	70.1±9.9	71.8±8.2	73.7±9.1	0.21
男（例）	28	4	8	16	
女（例）	90	25	24	41	
身長（m）	1.56±0.1	1.55±0.1	1.56±0.1	1.57±0.1	0.40
体重（kg）	61.6±6.5	59.9±9.7	61.3±9.3	62.7±13.0	0.53
BMI（kg/m^2）	25.3±0.9	25.0±4.1	25.3±3.3	25.4±4.5	0.94
初診時のNRS（点）	57.7±11.5	57.4±21.3	59.8±23.2	56.8±24.2	0.84
副作用（例）	33（27例）	5	9	19	
皮疹	23	4	7	12	0.66
皮膚刺激性	8	0	2	6	0.18
消化管障害	2	1	0	1	0.58
効果不十分（例）	13	2	4	7	0.71
手術（TKAあるいはHTO）［例］	19	4	4	11	0.63
SFPP継続率（%）	61.0	63.2	69.0	55.5	0.54

られなかった場合を「効果不十分」と定義した．SFPP中止後に高位脛骨骨切り術（high tibial osteotomy：HTO）や人工膝関節全置換術（total knee arthroplasty：TKA）などの手術療法を受けた患者の割合も評価した．

II. 統計解析

数値変数は平均値±標準偏差（SD），カテゴリー変数はパーセンテージで示した．数値変数とカテゴリー変数は一元配置分散分析，Pearson積率相関係数とFisher直接確率検定を用いて比較した．統計学的有意水準を$p<0.05$とした．条件付きロジスティック回帰を用いて，未調整オッズ比（OR）と95%信頼区間（CI）を求めた．社会人口学的因子は調整モデルの共変量に含めた．すべての統計解析は，EZRソフトウェア（自治医科大学附属さいたま医療センター）を用いて行った．累積発生率はKaplan-Meier法で推定し，ハザード比は層別化因子を調整したCox比例ハザード回帰モデルで算出した．

主要評価項目として1年後のSFPPの継続率を評価した．また副次的調査項目として，継続群と中止群の差を調査した．

III. 結　果

2021年4月〜2023年3月の期間に，膝OAで受診した118例を対象とした．性別は男性28例，女性90例，年齢72.3±9.1歳，BMI 25.3±0.9 kg/m^2，初診時のNRS 57.7±11.5，K-L分類gradeはそれぞれII：29例，III：32例，IV：57例であった．調査期間中の有害事象は33例（27名，22.9%）で，皮膚障害がもっとも多かった．

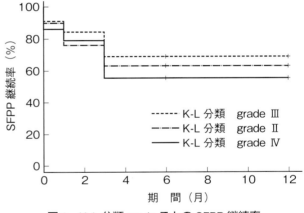

図1．K-L分類gradeごとのSFPP継続率

23例（19.5%）で発赤や紅斑などの皮疹症状の訴えがあり，8例（6.8%）で皮膚刺激性の訴えがみられた．有害事象，効果不十分，SFPP中止後の手術移行率においてK-L分類grade間で有意差はみられなかった．調査期間中の死亡やドロップアウトはみられなかった．SFPPの全体の1年継続率は64.4%であった（表1）．継続率は1ヵ月以内で88.1%，1ヵ月後で79.7%，3ヵ月後で64.4%であった（図1）．SFPPの1年継続率についてK-L分類grade間で有意差はなかった．1年以内にSFPPを中止した患者は42例（35.6%）であった．継続群と中止群の間で，年齢，性別，BMI，初診時のNRSの項目で，統計学的な有意差はなかった．薬剤性胃腸障害が2例に認められ，SFPPの使用を中止した．その他の有害事象を発症した患者において，SFPPの継続率は低下しなかった．

I. 総 論 ◆ 2. 薬物療法

表2. SFPP を中断した患者の特徴

	全体 (*n*=118)	継続群 (*n*=76)	中止群 (*n*=42)	*p* 値	オッズ比	95% CI
年齢（歳）	72.3±9.1	71.4±9.6	74.0±7.9	0.14		
男（例）	28	20	8	0.50	0.78	0.28〜2.1
女（例）	90	56	34			
身長（m）	1.56±0.1	1.57±0.1	1.55±0.1	0.16		
体重（kg）	61.6±6.5	61.8±11.4	61.3±11.2	0.83		
BMI（kg/m^2）	25.3±0.9	25.1±3.9	25.6±4.5	0.49		
初診時の NRS（点）	57.7±11.5	59.4±23.1	54.8±23.0	0.30		
皮疹（例）	23	11	12	0.09	2.2	0.8〜6.3
皮膚刺激性（例）	8	1	7	0.18	14.1	1.7〜654.7
消化管障害（例）	2	0	2	<0.01*	inf	0.33〜inf
皮疹のみ（例）	17	10	7	0.60	1.3	0.37〜4.1
効果不十分（例）	13	1	12	<0.01*	31.2	4.3〜1,370.4

*有意差あり

表3. 手術加療を選択した患者の特徴

	非手術群 (*n*=99)	手術群 (TKA あるいは HTO) (*n*=19)	*p* 値	オッズ比	95% CI
年齢（71 歳以上）［例］	57	16	0.04*	3.9	1.01〜22.7
年齢（71 歳未満）［例］	42	3			
BMI（25 kg/m^{2}以上）［例］	42	12	0.13	2.3	0.76〜7.6
BMI（25 kg/m^{2}未満）［例］	57	7			
有効（例）	91	13			
効果不十分（例）	8	6	0.01*	5.1	1.3〜20.3
初診時の NRS（>60）［例］	50	8	0.62	0.74	0.23〜2.2
初診時の NRS（≦60）［例］	49	11			
男（例）	24	4	1.00	0.83	0.18〜3.0
女（例）	75	15			

*有意差あり

効果不十分群 13 例（11.0%）の SFPP の 1 年継続率は 7.7%（OR 31.2, 95%CI 4.3〜1,370.4, *p*<0.01）であった（表2）.

71 歳以上群（OR 3.9, 95%CI 1.01〜22.7, *p*<0.04）と効果不十分群（OR＝5.1, 95%CI 1.3〜20.3, *p*<0.01）では，手術を受けた患者が統計学的に有意に多かった（表3）. 効果不十分群では，大半の患者が 3 ヵ月以内に SFPP の使用を中止し，19 例が継続中止後に手術を受けた.

Ⅳ. 考 察

渉猟しえた範囲では，これは末期膝 OA 患者における SFPP 使用のアドヒアランスを評価した最初の研究である. さらに，本研究では三つの重要な知見が得られた.

第一に，SFPP のアドヒアランス率は，効果不十分と消化管障害に影響された. 第二に，本研究では，アドヒアランス率，有害事象，鎮痛効果は K-L 分類 grade 間で差がなかった. 第三に，71 歳以上および効果不十分群では，手術を受けた患者数が統計学的に有意に多かった.

効果不十分は，本研究における継続率を下げる要因の一つであった. 第Ⅱ相無作為化二重盲検プラセボ対照用量設定試験では，SFPP 40 mg の投与で 72.4% の患者が 50% の疼痛緩和を達成したと報告されている[10]. 第Ⅲ相試験では試験終了時（投与または中止から 52 週間後）に，患者の 41.3%（83/201 例）および 31.8%（64/201 例）がそれぞれ「著明な改善」および「中等度の改善」を達成した. また，臨床症状は SFPP 貼付 2 週後から有意に

改善し，52週後まで持続的に改善したことが報告されている．特に，臨床症状は最初の2ヵ月間に顕著な改善を示し，その後も徐々に改善した[6]．本研究の末期膝OA患者においても，鎮痛効果が50%以上得られなかった患者はわずか10.7%であった．この結果は，末期膝OA患者においても鎮痛効果が期待できることを示している．SFPPの継続中止はすべて本研究開始から3ヵ月以内に起こった．本研究と過去の研究で得られた知見から，個々の患者に対するSFPPの有効性を評価するためには，3ヵ月程度の期間が目安となると考えられる．

消化管障害は，本研究でSFPPの継続中止となった要因の一つであった．経口NSAIDsは消化器有害事象，心血管イベント，腎機能障害を引き起こす可能性があることはよく知られている．Yatabaら[6]は，52週間の治療期間中，SFPP 40 mg/日投与群101例中3例，SFPP 80 mg/日投与群100例中9例が消化器有害事象を発症したと報告している．この9例のうち，内視鏡検査やプロトンポンプ阻害薬（PPI）などの追加治療を必要とした患者は1例のみであった．この患者はヘリコバクター・ピロリの保菌者であったことから，この有害事象は必ずしもSFPPに関連したものではない可能性は示唆されている．また，消化管有害事象の発現率はSFPP群2.6%，対照群1.9%であり，両群間に有意差はなかった．腎機能に関しては，投与開始後，ベースラインと比較して血中尿素窒素やクレアチニンに臨床的に有意な上昇は認められなかった[6,11]．さらに，以前の研究では，SFPPに心血管系の合併症はみられなかったと報告されている．本研究で消化管障害が発現した患者は，SFPPの中止のみで軽快し，1週間以内に回復した．

有害事象全体の発現率は22.9%であった．医療用医薬品の添付文書によると，SFPP貼付部位の状態に関連した有害事象の発現率は，第II相試験で10.4%，第III相試験でジクロフェナクゲル群で5.8%であり，統計学的有意差はなかった．しかし，第III相試験では，軽度の皮膚炎が46.8%の患者にあったものの，大半の患者（80.1%）が52週間のSFPP貼付を完了した．また，主な有害事象は「皮膚症状」であったと報告されており，本研究と同様の結果であった．皮疹，皮膚刺激感については，継続群と中止群で有意差はなかったが，SFPPの継続中止率が高くなる傾向がみられた．一方，「皮疹のみ」はSFPP中止の要因とはならなかった．SFPPの有用性を考慮すると，皮膚トラブルは多いものの，必ずしもSFPPの継続中止に結びつくわけではない．本研究におけるSFPPの1年継続率は64.4%であり，対象の半数は末期膝OA患者であった．SFPPの継続率は第III相試験[6]よりも低かったが，半数以上の患者が1年間継続することができ

た．さらに有害事象，有効性，継続率に関して，K-L分類grade間に有意差はなかった．

保存療法が3年以上成功した患者は，TKAへの転換率が有意に低いことが示されている[12]．SFPPは，手術を受ける可能性が高い末期膝OA患者にとって，保存療法の選択肢となる可能性がある．手術を受けた患者は，71歳以上と効果不十分群で多かった．その原因は，本研究では明らかにできなかったが，手術療法の鎮痛効果に関する報告は過去に数多くあり[13,14]，保存療法の限界に達した高齢の患者が活動性を維持するために手術を選択する傾向があるのかもしれない．本研究の限界として，この研究には対照群が含まれており，無作為化が欠如していること，観察研究であったためSFPP使用開始前の保存療法（ヒアルロン酸やステロイド注射，鎮痛薬，理学療法など）は標準化されていなかったこと，処方されたのは40 mgのSFPPのみであったことなどがあげられる．

まとめ

1）SFPP使用に関連する有効性および有害事象発生率については，K-L分類grade間で有意差はなかった．

2）SFPPの継続中止率を増加させた要因は，効果不十分と消化管障害であった．皮膚障害などの有害事象が散見されるものの，SFPPは末期膝OA患者においても高い鎮痛効果と継続率を示し，有効な治療選択肢の一つであると考えられた．腎機能障害の評価は今後の検討課題である．長期使用で寛解にいたる症例もあり，より長期の成績や寛解にいたる症例について調査を続けている．

3）SFPPの1年継続率，有害事象，鎮痛効果においてK-L分類grade間で差はなく，末期膝OA患者への有用性も示唆された．

4）SFPPの継続率には鎮痛効果と消化管障害の有害事象が影響していた．71歳以上，効果不十分の群で手術への移行率が高かった．

文献

1) Yamaguchi N et al. Pain deterioration within 1 year predicts future decline of walking ability：a 7-year prospective observational study of elderly female patients with knee osteoarthritis living in a rural district. Geriatr Orthop Surg Rehabil. 2018；**9**：1-6.

2) Cross M et al. The global burden of hip and knee osteoarthritis：estimates from the global burden of disease 2010 study. Ann Rheum Dis. 2014；**73**：1323-30.

3) Yoshimura N et al. Prevalence of knee osteoarthritis, lumbar spondylosis, and osteoporosis in Japanese men and women：the research on osteoarthritis/osteoporosis against disability study. J Bone Miner Metab. 2009；

27：620-8.

4）Bannuru RR et al. OARSI guidelines for the non-surgical management of knee, hip, and polyarticular osteoarthritis. Osteoarthritis Cartilage. 2019：**27**：1578-89.

5）Tomatsu K et al. Efficacy and safety of S-flurbiprofen plaster in knee osteoarthritis patients：a 2-week randomized controlled phase Ⅲ clinical trial compared to diclofenac gel. Int J Rheum Dis. 2022：**25**：563-70.

6）Yataba I et al. The long-term safety of S-flurbiprofen plaster for osteoarthritis patients：an open-label, 52-week study. Clin Drug Investig. 2016：**36**：673-82.

7）Yataba I et al. Efficacy of S-flurbiprofen plaster in knee osteoarthritis treatment：results from a phase Ⅲ, randomized, active-controlled, adequate, and well-controlled trial. Mod Rheumatol. 2017：**27**：130-6.

8）Kellgren JH et al. Radiological assessment of osteoarthrosis. Ann Rheum Dis. 1957：**16**：494-502.

9）Hawker GA et al. Measures of adult pain：visual analog scale for pain（VAS pain）, numeric rating scale for pain（NRS pain）, McGill pain questionnaire（MPQ）, short-Form McGill pain questionnaire（SF-MPQ）, chronic pain grade scale（CPGS）, short form-36 bodily pain scale（SF-36 BPS）, and measure of intermittent and constant osteoarthritis pain（ICOAP）. Arthritis Care Res. 2011：**63**：S240-52.

10）Yataba I et al. The efficacy and safety of S-flurbiprofen plaster in the treatment of knee osteoarthritis：a phase Ⅱ, randomized, double-blind, placebo-controlled, dose-finding study. J Pain Res. 2017：**10**：867-80.

11）Otsuka N et al. A minimal impact of long-term S-flurbiprofen plaster application on kidney function in osteoarthritis patients. Clin Exp Nephrol. 2017：**21**：1060-7.

12）Dabare C et al. Differences in presentation, progression and rates of arthroplasty between hip and knee osteoarthritis：observations from an osteoarthritis cohort study-a clear role for conservative management. Int J Rheum Dis. 2017：**20**：1350-60.

13）Losina E et al. Cost-effectiveness of total knee arthroplasty in the United States：patient risk and hospital volume. Arch Intern Med. 2009：**169**：1113-21.

14）Kamaruzaman H et al. Cost-effectiveness of surgical interventions for the management of osteoarthritis：a systematic review of the literature. BMC Musculoskelet Disord. 2017：**18**：183.

＊　　　＊　　　＊

I. 総論 2. 薬物療法

変形性膝関節症に対する超音波ガイド下内側側副靱帯滑液包内多血小板血漿（PRP）療法*

草場洋平　宮武和馬　東　莞爾　内藤雅文　稲葉　裕**

［別冊整形外科 86：31〜36, 2024］

はじめに

多血小板血漿（platelet rich plasma：PRP）療法は，血液を遠心分離して得られる高濃度の血小板を含む血漿を患部に投与する治療法である．血小板や白血球から放出される成長因子や，エクソソーム，マクロファージなど多種多様な生理活性物質により組織修復や抗炎症作用が期待されている．

PRP療法は，2014年に再生医療等安全性確保法が施行されて以来，さまざまな運動器疾患に対する治療法として認知されてきている．その中でも変形性膝関節症（膝OA）は，もっとも症例数の多い疾患となっている．当科でも2020年12月よりPRP外来を開始し，年間約400件のPRP投与を行っているが，約65％が膝OAの患者である．従来の保存療法では痛みがとれないが手術はまだ受けたくないといった患者層を中心に，その治療効果が期待されている．

膝OAに対するPRP療法は，ヒアルロン酸，生理食塩水，ステロイドと比較し有効であったとするメタアナリシス[1]など一定の効果が報告されているが，作用機序は完全には解明されていない．また，生理食塩水のプラセボ注射と比較して効果がかわらないとする[2]否定的な報告も散見される．しかし，2022年パリで行われた The European Society of Sports Traumatology, Knee Surgery and Arthroscopy（ESSKA）で，PRP療法は軽度〜中等度の膝OAに対して有効である（grade A），ステロイド注射に比べてより安全で，長期的な治療効果が期待できる（grade A）と報告され，運動器に関する主要な国際学会ではじめてPRP療法の有効性についてコンセ

ンサスが得られた．

膝OAに対するPRP療法は関節内投与が一般的であるが，関節外への投与を併用することで治療効果が高まることがある．われわれは膝内側部痛，特に内側側副靱帯滑液包（medial collateral ligament bursa：MCL包）に圧痛のある患者に対し，超音波ガイド下に同部へPRP療法を施行し，治療効果を高める工夫をしている．本稿では，その手技や治療成績について報告する．

I. MCL包とは

膝の内側支持構造は3層に分けることができる．I層は下腿筋膜で構成され，II層はMCLの表層，III層は関節包と半月大腿靱帯（menisco femoral ligament）および半月脛骨靱帯（menisco tibal ligament）を含むMCL深層で構成されている．MCL包は，MCLの浅層と深層の間に位置する薄い滑液包のことである（図1）[3]．MCL表層の前縁に沿ってII層は不連続であり，このII層の不連続性とMCL包の存在により，膝の屈曲時にMCLは脛骨と大腿骨の骨表面を滑ることができる[4]．MCL包に炎症が起こるとMCL滑液包炎となり，膝内側部痛の重要な原因の一つと報告されている[5]．

Nakaseらは，変性内側半月板断裂の患者の膝内側部痛の原因としてMCL滑液包炎が関与している可能性を示唆した．また，患者50例に対し，超音波ガイド下にMCL包内へステロイド注射を施行し，注射前の numerical rating scale（NRS）スコアが 6.8 ± 1.2 から4週後に 1.5 ± 1.7 と有意に減少し，38例（76％）が日常生活に完全復帰したと報告している[3]．

われわれは，膝内側部痛を有する膝OA患者に対して

Key words

platelet rich plasma, medial collateral ligament bursa, ultrasound-guided injection

*Ultrasound-guided platelet rich plasma therapy into the medial collateral ligament bursa for osteoarthritis of the knee
　要旨は第1回日本膝関節学会において発表した．
**Y. Kusaba, K. Miyatake, K. Higashi, M. Naito, Y. Inaba（教授）：横浜市立大学整形外科（Dept. of Orthop. Surg., Yokohama City University, Yokohama）．［利益相反：なし．］

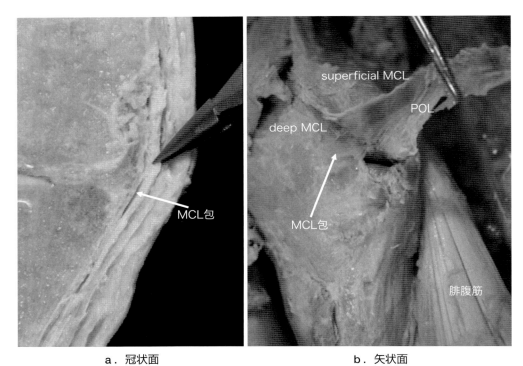

図1. MCL包はMCL浅層（superficial MCL）と深層（deep MCL）の間で，浅層の前縁から後斜走靱帯（POL）の前方にかけて位置している（文献3より許諾を得て転載）.

も，関節内の病変だけでなく，関節外の病変であるMCL滑液包内炎が関与している可能性を考えている．MCL滑液包炎に対するステロイド注射の効果は抗炎症作用であり，PRP療法の抗炎症作用も同様に効果をもたらすと仮定し，以下の研究を行った．

II. 対象および方法

われわれは，2022年1月〜2023年4月に当科PRP外来を受診した膝OA患者51例63膝を対象として，MCL包内へのPRP療法の短期治療成績を検討した．平均年齢65.4歳，男性18例，女性33例，Kellgren-Lawrence（KL）分類grade II：35膝，grade III：16膝，grade IV：12膝であった．PRPはArthrex社のACPキットを使用し，関節内へ4週おきに計3回投与した．全例超音波ガイド下にパテラセッティング法を用い，確実に関節内にPRPを投与できるようにした．

Wadaらが報告したパテラセッティング法[6]を簡略化し，患者に仰臥位で足関節背屈とともに膝をベッドに押しつけるように伸展を指示した．そうすることにより大腿四頭筋と膝関節筋が収縮し，膝蓋上嚢腔が広がる．膝蓋骨近位に短軸に当てた超音波ガイドで膝蓋上嚢腔に貯留した関節液を確認することができる．平行法で21G針を進入し関節液を吸引するが，一部を残しそれに混入するようにPRPを投与することで確実に関節内へ投与することができる．関節液がないようにみえても，わずかな関節液の貯留を探し，そこにPRPを混注している（図2）．

51例63膝のうち，MCL包に圧痛を認める20例23膝に対し，MCL包内へのPRP注入療法を併用した．Arthrex社のACPキットでは個人差があるがPRPは約4〜6 ml作製される．前述の方法で関節内へ投与を行った後，PRPを2 ml残し，23Gカテラン針を用いて超音波ガイド下平行法でMCL包内に注入した（図3）．

PRPの関節内投与のみの群（関節内群）とMCL包内へ併用投与した群（MCL包群）に対し臨床成績を比較・検討した．評価項目はOutcome Measures in Rheumatology Clinical Trials-Osteoarthritis Research Society International（OMERACT-OARSI）responder基準[7]を用いた奏効率（responder率），PRP投与時，投与後1ヵ月の計4回，患者立脚型スコアKnee injury and Osteoarthritis Outcome Score（KOOS）を調査した．また，初回投与時と投与後1ヵ月でKOOS total scoreの平均改善値を比較した．さらに，初回投与前，投与後1ヵ月において3D-MRI（Synapse Vincent）を撮像し，大腿骨，脛骨，膝蓋骨の軟骨体積を測定した．統計解析はpaired t検定，independent t検定を用いた．

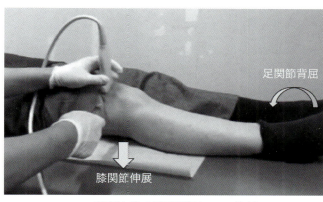
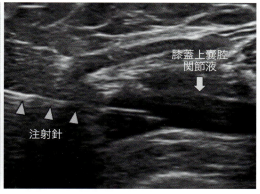

a．超音波ガイド下関節内 PRP 注射　　　　　　　　　　b．超音波像

図2．パテラセッティング法を簡略化し，膝をベッドに押しつけるように伸展させ，足関節を背屈することで膝蓋上嚢腔の関節液の貯留が顕著になる．超音波プローブを短軸に当て，平行法で針をすすめ，関節液を採取後 PRP を注入する．

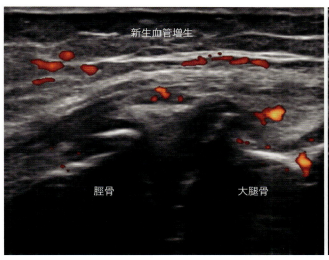
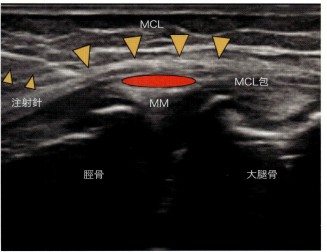

a．超音波像（カラードプラ）　　　　　　　　　　　　b．MCL 包内注射

図3．超音波ガイド下 MCL 包内 PRP 注射．MCL 包周囲に新生血管の増生がみられ炎症所見と考える．MCL 浅層と深層（MM 辺縁部）の間にある MCL 包に平行法で注射針をすすめ，PRP を 2 ml 注入する．

Ⅲ．結　　果

Responder 率は関節内群 55.0％，MCL 包群 73.9％であった．KL 分類別にみると，関節内群は KL 分類 grade Ⅱ：31.6％，KL 分類 grade Ⅲ：66.7％，KL 分類 grade Ⅳ：88.9％，MCL 包群は KL 分類 grade Ⅱ：81.3％，KL 分類 grade Ⅲ：75.0％，KL 分類 grade Ⅳ：33.3％であった（図4）．KOOS は初回投与時から投与後3ヵ月において，関節内群はスポーツを除いて症状 59.1→69.4，痛み 60.6→70.3，日常生活 71.4→77.3，生活の質（QOL）34.5→43.1，total score 59.8→67.0 の項目で，MCL 包群は症状 63.2→76.4，痛み 57.5→76.6，日常生活 70.9→84.4，スポーツ 40.0→57.8，QOL 29.9→50.3，total score 59.0→75.0 の項目で有意に改善した（図5）．平均 total score は関節内群が 59.8 点から 67.0 点に，MCL 包群が 59.0 点から 75.0 点と両群ともに改善したが，MCL 包群のほうがより有意に改善した（図6）．

また，軟骨体積は平均 17.5 cm^3 から 17.7 cm^3 へと有意な増加はみられなかった．大腿骨，脛骨，膝蓋骨それぞれの軟骨体積においても 10.9 cm^3 から 11.0 cm^3，4.1 cm^3 から 4.1 cm^3，2.5 cm^3 から 2.6 cm^3 と有意な増加はみられなかった（図7）．

Ⅳ．考　　察

膝 OA に対する PRP の作用は，組織修復つまり軟骨修復と抗炎症作用によるものである．PRP は軟骨細胞の分

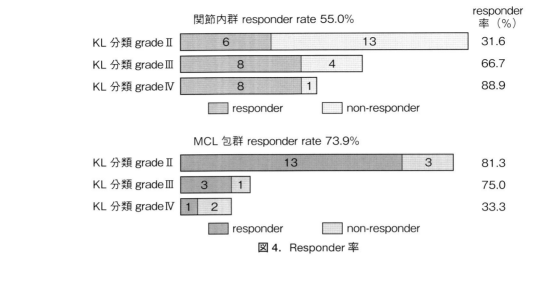

図4. Responder率

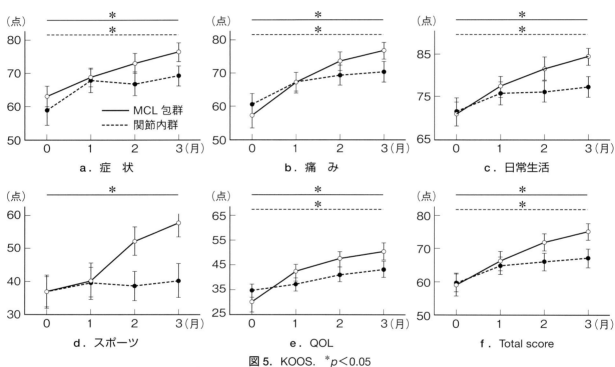

図5. KOOS. *p＜0.05

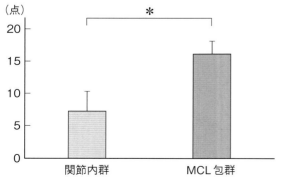

図6. KOOS total 平均改善値（初回〜3ヵ月）．
*p＜0.05, independent t 検定

化，増殖，軟骨基質産生を促進し，基質分解酵素の発現を抑制すると報告されている[8]．しかし，MRIなどによる画像評価では軟骨の体積が増加したとする報告や有意に増加しないという報告などさまざまであり，一定の見解を得られていない[9]．本研究では短期間の評価ではあるが，軟骨の増加はみられなかった．

抗炎症に関しては，PRPがNF-κBシグナル伝達経路の阻害などにより抗炎症作用をもつこと[10]，炎症性滑膜細胞を減少させること[11]などが基礎実験で証明されている．われわれは，膝OAに対するPRPの治療効果は抗炎症作用が主であり，関節内滑膜炎を抑制することで痛み

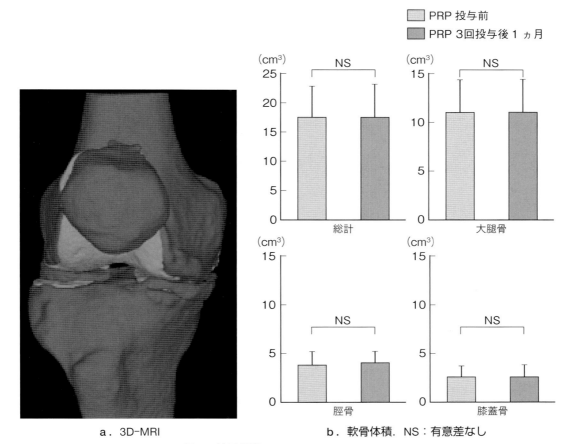

a．3D-MRI　　　　　　　　　b．軟骨体積．NS：有意差なし

図7．軟骨体積 3D-MRI Synapse Vincent

を改善すると考えている．

　Ikeuchi らは膝 OA の痛みの 32％は関節外の痛みと報告している[12]．つまり関節内の軟骨損傷に起因する痛みだけでなく，神経や筋腱付着部の痛み，滑膜炎など膝OA には関節外のさまざまな病態が存在すると考えられる．膝内側部痛を有する患者の中には，超音波で MCL包周囲に新生血管の増生がみられる患者も多く，一定数MCL 包滑膜炎の病態が存在する．本研究において，MCL 包内に PRP を注入することで関節内だけでなく関節外の滑膜炎を抑制でき，短期間ではあるが効果的に痛みを改善することができた．

まとめ

1）PRP 療法は作用機序がいまだに解明されていないが，膝 OA に対する有効な治療法の一つと考える．

2）PRP のもつ抗炎症作用を最大限に発揮するために，痛みの原因となる病態をしっかりと検討し，超音波ガイド下に正確に注入することで，治療効果を高めることができる．

文　献

1) Nie L et al. Effectiveness of platelet-rich plasma in the treatment of knee osteoarthritis：a meta-analysis of randomized controlled clinical trials. Orthop J Sports Med. 2021；**9**：2325967120973284.

2) Bennell K et al. Effect of intra-articular platelet-rich plasma vs placebo injection on pain and medial tibial cartilage volume in patients with knee osteoarthritis：the restore randomized clinical trial. JAMA. 2021；**326**：2021-30.

3) Nakase J et al. Anatomical description and short-term follow up clinical results for ultrasound-guided injection of medial collateral ligament bursa：new conservative treatment option for symptomatic degenerative medial meniscus tear. Knee. 2022；**38**：1-8.

4) De Maeseneer M et al. MR imaging of the medial collateral ligament bursa：findings in patients and anatomic data derived from cadavers. AJR. 2001；**177**：911-7.

5) Kerlan RK et al. Tibial collateral ligament bursitis. Am J Sports Med. 1988；**16**：344-6.

6) Wada M et al. Isometric contraction of the quadriceps improves the accuracy of intra-articular injections into the knee joint via the superolateral approach. JBJS Open Access. 2018；**3**：e0003.

7) Pham T et al. OMERACT-OARSI initiative：Osteoar-

thritis Research Society International set of responder criteria for osteoarthritis clinical trials revisited. Osteoarthritis Cartilage. 2004；**12**：389-99.

8）Fice MP et al. The role of platlet rich plasma in cartilage pathology：an updated systematic review of the basic science evidence. Arthroscopy. 2019；**35**：961-76.

9）Raeissadat SA et al. MRI changes after platelet rich plasma injection in knee osteoarthritis randomized clinical trial. J Pain Res. 2020；**13**：65-73.

10）Yin WJ et al. Advantages of pure platelet-rich plasma compared with leukocyte- and platelet-rich plasma in treating rabbit knee osteoarthritis. Med Sci Monit. 2016；**22**：1280-90.

11）O'Connell B et al. The use of PRP injections in the management of knee osteoarthritis. Cell Tissue Res. 2019；**376**：143-52.

12）Ikeuchi M et al. Clinical characteristics of pain originating from intra-articular structures of the knee joint in patients with medial knee osteoarthritis. Springerplus. 2013；**2**：628.

* * *

I. 総論 ◆ 3. エコー下インターベンション

脊椎エコー
—— 診断的治療としての使用*

石元優々　岩﨑　博　山田　宏**

［別冊整形外科 86：37〜40, 2024］

はじめに

脊椎外来診療の初診における診察手順は，詳細な問診と診察であることはいうまでもない．補助診断法としては単純 X 線検査を第一選択とし，より病態を把握するため CT 検査や MRI 検査を追加する．近年，運動器疾患においても超音波検査（エコー）を用いた診断が行われるようになってきた．エコーは非侵襲の検査であり，外来で簡便に行うことができることが利点であり，また筋肉・腱・靱帯・腫瘍といった軟部組織をリアルタイムに観察できることはきわめて有用である．しかし骨においてはその表面形状しか観察できない．このことから骨に囲まれた脊柱管内を観察できないため脊椎分野におけるエコーは，現在においてもほかの運動器ほどは認知されてないのが実情である．

本稿では，脊椎外来診療における診断的治療に役立つエコー下注射について紹介する．

I. 頚椎神経根ブロック

頚椎症性神経根症や頚椎椎間板ヘルニアによる神経根障害に対する疼痛に対し，頚椎神経根ブロックを積極的に行っている．本ブロック時に使用する注射手技はハイドロリリース[1]と呼ばれる運動器組織同士の癒着を液性剥離していくものであり，神経を刺した際の痛みもなくまた神経損傷の危険もない．またドプラモードでは針刺入部の血管を確認することで[2]血管誤穿刺も回避できる．

神経根の描出方法については，いわゆる「カニ爪」[3]（図1）と例えられる C6 前結節と後結節を描出することが本ブロックには必須である．解剖学的には C7 に前結節は存在せず[4]，C6 に前結節が存在することが椎体レベル確

認において有用となる．エコーにおける頚椎神経根の描出方法は，他書や YouTube などの SNS で紹介されているものの統一した手法はない．ここでは「カニ爪」に簡便にたどり着くために筆者が提唱する「0-1（ゼロイチ）サイン」[5]について紹介する．ここでの「0」と「1」は解剖学的な形態を表し「0」が総頚動脈，「1」が C6 前結節をさす．トランスデューサの内側部を鎖骨近位端に合わせた時点で画面左側に総頚動脈「0」が確認できる．「0」を画面左側においたまま耳垂に向かいスライドさせると右側に C6 前結節「1」がみえてくる．この「0-1」を確認することで容易に C6 レベルを同定することができる．この位置から尾側に微調整すると「カニ爪」を容易に確認することができる．

また針刺入前にはドプラモードを用いて，針刺入部に血管がないことを確かめなければならない[6]．

II. 股関節ブロック

股関節に由来する疼痛は，時に殿部や大腿前面にいたり，脊椎疾患由来の疼痛と鑑別に迷うことがある．また単純 X 線像で見出せない初期の変形性股関節症の場合など見過ごされることもめずらしくない．従来であれば透視で股関節を確認し股関節内注射を行うことで鑑別診断を行ってきたが，後日の検査になってしまう可能性や技師・看護師のサポートが必要であり医療経済的にも負担である．しかしながらエコーを用いることにより，外来で被曝なく股関節ブロックを行うことができる．

股関節ブロックは患側から針刺入を行い，トランスデューサはコンベックスを用いる（図2a）．上前腸骨棘を指標とし，尾側にトランスデューサをスライドさせると骨頭がみえてくる[7]．また大転子を指標にすると，そ

▌Key words

ultrasonography, cervical nerve block, hip joint block, sacroiliac joint block, hydro release

---

*Ultrasound for the spine：use as a diagnostic and therapeutic tool
**Y. Ishimoto（講師），H. Iwasaki（准教授），H. Yamada（教授）：和歌山県立医科大学整形外科（Dept. of Orthop. Surg., Wakayama Medical University, Wakayama）．［利益相反：なし．］

I. 総 論 ✦ 3. エコー下インターベンション

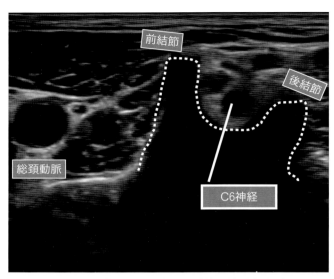
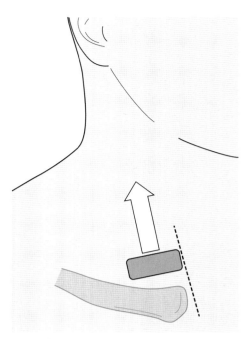

a．C6 神経根の描出．前結節と後結節を結ぶ点線がいわゆる「カニ爪」を現している．頸椎神経根ブロックを行うにあたって「カニ爪」の描出は必須となる．

b．「0-1 サイン」の描出方法．鎖骨近位端を触れ，ここにトランスデューサ（四角）の内側を合わせ耳垂に向かいスライドする（矢印）．

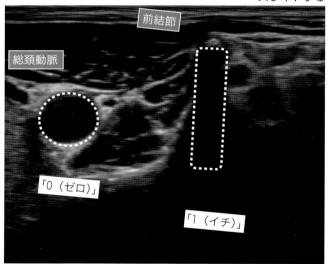

c．b のポジションより総頸動脈「0」を画面左側においたまま，トランスデューサを 2 横指ほどスライドすると総頸動脈の横に C6 前結節「1」が現れる．ここから微調節し，a のカニ爪を描出する．

図 1．C6 神経根の描出方法

の内側やや頭側には骨頭が位置するため骨頭～大腿骨頸部を長軸で描出することも比較的簡単に行うことができる．股関節ブロックにおいては交差法・平行法のどちらでもよい．ただし平行法で尾側より針刺入する場合は，外側大腿回旋動脈に注意しなければならない．また股関節をエコーで確認することにより股関節水腫も確認できるため，単純性股関節炎や化膿性股関節炎の診断についても一助となる（図 2b）．また両側に水腫がみられる場合は，関節リウマチや川崎病などの全身疾患との鑑別にも有用である．

Ⅲ．仙腸関節ブロック

腰痛の主要な原因部位の一つが仙腸関節に由来し，その頻度は約 10%[8] といわれている．しかしながら仙腸関節由来の疼痛は画像で有意な所見が得がたく，鼠径部痛や大腿外側痛など漫然と患者が示す疼痛領域が広い場合

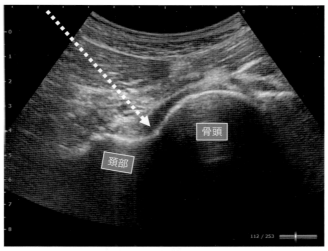

a．骨頭を描出後，頚部に対し長軸にトランスデューサを調節する．矢印は針刺入方向

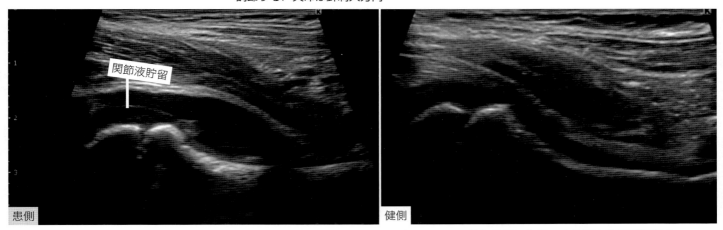

b．5歳，女児．右股関節痛を訴え来院．患側では股関節に関節液貯留を認める．神経芽腫の転移による反応性股関節炎であった．

図2．股関節の描出

も多く，診断に苦慮する．このため one-finger test，また Newton テスト・Gaenslen テストといった疼痛誘発テストを行う必要がある[8]．

　仙腸関節に対する注射も従来であれば透視で行っていたが，エコーではこれを容易に描出することができる．患者を腹臥位とし，アプローチしたい側の反対側より注射を刺入する．やせた患者なら上後腸骨棘を触知でき，これを体幹に対し短軸で描出すると内側にすぐ仙腸関節を確認することができる（図3）．また後仙腸関節靱帯が確認できれば，その内側に針を刺入する．このとき患者は鈍痛とともに再現痛を訴えることがある．

　また近年，成人脊柱変形に対する固定術が盛んに行われるようになったが，当科の Murata ら[9] は成人脊柱変形手術に S2 Ala Iliac（AI）スクリューを使用した症例のうち11.7%において，早期（平均術後12日）に仙腸関節痛が発症したと報告している．また本病態に対してエ

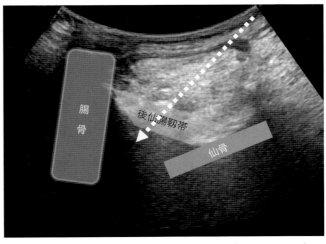

図3．仙腸関節ブロックは健側より針をアプローチする．矢印は針刺入方向

コー下仙腸関節ブロックが有効であり，最終的には全例において70%以上の疼痛緩和を得ることができた．脊椎固定術後に仙腸関節痛が発症することがあることを忘れてはならない．

ま　と　め

1）運動器由来の疼痛に対し，エコーを用いて解剖学的位置を確認しながら注射を行うことで，疼痛の原因部位の特定が容易となった．

2）ここで筆者が危惧するのはエコーを使用することで，運動器専門の医師でなくても精度の高い注射を打つことが可能になるという点である．われわれ整形外科医は，トリガー注射や関節注射に関して個人の経験に基づき針先を確認せず行っている．しかし，脊椎を専門としない整形外科医，また麻酔科医や内科医でもエコーを使用し本稿で紹介してきた注射に関して外来で問題なく行っている．エコーは運動器の各分野の専門，また整形外科医という枠組みを超え，広い分野での使用を促進していくツールといえる．この現状をふまえ，積極的にエコーを診療に取り入れることがわれわれ整形外科医の今後必須の課題になると考える．

文　献

1）Kimura H et al. Effectiveness of ultrasound-guided fascia hydrorelease on the coracohumeral ligament in patients with global limitation of the shoulder range of motion：a pilot study. Sci Rep. 2022；**12**：19782.
2）Murata S et al. Vascular evaluation around the cervical nerve roots during ultrasound-guided cervical nerve root block. Spine Surg Relat Res. 2020；**4**：18-22.
3）岩﨑　博．Target：110．脊椎エコーのすべて，山田　宏（監）日本医事新報社，東京，p144-63，2021.
4）Takeuchi M et al. Morphological distinction of cervical nerve roots associated with motor function in 219 healthy volunteers：a multicenter prospective study. Spine. 2014；**39**：944-9.
5）ゼロイチ（0-1）サイン：世界一簡単な頚椎神経根の見つけ方．〈https://www.youtube.com/watch?v＝T-Gg7NOPkul&t=447s〉［Accessed 2024 Aug 16］.
6）Murata S et al. Vascular evaluation around the cervical nerve roots during ultrasound-guided cervical nerve root block. Spine Surg Relat Res. 2020；**4**：18-22.
7）岩﨑　博．Target：305．脊椎エコーのすべて，山田　宏（監），日本医事新報社，東京，p329-31，2021.
8）村上栄一．仙腸関節由来の腰痛．日腰痛会誌．2007；**13**：40-7.
9）Murata S et al. Sacroiliac joint pain should be suspected in early buttock and groin pain after adult spinal deformity surgery：an observational study. Spine Surg Relat Res. 2022；**6**：472-9.

＊　　　　＊　　　　＊

超音波ガイド下頚椎神経根ブロックの短期治療成績

三浦正敬　古矢丈雄　牧　聡　今野　慎　大鳥精司

はじめに

頚椎神経根ブロックは，従来X線透視下に行われてきたが，近年，超音波（エコー）装置の高性能化に伴い，エコーガイド下の頚椎神経根ブロックが普及しつつある．これまで詳細な手技の報告は散見されるが，臨床上の治療成績の報告はまだ非常に少ない．

われわれは，保存療法抵抗性の頚部神経根症性疼痛患者に対するエコーガイド下頚椎神経根ブロックの有効性と安全性について検討したので報告する．

I．対象および方法

対象は2021年7月～2023年12月の期間に，保存療法抵抗性の神経根症性疼痛の軽減を目的として当院でエコーガイド下頚椎神経根ブロックを施行した15（男性9，女性6）例とした．平均年齢は57.6歳で，ブロックは各例2～3週間おきに最大4回施行した（平均1.8回）．疾患の内訳は頚椎椎間板ヘルニア7例，頚椎症性神経根症7例，頚椎後縦靱帯骨化症1例であった．全例が近医での十分な投薬，保存療法に抵抗性で，手術療法の検討を含め精査・加療を目的に受診した患者群であった．障害神経根は身体所見とMRIでの神経圧迫所見から推測し，単一神経根への投与とした．患者は仰臥位もしくは健側を下にした側臥位とし，頚部を健側に回旋させ，C6の前結節と後結節，椎骨動脈の走行を指標に障害神経根の高位を同定後，平行法で穿刺した．薬液は1%キシロカイン1～4 mlとデキサメタゾン3.3 mgを使用し，神経根周囲に投与した（図1）．効果が不十分で，患者が希望

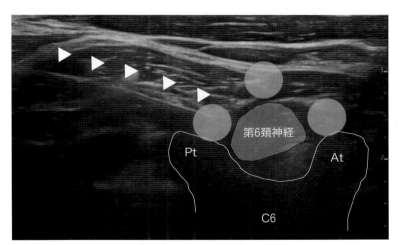

図1．C6神経根ブロックの超音波像．平行法でブロック針を正確に描出し，吸引テスト後に神経根周囲に0.5～1 ccずつ薬液を分割投与する．神経根の後方・外側・前方を順に狙う．内側・深層は神経・血管誤穿刺の危険があり，針先はすすめない．At：前結節，Pt：後結節

Key words

ultrasound-guided cervical nerve root block, cervical spondylotic radiculopathy

I. 総　論 ◆ 3. エコー下インターベンション

表1. 治療成績判定基準

有効群	疼痛やしびれが改善し，効果が1ヵ月以上持続するもの
無効群	直後のみ有効か，改善が十分でないもの

する場合に手術療法を行った．有効性は有効群（疼痛やしびれが改善し，効果が1ヵ月以上持続するもの），無効群（直後のみ有効か，改善が十分でないもの），として判定した（表1）．原則として経過観察期間中の鎮痛薬の増量はしなかった．

検討項目は，罹病期間，疼痛numeric rating scale（NRS）値，最終的に手術を要したか，合併症の有無とした．罹病期間については，症状発現からブロックを行った期間が3ヵ月未満を急性期，3ヵ月以降を慢性期とした[1]．統計学的処理はt検定またはχ²検定を用いた．

II. 結　果

❶治療成績

有効群は10例（66.6%），無効群は5例（33.3%）であった（図2a，表2）．ブロック施行前の平均罹病期間は有効群3.4±2.7ヵ月，無効群は2ヵ月，3ヵ月，18ヵ月，2年，10年で，平均NRS値は有効群6.8±1.5点，無効群8.0±2.0点であった．ブロック施行後の平均経過観察期間は3.3ヵ月で，最終診察時の平均NRS値は有効群2.1±1.4点，無効群5.6±0.5点であった．ブロック前後のNRS値変化量は有効群−4.7±2.0点，無効群−2.4±1.6点であり，有効群で有意に改善していた（図2b）．合併症は1例に局所麻酔薬中毒を認め，自然軽快したが経過観察目的に入院を要した．無効群のうち4例は手術（頚椎前方固定術3例，後方椎間孔開大術1例）を施行して術後に症状は消失し，いずれもNRS値0に改善した．無効群の残り1例は罹病期間が10年で，臨床所見から胸郭出口症候群の合併が疑われ，手術は施行せず経過観察の方針となった．

❷合併症

前述の局所麻酔薬中毒の1例について詳述する．患者は52歳，男性．1年以上持続する左肩甲背部痛，左上肢痛で，保存療法抵抗性のため手術加療を検討目的に当院を紹介され受診した．MRIでC6/C7の左頚椎椎間板ヘルニアを認め，ブロック施行前のNRS値は10と高度な神経障害性疼痛が持続していた．エコーガイド下に左C7神経根ブロックを施行し，短期的な疼痛改善効果は得られたものの効果は持続しなかった．初回ブロック後に手術の方針で合意したが，手術までの待機期間に疼痛

緩和のため複数回のブロック治療を希望された．3回目のブロックで，再現痛の出現後に左C7神経根周囲に1%キシロカイン4mlとデキサメタゾン3.3mgを投与した．椎骨動脈の描出は良好で，血管を避けて針をすすめ，投与前の吸引テストも陰性であった．

ブロック後，10分経過後から気分不快，左胸部痛，呼吸苦が出現し，肺の誤穿刺による気胸を疑い，ただちに胸部CTを撮影したが明らかな気胸を認めなかった．心電図モニター上で，頻回の心室性期外収縮や心房細動様の不整脈が出現し（図3），血管内誤投与による局所麻酔薬中毒の診断でただちに救急科コンサルトとした．幸い症状は時間経過で軽快傾向にあり，脂肪乳剤の急速投与は行わず入院安静で経過観察の方針となった．一晩様子をみて症状の悪化はなく，翌日退院となった．

後日，当初の予定どおりC6/C7の1椎間の頚椎前方除圧固定術を施行し，術後NRS値0に改善し，経過は良好であった．

III. 考　察

本研究の結果から，難治性の頚部神経根症性疼痛に対し，エコーガイド下神経根ブロックにより症状が軽快し，手術を回避しうる症例が一定数いると考えられた．また，無効例においても手術前の高位診断に役立ち，すみやかな手術への方針転換が可能であると考えられた．

近年，頚椎神経根ブロックの手技は透視下の手技からエコー装置を用いた手技が主流へとかわってきた．これまで，従来の透視下の手技での頚椎神経根ブロックの鎮痛効果，高位診断への有用性は報告されているが，エコーガイド下神経根ブロックにおいても同様の十分な鎮痛効果が期待でき，確実な高位診断が可能である[1,2]．正確な高位診断のためには斜角筋レベルではなく椎間孔レベルへの確実な薬液注入が重要であり，周囲への余分な薬液浸潤を防ぐために，現在では局所麻酔薬の量は1〜2mlで十分であると考えている．正確な針先の描出を心がければ少量の薬液でも鎮痛効果は十分に得られる．

本手技の重大な合併症の一つに血管内誤投与による局所麻酔薬中毒がある．これまでの報告で神経根周囲の危険血管の存在が指摘されているが，神経根周囲には脊髄髄質動脈（medullary artery）と呼ばれる血管が複数接して走行しており，椎骨動脈よりも径が細く，吸引テストでも偽陰性になってしまう可能性が高い[3,4]．血管内投与を避けるためには，吸引テストの詳細な確認のほか，神経根に針先を当てる再現痛の確認を避け，薬液を周囲に少量ずつ分割投与を行うことが重要であると考えている．

局所麻酔薬の血管内注入を生じると，注射後5〜15分

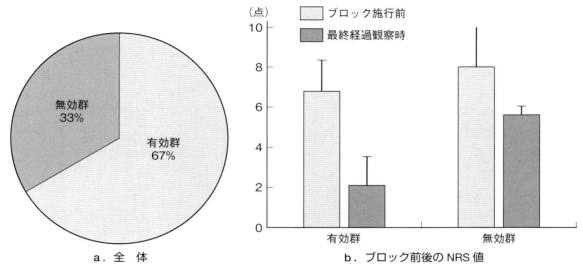

図2. エコーガイド下頸椎神経根ブロックの結果

表2. 有効群と無効群における各項目の比較

	平均年齢（歳）	性（男/女）	原疾患（例）	罹病期間（月）[急性期/慢性期]	ブロック高位（例）	ブロック回数（例）
有効群（10例）	57.1	6/4	頸椎症性神経根症：4 頸椎椎間板ヘルニア：5 頸椎OPLL：1	6/4	C6：4 C7：4 C8：2	1回：3 2回以上：7
無効群（5例）	58.6	3/2	頸椎症性神経根症：3 頸椎椎間板ヘルニア：2	1/4	C6：2 C7：3	1回：4 2回以上：1

OPLL：後縦靱帯骨化症

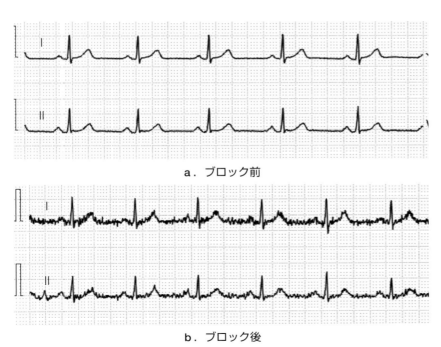

図3. 局所麻酔薬中毒発症前後の心電図. 偶然, 手術前の検査でブロック直前の十二誘導心電図を記録していた. 局所麻酔薬中毒発症後はモニター上で多彩な不整脈がみられ, 十二誘導心電図では心房細動様の基線の乱れが記録されている.

経過後に痙攣，めまい，意識消失，不整脈などが起こり，重症例では心停止にいたる[5]．治療はすみやかな静脈路の確保と呼吸循環管理であり，重症例では脂肪乳剤の急速投与が必要になるため，日本麻酔科学会からは施設内の薬局に20％脂肪乳剤（イントラリポス）の常備が推奨されている．ほかの予防対策としては，ブロック後に30分の安静経過観察時間を設けること，局所麻酔薬の総量の制限，テストドーズ（試験投与）の実施，少量ずつの分割投与があげられており，現在ではいずれも必須のプロトコルとして実施している[6]．

本研究の限界として，患者数が少ないこと，導入初期からの患者群でブロックの薬液投与量が統一されていないこと，ほかの併用鎮痛薬が一定でないこと，長期的な有効性は不明であることなどがあげられる．

ま と め

1）保存療法抵抗性の頚部神経根症性疼痛患者に対するエコーガイド下頚椎神経根ブロックの有効性と安全性を検討した．

2）治療成績は66.6％の患者で症状が改善し，手術を回避できたが，局所麻酔薬中毒などの合併症も1例みられた．

3）エコーガイド下頚椎神経根ブロックは有効性が高く，手術前の診断にも有用であると考えられた．

文　献

1) 瀬上和之ほか．選択的頚椎神経根ブロックの診断と治療的価値．J Spine Res．2017；**8**：162-7.
2) Jee H et al. Ultrasound-guided selective nerve root block versus fluoroscopy-guided transforaminal block for the treatment of radicular pain in the lower cervical spine：a randomized, blinded, controlled study. Skeletal Radiol. 2013；**42**：69-78.
3) Murata S et al. Vascular evaluation around the cervical nerve roots during ultrasound-guided cervical nerve root block. Spine Surg Relat Res. 2020；**4**：18-22.
4) Bosmia AN et al. Blood supply to the human spinal cord：part Ⅰ：anatomy and hemodynamics. Clin Anat. 2015；**28**：52-64.
5) Neal JM et al. ASRA practice advisory on local anesthetic systemic toxicity. Reg Anesth Pain Med. 2010；**35**：152-61.
6) 日本麻酔科学会．局所麻酔薬中毒への対応プラクティカルガイド＜https://anesth.or.jp/files/pdf/practical_local-anesthesia.pdf．＜Accessed 2017 May 19＞.

*　　　*　　　*

I. 総論 ● 3. エコー下インターベンション

肩関節診療におけるエコー使用の有効性*

土山耕南　樋口史典　森本将太　木島和也　橘　俊哉**

はじめに

肩関節および肩関節周囲筋群の疾患による疼痛を主訴に，多くの患者が整形外科を受診する．肩関節周囲の診察において，疼痛誘発テストなどの症状の再現と画像所見の一致が診断と適切な治療計画のために不可欠である．しかし，肩痛を訴える症例すべてにMRI検査を行い，腱板などの筋腱を評価することは容易ではない．本稿では近年，肩関節障害の診断における超音波診断装置（エコー）の有用性が多く報告[1~3]されているので紹介する．

もともとエコー検査では，筋腱の断裂や出血，関節の液貯留など，病変を迅速に評価することが可能ではあったが，近年のエコー解析能の進歩に伴い画像も鮮明になってきており，より有効な画像所見が得られるようになってきたことがエコーが広く使われるようになった要因の一つにあげられる（図1）．また，血流評価を行うことにより炎症部位を絞ることも可能になってきている．

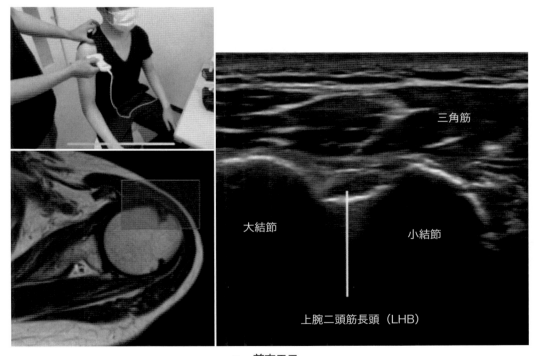

a．前方エコー

図1．エコーによる肩関節の診察

Key words

ultrasound-guided injection, shoulder

*Efficacy of ultrasonography in the treatment of shoulder
**K. Tsuchiyama, F. Higuchi, S. Morimoto, K. Kishima, T. Tachibana（教授）：兵庫医科大学整形外科（Dept. of Orthop. Surg., Hyogo Medical University, Nishinomiya）

I. 総 論 ◆ 3. エコー下インターベンション

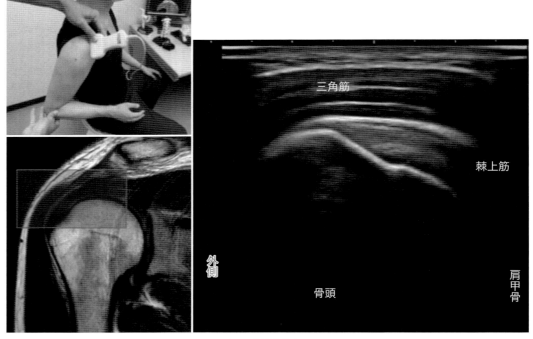

b．上方エコー

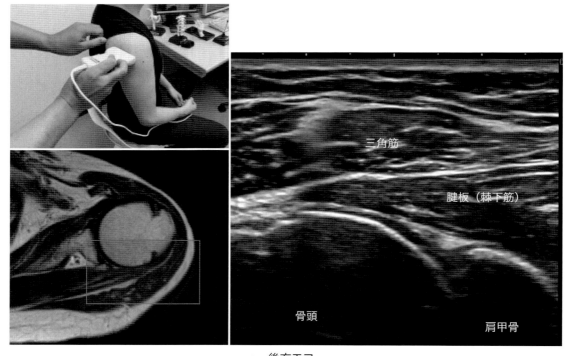

c．後方エコー
図1（つづき）

I．肩関節周囲炎（肩峰下滑液包炎，肩甲上腕関節/関節包炎，上腕二頭筋長頭腱炎）

　腱板損傷などは加齢性の変化に伴う無症候性の腱板断裂といった病態もあるため，疼痛の原因や病態に悩まされることは少なくない[4]．腱板断裂による肩痛が主訴なのか，腱板断裂はあるが無症候性で病態の主は肩関節周囲炎なのか，あるいは腱板断裂が原因で肩関節周囲炎を併発しているのか，痛みの要因はさまざまである．MRIやエコーで腱板断裂（図2）などの器質的損傷の有無を判断し，徒手検査で疼痛の再現性を確認して，病因の疑わしいポイントからキシロカインテストを行い，除痛の

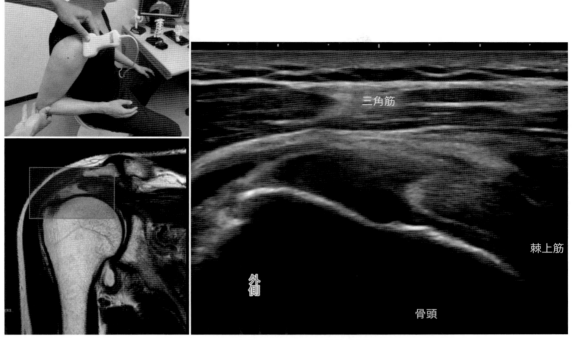

図2. 上方エコーによる腱板断裂

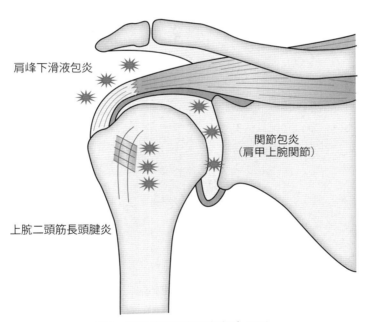

図3. 肩関節周囲炎の疼痛ポイント

確認をしていく．エコーガイド下注射が導入されるまで，盲目的に注射する際はloss of resistance法などにより関節内注射，肩峰下滑液包への注射などを行っていたが（図3），エコー下インターベンションが可能になったことで，注射の精度が増し，標的とする注射のポイントも増えた[5,6]．肩関節周囲炎の治療として関節包炎，滑液包への注射に加え，上腕二頭筋長頭腱（LHB）周囲や烏口上腕靱帯（CHL）周囲を標的とした注射も可能になってきた．炎症などを起こしている組織へ直接薬液を注入し確認することができるようになり，それにより注射効果の判定がより正確に行えるようになった．

I. 総 論 ● 3. エコー下インターベンション

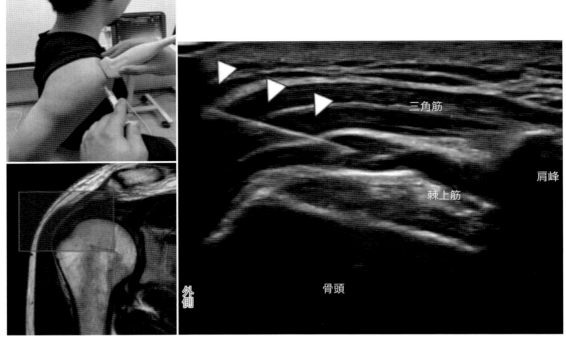

a. 肩峰下滑液包（SAB）への注射

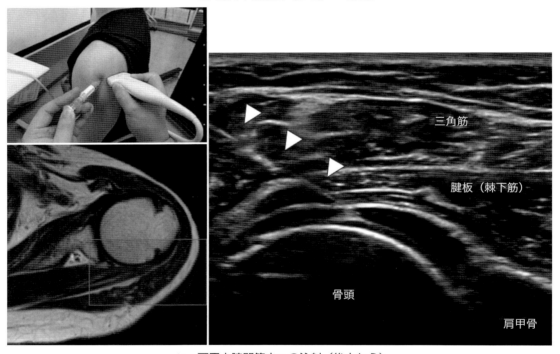

b. 肩甲上腕関節内への注射（後方から）
図4. エコー下インターベンション

II. エコーを用いた肩周囲の注射

エコーガイド下に行うことで，これまで盲目的に行われてきた注射と比較し，より正確に標的に薬液を注入することができ，診断の確実性が増している[3,7]（図4）．また，滑液包や関節内への注射だけではなく，これまで外来診察室では治療の標的になりにくかった頚椎神経根ブロックや関節周囲の末梢神経を標的としたブロック注射も可能となり，保存療法のレベルが飛躍的に向上してきている．エコーガイド下注射は関節内，筋間や滑液包などの「layer」や神経などの「標的」を描出することから始まり，エコー解剖の知識に加え「針先」を描出する工

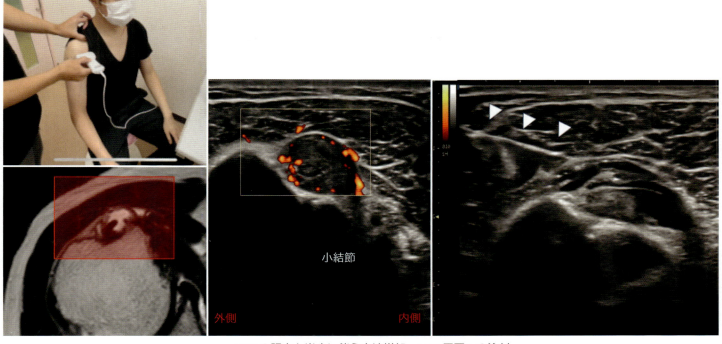

c．LHB の肥大と炎症に伴う血流増加，LHB 周囲への注射

図 4（つづき）

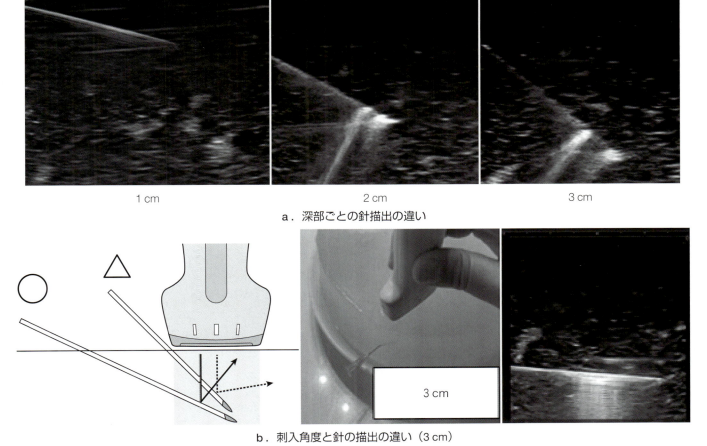

a．深部ごとの針描出の違い

b．刺入角度と針の描出の違い（3 cm）

図 5．刺入角度と深度の違いによる針描出の違い．刺入角度を小さくすることで，深層でも針先が描出されやすくなる．

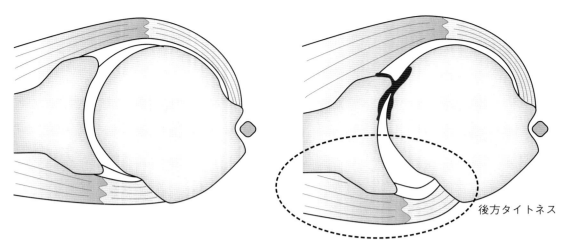

図6．オブリゲートトランスレーション．後方タイトネスにより骨頭中心が前方へシフトし，前方の痛みの原因の一つとなる．後方タイトネスに対して加療をすすめることで，前方の疼痛も改善する．

夫も必要である．深度の深い標的は超音波が届きにくく，針先もみえにくくなりむずかしくなるため，われわれは針先の刺入角度の調整により針先の描出の工夫をしている．標的に対し，刺入角が大きくなればなるほどに針先は描出されにくくなるため，25Gカテラン針を使用し，プローブよりなるべく離した位置から皮膚にエントリーし，なるべく入射角を小さくしながらアプローチするようにしている（図5）．

III．スポーツ選手の肩関節痛（オーバーヘッドアスリート）

肩関節痛で困っているオーバーヘッドアスリートが多く来院する．以前はアスリートの腱板断裂や上方関節唇（SLAP）損傷に対して外科的処置を行っていたが，スポーツ選手のメディカルチェック（無症状の選手の画像所見）をとおして，画像上は器質的異常を認めても無症状で競技可能な選手が多数いた現状を経験し，近年は保存療法を重要視している．器質的問題より機能的な障害が問題となっていることが多く，保存療法はセラピストによる運動療法によりコンディショニングが中心となるが，エコー下インターベンションは医師にのみ実施可能な手技であり，セラピストによる運動療法と協力し治療をすすめている．

コンディション不良，機能障害の一つにオブリゲートトランスレーションという概念がある[8]．肩関節周囲筋群の偏った柔軟性の低下により上腕骨頭が偏位し，肩甲上腕関節の求心運動が保てず，痛みの原因となっている（図6）．特にオーバーヘッドアスリートの肩関節では後方タイトネスが原因となっていることが多く，主に腋窩神経（小円筋），胸背神経（広背筋），肩甲上神経（棘下筋）などを標的にエコー下インターベンションを行うことが多い（図7）．エコー下インターベンションは腕神経叢〜末梢神経で多くの神経を標的にすることができ，各支配神経を標的としたブロック注射により筋肉のタイトネス，機能障害に対しても治療が可能となってきている．

まとめ

1）本稿では日常の肩関節におけるエコーによる診断，およびエコー下インターベンションの有用性について報告した．

2）エコーが診療ツールに加わることで，病態把握や疼痛の原因検索に有用であり，インターベンション治療の選択肢が増えた．

3）エコー検査の今後の課題として，検者間で描出される画像に差があることや，再現性が乏しいことがあげられる．このような問題は検査方法や画像読影の知識が共通認識され，確立されていくことで，より確実性の高い検査になっていくと考えた．

4）整形外科医にとって，エコーのプローブが内科医の聴診器のようなものになっていき，簡易的に多くの情報が得られるようになっていくことで，整形外科全体の診断力向上につながっていくことを期待する．

文献

1) Messina C et al. Ultrasound-guided interventional procedures around the shoulder. Br J Radiol. 2016；89：(1057).
2) Chang KV et al. Ultrasound-guided interventions for painful shoulder：from anafomy to evidence. J Pain Res.

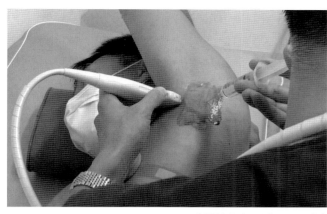
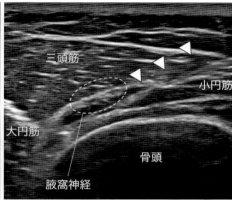

a．小円筋をターゲットに腋窩神経ブロック

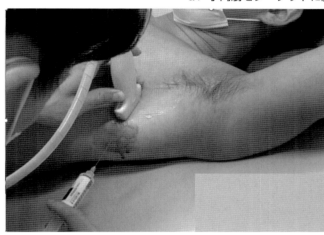
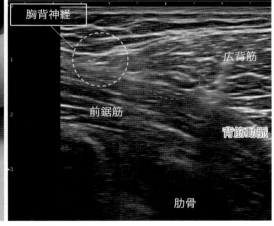

b．広背筋をターゲットに胸背神経ブロック

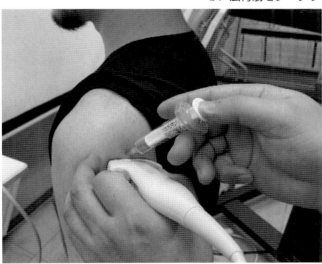
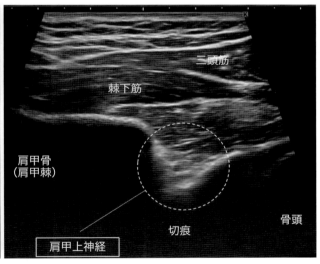

c．棘下筋をターゲットに肩甲上神経ブロック
図7．後方タイトネスに対するアプローチ

2018；**11**：2311-22.
3）Tortora S et al. Ultrasound-guided musculoskeletal interventional procedures around the shoulder. J Ultrason. 2021；**21**：e162-8.
4）Lawrence RL et al. Asymptomatic rotator cuff tears. JBJS Rev. 2019；**7**：e9.
5）Schneeweiss W et al. Comparison of ultrasound-guided vs. 'blind' techniques for intra-synovial injections of the shoulder area in horses：scapulohumeral joint, bicipital and infraspinatus bursae. Equine Vet J. 2012；**44**：674-8.

6）Aly AR et al. Ultrasound-guided shoulder girdle injections are more accurate and more effective than landmark-guided injections：a systematic review and meta-analysis. Br J Sports Med. 2015；**49**：1042-9.
7）Chen MJL et al. Ultrasound-guided shoulder injections in the treatment of subacromial bursitis. Am J Phys Med Rehabil. 2006；**85**：31-5.
8）Harryman DT 2nd et al. Translation of the humeral head on the glenoid with passive glenohumeral motion. J Bone Joint Surg. 1990；**72**-**A**：1334-43.

*　　　*　　　*

超音波診断装置を用いた股関節疾患の診断と治療

植木慎一　庄司剛士　安達伸生

はじめに

股関節痛の発生源は，関節内の骨・軟骨・関節唇だけではなく関節外の股関節周囲筋・神経・滑液包と多岐にわたるため[1]，有効な治療効果を得るには股関節痛発生源の局在を念頭におき，関節内病変と関節外病変の鑑別，さらには正確な診断が必須である．当院の股関節診療においては，股関節内/外の圧痛点を念入りに触診し，可動域・徒手検査などの理学所見（図1）とX線像・CT・MRI・超音波装置（エコー）などの画像所見を合わせて（図2），疼痛の発生源の検討を行う．その後，診断・治療目的に責任病変と考えられる部位にエコーを用いて正確に注射を行い，また同時に理学療法で運動連鎖全体の改善を図ることで股関節疾患の診断と治療を行っている．

本稿では，代表的な股関節外病変である大腿直筋付着部炎，大転子疼痛症候群（greater trochanteric pain syndrome：GTPS），大腿外側皮神経障害（meralgia paraesthetica：MP）を中心に，股関節外病変に対する当院でのエコーを用いた股関節診療の実際と股関節外注射の有効性について述べる．

I．対象および方法

2021年4月以降に当院外来で，大腿直筋付着部炎，GTPS，MPと診断し，股関節外注射を施行した56例（男性20例，女性36例，平均年齢61.6±13.8歳）を本研究の対象とした．股関節内注射を併用した症例，2ヵ所以上の股関節外病変を疑う症例は本研究から除外した．股関節外注射の内訳は大腿直筋深層28例，大転子滑液包18例，大腿外側皮神経10例であった．

初回と3回目以降の注射薬液は1%メピバカイン5

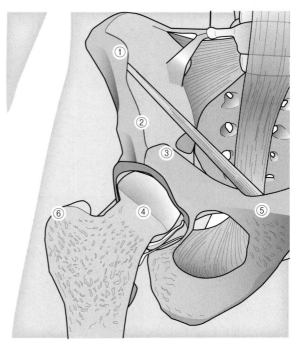

図1．当科で触診する股関節前面の圧痛点．①上前腸骨棘，②下前腸骨棘，③腸腰筋，④股関節内，⑤内転筋付着部，⑥大転子

ml＋デキサメタゾン1.65 mgの混合液を，2回目の注射薬液は1%メピバカイン5 ml＋トリアムシノロンアセトニド20 mgの混合液とし，それぞれの注射の間隔は2週間以上の期間を設けた．初診時と注射後2週・4週のnumerical rating scale（NRS），初診時と注射後4週の日本整形外科学会股関節疾患評価質問票（JHEQ）スコア，注射回数，3ヵ月以上注射を継続した症例数を調査した．統計学的解析には対応のあるt検定を使用し，$p<0.05$を有意差ありとした．

Key words

hip disorder, ultrasound, extra-articular pathology, extra-articular injection

*Diagnosis and treatment of the hip disorders using ultrasound
**S. Ueki, T. Shoji, N. Adachi（教授）：広島大学整形外科（Dept. of Orthop. Surg., Hiroshima University Graduate School of Biomedical Sciences, Hiroshima）．［利益相反：なし．］

I. 総論 ● 3. エコー下インターベンション

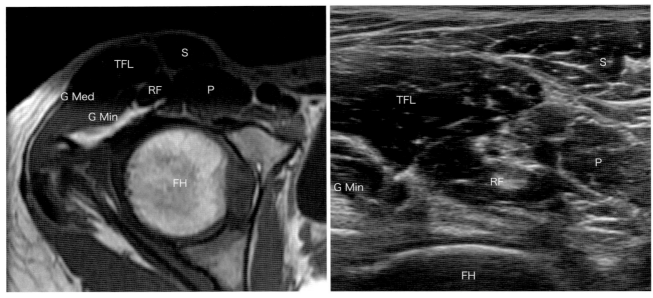

a．MRI 横断像　　　　　　　　　　　b．超音波像（短軸）

図2．股関節周囲の構造物．S：sartorius（縫工筋），P：iliopsoas（腸腰筋），RF：rectus femoris（大腿直筋），TFL：tensor fascia latae（大腿筋膜張筋），G Med：gluteus medius（中殿筋），G Min：gluteus minimus（小殿筋），FH：femoral head（大腿骨頭）

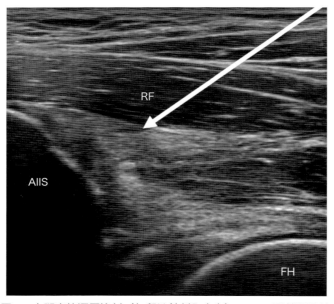

図3．大腿直筋深層注射（矢印は針刺入方向）．AIIS：下前腸骨棘

II．大腿直筋付着部炎

サッカーのキック動作などの股関節屈曲・伸展，膝関節の屈曲・伸展による微細なストレスの蓄積により，大腿直筋付着部付近に変性と慢性炎症が生じる病態とされ，腱内に石灰沈着など器質的変化をもたらすこともある[2]．下前腸骨棘（AIIS）付近に最強点の圧痛を認め，Patrick テストや股関節最大屈曲位で股関節前面に疼痛が誘発されることが多い．特徴的な画像所見として，MRI T2 強調画像で AIIS 周囲の脂肪内部の点状低信号化やエコーで大腿直筋付着部周囲の低エコー帯の存在が報告されている[3,4]．これら理学所見と画像所見から大腿直筋付着部炎を疑う患者には，大腿直筋深層への注射を行っている（図3）．

対象例のうち，大腿直筋付着部炎と診断した 28 例（男性 9 例，女性 19 例，平均年齢 55.5 ± 16.8 歳）の大腿直筋深層注射の有効性として，平均 NRS は初診時 7.1 ± 2.1 点から 2 週 3.7 ± 2.1 点，4 週 2.0 ± 1.8 点と経時的に改善を認

表1. 大腿直筋深層注射の効果

	初診時	2週	4週	p値
NRS（点）	7.1±2.1	3.7±2.1	2.0±1.8	0.08/0.02
JHEQ（点）	33.9±15.1		57.1±15.8	<0.01
平均注射回数		2.5±1.4		
3ヵ月以上注射を継続した例		4		

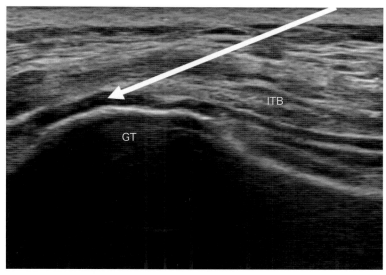

図4. 大転子滑液包注射（矢印は針刺入方向）．GT：great trochanter（大転子），ITB：iliotibial band（腸脛靱帯）

表2. 大転子滑液包注射の効果

	初診時	2週	4週	p値
NRS（点）	6.9±1.7	4.2±1.8	2.5±1.6	<0.01/<0.01
JHEQ（点）	29.0±16.7		63.4±6.3	0.01
平均注射回数		2.9±2.0		
3ヵ月以上注射を継続した例		3		

めた（$p=0.08$，$p=0.02$）．JHEQスコアは初診時33.9±15.1点から4週57.1±15.8点と有意な改善を認めた（$p<0.01$）．平均注射回数は2.5±1.4回，3ヵ月以上注射を継続したのは4例であった（表1）．

III．GTPS

GTPSは大腿骨大転子周囲の滑液包炎，中殿筋・小殿筋腱の損傷などにより，大転子周囲に疼痛を引き起こす病態とされ，一般的に中高年女性に多く，腸脛靱帯の過緊張・変形性膝関節症・肥満・腰痛症との関連が報告されている[5]．大転子周囲に最強点の圧痛を有し，Patrickテストや股関節自動外転で股関節外側に疼痛が誘発されることが多い．特徴的な画像所見として大転子周囲や中・小殿筋にMRI T2強調画像の高信号域や[6]，エコーで中・小殿筋の輝度変化や大転子外側のecho free spaceが認められることもある[7,8]．これら理学所見と画像所見からGTPSを疑う患者には，大転子滑液包への注射を行っている（図4）．

対象例のうち，GTPSと診断した18例（男性5例，女性13例，平均年齢62.1±8.4歳）の大転子滑液包注射の有効性として，平均NRSは初診時6.9±1.7点から2週4.2±1.8点，4週2.5±1.6点と経時的に改善を認めた（ともに$p<0.01$）．JHEQスコアは初診時29.0±16.7点から4週63.4±6.3点と有意な改善を認めた（$p=0.01$）．平均注射回数は2.9±2.0回，3ヵ月以上注射を継続したのは3例であった（表2）．

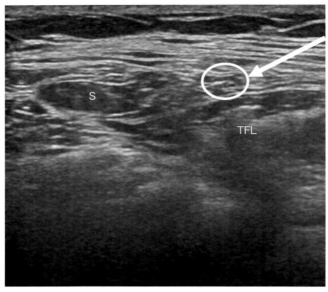

図5. LFCN注射（矢印：針刺入方向，囲み：大腿外側皮神経）．TFL：tensor fascia lata（大腿筋膜張筋）

表3. LFCN注射の効果

	初診時	2週	4週	p値
NRS（点）	6.1±2.8	3.5±1.6	1.8±1.4	0.01/<0.01
JHEQ（点）	32.4±16.1		65.4±12.2	0.03
平均注射回数		2.4±1.5		
3ヵ月以上注射を継続した例		3		

IV. MP

　MPは大腿外側皮神経（LFCN）の鼡径部での絞扼性神経障害であり，LFCNの神経分布領域である大腿近位前外側に，しびれ・灼熱感などを伴う疼痛が特徴である[9]．上前腸骨棘やや内側に最強点の圧痛を有し，同部位の叩打による大腿近位前外側への放散痛（Tinel様徴候）を認めることが多い．画像所見としてはエコーで健側LFCNと比較した際の断面積の拡大や[10]，MRIを用いて末梢神経を選択的に描出するMR neurography（MRN）の有用性が報告されている[11]．当院ではMPを疑う患者には，エコーで縫工筋と大腿筋膜張筋間のLFCNを同定し，圧痛最強点のLFCNリリースを行っている（図5）．

　対象例のうち，MPと診断した10例（男性5例，女性5例，平均年齢70.3±10.8歳）のLFCN注射の有効性として，平均NRSは初診時6.1±2.8点から2週3.5±1.6点，4週1.8±1.4点と経時的に改善を認めた（$p=0.01$, $p<0.01$）．JHEQスコアは初診時32.4±16.1点から4週65.4±12.2点と有意な改善を認めた（$p=0.03$）．平均注射回数は2.4±1.5回，3ヵ月以上注射を継続したのは3例であった（表3）．

V. 考　察

　エコーを使用した股関節外注射は病変部位への正確な注射が可能であり，股関節外病変を有する患者の経時的な除痛効果とJHEQスコアの有意な改善を認め，全体として46/56例（82.1％）の患者で3ヵ月以内に症状の改善を認めた．

　股関節外病変の存在は近年注目を浴び，その頻度の高さも報告されている[3,12]．しかし，股関節痛を有する患者は，股関節内外病変によらず同様の症状を呈することから診断に苦慮する症例も存在する．その股関節内外病変の鑑別と治療にエコーガイド下関節外注射の有用性も報告されており[13]，今後一般的な手法となる可能性がある．しかしながら，本研究を含め，この股関節外注射の有効性は短期の報告が多い．長期的な治療効果を得るには運動連鎖全体の改善をめざした理学療法との併用が重要視されており[14,15]，今後さらなる研究と理学療法を含

めた治療方針の確立が必要である.

ま と め

　股関節診療におけるエコーの使用は，股関節内外病変の鑑別と診断，また治療の一助となりうる.

文　献

1) Draovitch P et al. The layer concept：utilization in determining the pain generators, pathology and how structure determines treatment. Curr Rev Musculoskelet Med. 2012；**5**：1-8.
2) 山崎琢磨. FAI の診断におけるエコーの有用性. Orthopaedics. 2021；**34**：23-8.
3) Kaya M. Impact of extra-articular pathologies on groin pain：an arthroscopic evaluation. PLoS One. 2018；**13**：e0191091.
4) 藤井　昌ほか. 股関節関節外病変に対する鏡視下手術：下前腸骨棘炎と大転子疼痛症候群を中心に. 別冊整形外科. 2020；**77**：172-6.
5) Segal NA et al. Greater trochanteric pain syndrome：epidemiology and associated factors. Arch Phys Med Rehabil. 2007；**88**：988-92.
6) 木下　斎. 大転子疼痛症候群の治療経験：15 症例の検討. Hip Joint. 2020；**46**：797-800.
7) 吉里　広ほか. 変形性股関節症における大転子周囲痛の特徴. 整外と災外. 2020；**69**：322-5.
8) Kong et al. MRI and US of gluteal tendinopathy in greater trochanteric pain syndrome. Eur Radiol. 2007；**17**：1772-83.
9) Solomons JNT et al. Meralgia Paresthetica. Curr Pain Headache Rep. 2022；**26**：525-31.
10) Becciolini M et al. Ultrasound of the lateral femoral cutaneous nerve：a review of the literature and pictorial essay. J Ultrasound Med. 2022；**41**：1273-84.
11) Chhabra A et al. Meralgia paresthetica：3-tesla magnetic resonance neurography. Skeletal Radiol. 2013；**42**：803-8.
12) Reich MS et al. Hip arthroscopy for extra-articular hip disease. Curr Rev Musculoskelet Med. 2013；**6**：250-7.
13) Lynch TS et al. Ultrasound-guided hip injections. J Am Acad Orthop Surg. 2019；**27**：e451-61.
14) Peng PW. Ultrasound-guided interventional procedures in pain medicine：a review of anatomy, sonoanatomy, and procedures：part Ⅳ：hip. Reg Anesth Pain Med. 2013；**3**：264-73.
15) 木島泰明. 股関節周囲の筋腱付着部障害に対する治療選択：保存療法 VS 手術治療：保存療法の立場から. Loco Cure. 2022；**8**：250-5.

＊　　　＊　　　＊

I．総 論 ◆ 3．エコー下インターベンション

腰椎に起因する軽度の下垂足（足関節背屈筋力低下）に対する神経根ブロックによる治療*

長沢謙次**

［別冊整形外科 86：58～61，2024］

は じ め に

　1980 年代ごろは腰椎椎間板ヘルニアに起因する運動麻痺である下垂足は，早期の絶対的手術適応とされていたが，手術後も十分な回復が得られない症例を経験してきた．現在は超高齢社会となり，腰部脊柱管狭窄症に起因する高齢者の下垂足または足関節背屈筋力低下は，日常診療で時に遭遇する病態である．

　上記に対し当院の診療では神経根ブロックを週 1 回連続 3 回行い，一定の症状回復が得られている．整形外科外来診療で，スリッパが脱げやすいなどの足関節背屈筋力の低下を訴える患者にはぜひ試みられるべき治療法であり，推奨したい．

I．対象および方法

　2021 年 6 月以降に下垂足と足関節背屈筋力低下に対して，L4・L5 神経根ブロックを原則として週 1 回 3 回連続して行った 5 例を対象とした．男性 4 例 ［平均年齢 66.7（49～75）歳］，女性 1 例 （80 歳）の 5 例であった．足関節背屈筋力の程度は徒手筋力テスト（MMT）2 が 1 例，3 が 3 例，4 が 1 例であった．罹病期間は，症例 1 が 6 ヵ月で，ほかは 10 日～4 週間 （平均罹病期間 15.5 日）であった．

❶治療対応

　全例初診時に MRI 検査を行い，同日に患側の L4・L5 の 2 椎間神経根ブロックを施行し，以後（原則として）1 週ごとに計 3 回の同 2 椎間神経根ブロックを施行した．治療に際しては下垂足には手術適応があること，手術を施行しても必ず回復することは保証できないこと，通常の薬物療法や物理療法では回復は期待できないこと，考察で述べる神経根ブロックによる治療で良好な回復が得られた症例があることを説明し，神経根ブロックによる治療を提案した．本研究の症例 1 を経験した後は，同例の経過をパンフレットに作成して提示している（図 1）．

II．結 果

　MMT2 の症例は 4 まで回復した時点で通院中止となった．MMT3 および 4 の症例は全例 5 または 5 − に回復した．

III．症 例 提 示

　症例 1．71 歳，男．
　主 訴：下垂足．
　現病歴：X 年 12 月より左足に力が入らず，当初より他院整形外科で加療するも改善しなかった．翌年 6 月に当院を受診した．スリッパが脱げてしまうという訴えのほか，左下腿～足部にしびれの訴えがあった．

　初診時所見：前脛骨筋は MMT3 で長母趾伸筋 MMT3 ＋，腓骨筋 MMT3 − であった．MRI 所見では L3/L4 と L4/L5 に軽度～中等度の脊柱管狭窄の所見があり，L2/L3 と L3/L4 に左外側椎間板ヘルニアを認めた（図 2）．

　治療経過：左 L4・L5 神経根ブロックを施行し，1 週後に左前脛骨筋は MMT5 − に改善した．同日に同神経根ブロックを施行し，1 ヵ月後に左 L5・S1 神経根ブロックを施行して前脛骨筋は MMT5 となった．しかし，腓骨筋の筋力低下が残存していると判断し，2 ヵ月後と 3 ヵ月後に左 S1 神経根ブロックを施行して，腓骨筋も初期 MMT3 − が 4 ＋ に改善した．

▍Key words

drop foot, conservative therapy, nerve root block

---

*Repeating nerve block therapy for drop foot caused by lumbar spine
**K. Nagasawa（理事長）：ながさわ整形外科 （☎960-0231　福島市飯坂町平野字原東 50-1：Nagasawa Joint & Bone Clinic, Fukushima）．［利益相反：なし．］

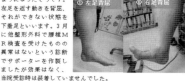
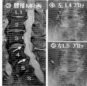
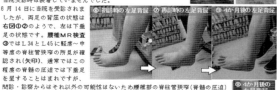
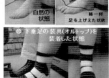
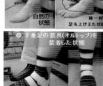
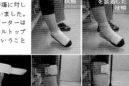
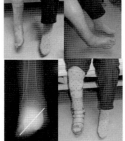

図1. 下垂足の神経根ブロック治療に筆者が使用しているパンフレット．腰椎に起因する下垂足（左），脳血管障害に起因する下垂足（右）

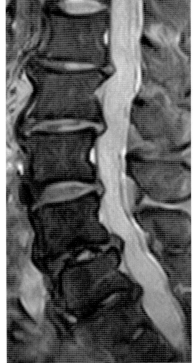
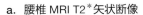
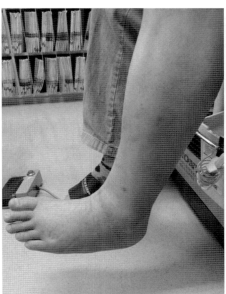
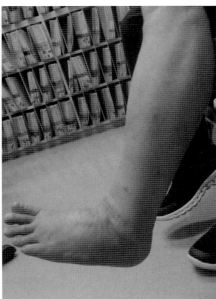

a. 腰椎MRI T2*矢状断像　　b. 初診時左足関節背屈所見　　c. 4ヵ月後左足関節背屈所見

図2. 症例1. 71歳, 男

I. 総論 ● 3. エコー下インターベンション

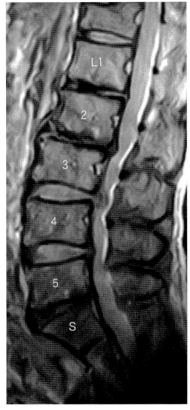
a. 腰椎MRI T2*矢状断像

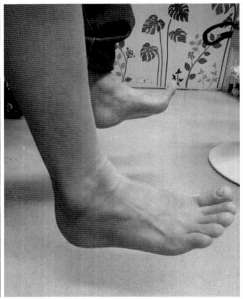
b. 下垂足訴え時の右足関節背屈所見

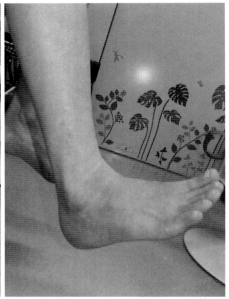
c. 5週後右足関節背屈所見

図3. 症例2, 75歳, 男

症例2. 75歳, 男.
主　訴：両側殿部痛.
現病歴：X年2月に, 2週間前からのvisual analogue scale (VAS) 8の両側殿部痛で当院を受診した. 下垂足は治療経過中に発症した.
初診時所見：MRI所見ではL3/L4にヘルニアを確認した.
治療経過：両側L4神経根ブロックを初診日と11日後に施行し, 左殿部痛は軽減したが, 2週間後に右下垂足 (MMT3-) を発症した. 右下肢痛はVAS 6であった. 同日に右L4・L5神経根ブロックを施行し, 1週後にはMMT4に改善し, 薬物療法を継続し, 2週後には二度目の右L4・L5神経根ブロックを施行した. 5週後に右足関節背屈はMMT5に改善した (図3). しかし, 右下肢痛は歩行時にVAS 6〜8であり, 同日右L4神経根ブロックを施行した. 以後, 下肢痛はVAS 2に軽減し, 右優位の両側膝以下のしびれの訴えとなっている.

IV. 考　察

下垂足に関する文献のほぼすべてが, 手術成績を検討したものである[1〜3]. 大羽らは神経根ブロック治療で手術適応とした症例の59％が手術回避可能であったとしている. しかし, 神経根ブロックの適応は1神経根に対して1回のみと限定しており, また運動麻痺を伴う下肢痛に対するブロックの効果は限定的であるとしている[4]. また, 菊地らの論文[5]を引用し神経根ブロックの有用性を述べるとともに, 腰痛・坐骨神経痛の痛みに対して繰り返しブロックを実施することの限界を報告している.

筆者は1980年代に腰椎椎間板ヘルニアの絶対的適応としての下垂足の手術を数例経験したが, 決して良好な成績ではなかった. 近年も下垂足は絶対的手術適応として位置付けられている. 下垂足の手術成績の予後因子として, 主に発症〜手術の期間と, 前脛骨筋の筋力低下の程度が論じられている. 医師が絶対的適応と想定し, 早期手術が良好な成績につながることを説明されても, 患者にとって時期を逸せずに手術を受け入れることが困難であることは多い. 本研究でも日常診療で足関節の背屈障害を訴える患者は腰部脊柱管狭窄症の高齢者であり, もともと腰痛やしびれ, または変形性膝関節症などの疼痛や障害を受容しながら生活している場合が大半である. その中で手術しかないと説明を受けたところで即同

意できるとは限らず，手術を強要されると受診を止めてしまう患者も存在する．

　文献でMMT 3以下を下垂足としている報告[1,3]，MMT 2以下を下垂足としている報告[2]がみられた．本研究の提示症例はすべてMMT 2以上であり，下垂足としては軽度であったため，もともと回復の可能性が潜在的に高かったのかもしれない．筆者は下垂足に限らず，数ヵ月続く坐骨神経痛症状や重度の腰痛例などに対して，週1回連続3回の神経根ブロック治療を行っている．本治療法を下垂足例に適応するようになったのは2016年12月からであり，その適応患者は20年来通院していた腰痛のかかりつけの患者であったが，MMT 1の下垂足を呈していた．しかし本治療でMMT5－に回復し，現在まで再発していない．本研究の対象は全例MMT2以上であったが，筆者の経験ではMMT2以下の症例でも改善の可能性はあると考えている．

　また本研究では，患者が下垂足を発症しても，症例1以外は整形外科のかかりつけ医で保存療法ではあるが，積極的な治療法といえる神経根ブロックをごく早期（当院では全例初診時である）に受けられたことで治療効果が得られやすかったとも理解される．

　症例1は下垂足の症状がありながら，半年にわたり漫然と薬物療法が続けられ症状の改善には寄与していなかった．このような対応は既述した高齢者が症状や障害と共存しながら生活している現社会ではしばしば起こりうると考える．しかし，患者は生活に支障をきたしており，足関節の背屈制限が転倒につながり，手関節や肩，大腿骨頚部骨折につながる要因となる可能性も否定できない．患者には患者の生活と判断がある中で下垂足の傾向が出現した場合には，外来診療の中でより積極的な治療法として十分対応が可能であり，効果も期待できる連続3回の神経根ブロック治療は考慮されるべき治療法であると筆者は考える．

ま と め

　1）軽度の下垂足の症例に週1回連続3回の神経根ブロック治療を行い，良好な結果が得られた．

　2）足関節背屈制限の傾向がみられ，患者が症状として訴える場合には，週1回連続3回の神経根ブロック治療は早期に試みられるべき治療法であると考えられた．

文　献
1）齊田義和ほか．下垂足を呈した腰椎疾患に対する手術成績の検討．整外と災外．2013；**62**：732-4.
2）山本竜也ほか．下垂足を呈する腰椎変性疾患の治療成績．J Spine Res．2022；**13**：419.
3）淵上幹啓ほか．前脛骨筋に筋力低下を認めた腰椎変性疾患の単椎間障害例における電気整理学的特徴．中・四整会誌．2021；**33**：1-4.
4）大羽文博ほか．腰部脊柱管狭窄症に対する保存療法の効果とその限界．東北整災誌．2016；**59**：5-8.
5）菊地臣一ほか．腰仙部神経根造影・ブロックの診断・治療上の限界．整・災外．1984；**27**：897-904.

＊　　　＊　　　＊

I. 総論　4. 装具療法

仙腸関節障害に有効な骨盤ベルトの種類と装着方法の検討*

遠藤由紀子　　黒澤大輔　　佐々木　健　　村上栄一**

はじめに

　仙腸関節は仙骨と腸骨の関節面で構成される滑膜関節であり，解剖学的に関節腔の領域に加え靱帯領域が占める割合が多いのが特徴で，Bernardらは関節腔と後方の広大な靱帯領域の両方を合わせて仙腸関節と定義した[1]．仙腸関節は骨盤内にあり，脊柱と股関節の間の荷重伝達と衝撃吸収機能を有するが，日常生活での反復的動作や不意な動作により過度の負荷が加わると，関節に微小な不適合が生じ，上後腸骨棘（posterior superior iliac spine：PSIS）を中心とした腰殿部痛の原因となる［仙腸関節障害（sacroiliac joint dysfunction：SIJD）][2]．

　急性のSIJDは，ぎっくり腰と表現される急性腰痛症を呈する[3]．急性の病態に対して仙腸関節部の安定化，そして関節不適合の再発を防止するために骨盤ベルト固定が有用である．

　当院ではSIJDに対して，各症例に合わせて複数の骨盤ベルトと装着方法を組み合わせて対応している．本稿では，骨盤ベルトの種類とその装着方法について調査したので報告する．

I. 対象および方法

　2021年4月～2022年2月の期間に腰殿部痛を主訴に来院し，仙腸関節スコア[4]が4点以上でSIJDが疑われ，最終的に仙腸関節ブロックでPSIS周囲の疼痛が70%以上軽快しSIJDと確定診断した後，骨盤ベルトの処方がされた59例（男性15例，女性44例，平均年齢48.3±18.6

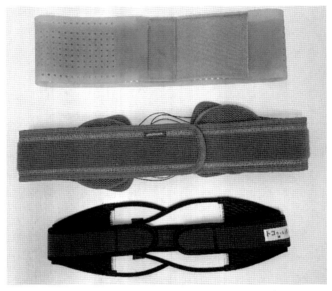

図1．骨盤ベルトの種類と特徴．バラコンバンド（上）：伸縮性のあるゴムが2層構造になっている．スマートスパイン（中央）：伸縮性がなく，プーリー構造を有することで強固な固定が可能である．トコちゃんベルトII（下）：主に妊娠中～産後にかけて使用されるが，SIJD例でも使用可能である．

歳）を対象とした．

　骨盤ベルトは，バラコンバンド（池田治療所），スマートスパインSIサポート（オットーボック社）［以下，スマートスパイン］，トコちゃんベルトII（青葉社）の3種類（図1）を使用した．装着位置と方法を図2に示す．バラコンバンドはベルト上縁が両側上前腸骨棘（ASIS）

Key words
sacroiliac joint dysfunction,　pelvic belt,　force closure

*Consider of effective pelvic belt types and wearing methods for patients with sacroiliac joint dysfunction
　要旨は第30回日本腰痛学会において発表した．
**Y. Endo（理学療法士）：JCHO仙台病院リハビリテーション部（℡ 981-3205　仙台市泉区紫山2-1-1；Dept. of Rehabilitation, JCHO Sendai Hospital, Sendai）；D. Kurosawa（医長）：同病院整形外科/日本仙腸関節・腰痛センター；T. Sasaki（主任理学療法士）：同病院リハビリテーション部；E. Murakami（院長）：同病院整形外科/日本仙腸関節・腰痛センター．［利益相反：なし．］

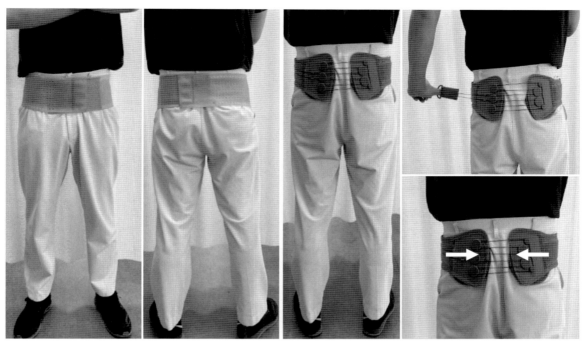

a. バラコンバンド（左：前締め，右：後ろ締め）．ベルト上縁が両側 ASIS 上を通る位置とする．

b. スマートスパイン．ベルト上縁が両側 ASIS 上を通る位置とする（左）．プーリータイプの構造をしており，プルケーブルを引くことで簡易的に強固な後ろ締めが可能である（白矢印）[右]．

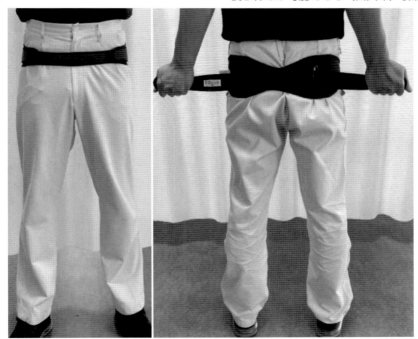

c. トコちゃんベルトⅡ．左右大転子上を通る位置に装着する（左）．左右のベルトを前側方に引き，後ろ締め方向に締まった後にベルトを前方に固定する（右）．

図 2．各骨盤ベルトの装着位置と方法

上を通る位置とし，前締めと後ろ締めの 2 方向で疼痛がより軽減する締め方を選択した．スマートスパインは，ベルト上縁が両側 ASIS 上を通る位置とし，後方に付属しているパットの位置を移動することで殿部の圧迫部位を変更可能であるため，もっとも疼痛が軽減する位置にパットを調整して装着した．トコちゃんベルトⅡは，ベルトの中央が大転子上を通る位置で，左右のベルトを前側方に向かって引くことで後ろ締め方向に締まるよう装

I. 総 論　4. 装具療法

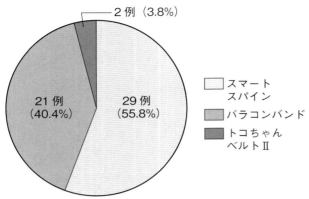

図3. 購入にいたった骨盤ベルトの内訳. スマートスパインがもっとも購入されている.

表1. 男女別の購入した骨盤ベルトの内訳

	男 ($n=11$)	女 ($n=41$)	p値
バラコンバンド（例）	8（73%）	13（32%）	0.019
スマートスパイン（例）	3（27%）	26（63%）	0.044
トコちゃんベルトⅡ（例）	0（0%）	2（5%）	1

表2. 各骨盤ベルトと購入者の平均年齢

	1. バラコンバンド	2. スマートスパイン	3. トコちゃんベルトⅡ	p値		
				1 vs. 2	1 vs. 3	2 vs. 3
症例数	21	29	2			
平均年齢（歳）	57.4±19.2	44.1±17.4	39.5±16.3	0.036	0.385	0.936

着した. 患者が上記のベルトをすべて装着し, 装着により疼痛軽減効果を実感したことで患者自身が希望し購入した場合を有効と判定した.

検討項目は, ①各ベルトの購入割合と各骨盤ベルトの特性から前締め, 後ろ締めの有効割合, ②発症～骨盤ベルト購入の罹患期間について, 発症から3ヵ月未満を急性～亜急性期, 3ヵ月以上を慢性期とし, その割合と選択した骨盤ベルトに違いがあるか, ③購入した骨盤ベルトに性差があるか, ④各ベルトの種類や締める方向で有効な年齢に違いがあるか, とした. 統計解析にはR ver. 4.3.2を使用し, 罹患期間と購入したベルトの違い, 性差はFisher直接確率検定を用いて比較・検討した. また, 骨盤ベルトの種類と有効な年齢は一元配置分散分析を行い, 事後検定としてTukey法を用いた. 骨盤ベルトの締め方と有効な年齢はMann-Whitney U 検定を行い比較し, $p<0.05$を有意差ありとした.

Ⅱ. 結　果

1）骨盤ベルトを購入したのは全59例中52例（88.1%）であった. 各種骨盤ベルト購入の内訳は, スマートスパイン29例（55.8%）, バラコンバンド21例（40.4%）, トコちゃんベルトⅡ2例（3.8%）であった（図3）. バラコンバンドを選択した21例中, 後ろ締めが有効12例（57.1%）, 前締めが有効7例（33.3%）で, どちらも有効2例（9.5%）であった. 全体として, 前締めよりも後ろ締めが有効であったのは50例中43例（86.0%）を占めていた. 後ろ締め作用のあるトコちゃんベルトⅡは, 妊娠中～出産後に仙腸関節部痛を有する症例が購入していた.

2）骨盤ベルト購入までの罹患期間は, 急性～亜急性期13例（25.0%）, 慢性期39例（75.0%）であり, 罹病期間によって選択した骨盤ベルトの種類に有意差はなかった.

3）性差では, 男性はバラコンバンド（$p=0.019$）, 女性はスマートスパイン（$p=0.044$）を有意に多く購入していた（表1）.

4）前・後ろ締めベルトを購入した症例の平均年齢は前締め64.3±18.6歳, 後ろ締め46.7±18.6歳であり, 後ろ締めで年齢が有意に低かった（$p=0.038$）. 各骨盤ベルトとその購入者の平均年齢は, ベルトの種類により差があり（$p=0.035$）, バラコンバンド57.4±19.2歳, スマートスパイン44.1±17.4歳で, スマートスパイン購入者の年齢が有意に低かった（$p=0.036$）[表2].

Ⅲ. 考　察

SIJD例に対する骨盤ベルトの締め方は, 症例の約8割で後ろ締め方向が有効であった. 仙腸関節は微小な不適合を生じると仙腸関節後方靱帯が過緊張となり, 靱帯内の自由神経終末や侵害受容器が刺激されて痛みが生じる[2]. また, 仙腸関節周囲靱帯が日常生活で慢性的な緊張負荷が強いられた結果, 強い腰痛の原因になりうる[5].

仙腸関節の安定化にはform closure（閉鎖位）とforce closure（閉鎖力）の二つがあり[6]（図4）, form closureは関節の形状や関節軟骨の摩擦係数など, 解剖学的構造

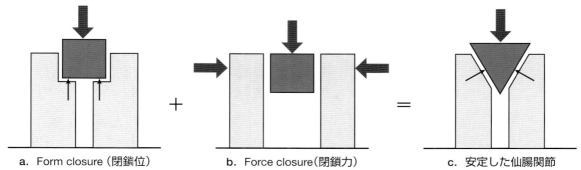

図4. 仙腸関節の安定化機構. Form closure（閉鎖位）と force closure（閉鎖力）で仙腸関節は安定化する.

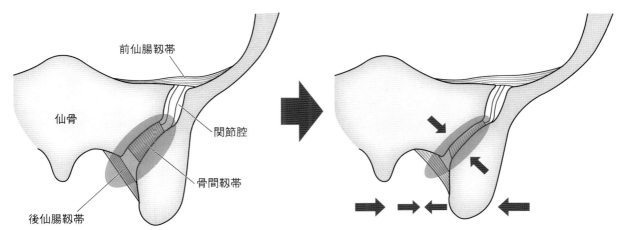

図5. 骨盤ベルトの後ろ締めにおける仙腸関節周囲靱帯への影響. 左右のASISを引き寄せることで後方靱帯へのストレスを軽減させる.

に基づく関節固有のものである．一方，force closure は重力に抗して仙骨がその位置を保持するために骨盤周囲筋の収縮で生じる圧迫力で，骨盤ベルトは force closure を補助する役割があると考えられる．有限要素モデルにおいて，骨盤ベルトが仙腸関節軟骨面と周囲靱帯に及ぼす作用をバイオメカニクス解析で検討[7]すると，骨盤ベルト固定でわずかではあるが腸骨が外側に開くアウトフレア方向への変位を示し，これにより仙腸関節面への圧迫力が増加するとともに，仙腸関節周囲靱帯への荷重負荷が減少した．ベルトの種類ではバラコンバンドよりもスマートスパインのほうが，その作用がより強かった．バラコンバンドでは，前締めと後ろ締めで関節と周囲靱帯に及ぶ影響に差異はなく，軟部組織への影響ではスマートスパインのパッドが当たる殿筋部の圧迫力が強かった．

本研究においても，後ろ締め方向に骨盤ベルトを装着することで，PSISを近づけるような圧迫力が加わり，仙腸関節後方靱帯に対する伸張負荷が減少することで，疼痛が軽減したと推察される（図5）．特にスマートスパインは，簡便に強力な後ろ締め方向での固定が可能で，パッドの位置をかえれば，症例ごとに圧迫部位を調整し，疼痛軽減が得られるという利点がある．個々の体格，症状に応じて対応できる利点から，スマートスパインの購入にいたった症例が多かったと考えられる．本研究において，トコちゃんベルトⅡを購入したのは妊娠中〜産後にかけてのSIJD例であった．妊娠中および産褥期に腰痛，骨盤部痛を訴えた55例のうち19例が仙腸関節部痛で[8]，周産期の骨盤ベルトの継続的かつ長期使用は，周産期の骨盤の不安定性の予防に関連がある[9]．トコちゃんベルトⅡは，大転子上に巻くため，恥骨結合を圧縮させ[6]，大腿骨頭を介して臼蓋に軸圧がかかり，仙腸関節の安定化に寄与している可能性が考えられる．一般に使用されている骨盤ベルトは幅の広いものが多く，トコちゃんベルトⅡのように幅が狭く，腹部を下方から支持するように装着して仙腸関節の安定化を図れるタイプのベルトは，周産期でも使用しやすいと考えられる．

発症〜骨盤ベルト購入の罹患期間は，急性〜亜急性例，慢性例でいずれも購入した骨盤ベルトの種類に有意

Ⅰ. 総　論 ◆ 4. 装具療法

差はなかった．本研究で用いた骨盤ベルトは，いずれも仙腸関節の後方靱帯の負担を軽減する[7]ことから，罹患期間と購入した骨盤ベルトに関連がみられなかったと考えられる．男性ではバラコンバンド，女性ではスマートスパインが多く購入されていた．男性の仙腸関節の可動性は女性よりも30〜40％少なく[6]，女性の骨盤輪のほうが靱帯が柔軟であるために[10]力学的に弱い．そのため，強固に骨盤を固定できるスマートスパインを女性が多く購入したと考えられる．

　バラコンバンドの前締めを好む症例は全体としては少数であったが，平均年齢は後ろ締めに比べて高かった．有限要素モデルでのバイオメカニクス解析では，バラコンバンドの装着の仕方で作用はほとんどかわらなかった[7]．臨床的にも高齢層で前締めを好む理由は明らかではないが，骨盤が後傾しがちな高齢者では，バラコンバンドを前締めに装着する際に骨盤が前傾する力が働いて，姿勢がよくなるなどの別の作用が関連した可能性がある．購入したベルトの種類と平均年齢を比較すると，スマートスパインはより年齢が若い症例で選択されていた．年齢が若い症例では日常生活，就労により高い活動量を求められる結果，強固な固定ができるスマートスパインが選択されたのかもしれないと考える．殿筋部へのパッドの当たり具合が，高齢者では殿筋の萎縮などで不快感が生じ，結果として購入をためらった可能性が考えられる．

ま　と　め

　1）SIJD例が購入にいたったベルトの種類とその装着方法について調査した．

　2）骨盤ベルトを購入したのは全59例中52例（88.1％）であった．購入した骨盤ベルトの内訳は，スマートスパイン29例（55.8％），バラコンバンド21例（40.4％），トコちゃんベルトⅡ2例（3.8％）であった．

　3）後ろ締めが有効と答えた症例は50例中43例（86.0％）を占めていた．トコちゃんベルトⅡは，妊娠中〜出産後に仙腸関節部痛を有する症例に対して有効で

あった．

　4）罹患期間と購入した骨盤ベルトに有意差はなかった．

　5）男性はバラコンバンド，女性はスマートスパインの購入が多く，若い年齢層でスマートスパインが多く購入されていた．

文　献

1) Bernard TN et al. The sacroiliac joint syndrome. Pathophysiology, diagnosis and management. The Adult Spine：Principles and Practice, ed by Frymoyev JW, Lippincott-Raven, Philadelphia, p2343-63, 1997.
2) Murakami E. Sacroiliac Joint Disorder：Accurately Diagnosing Low Back Pain, Springer, Singapore, p7-10, 33-54, 2018.
3) 黒澤大輔ほか．救急車で搬送された急性腰痛症に占める仙腸関節障害の頻度と臨床所見．整形外科．2014；**65**：1132-6.
4) Kurosawa D et al. A diagnostic scoring system for sacroiliac joint pain originating from the posterior ligament. Pain Med. 2017；**18**：228-38.
5) 徳山博士ほか．「みえない腰痛」の疼痛部位を「みえる化」する診療ツールについて：習慣的偏荷重姿勢による長後仙腸靱帯炎・仙結節靱帯炎の発症メカニズム．別冊整形外科．2018；**37**：173-8.
6) Vleeming A et al. The role of the pelvic girdle in coupling the spine and the legs：a clinical-anatomical perspective on pelvic stability. Movement, Stability and Lumbopelvic Pain, 2nd Ed, ed by Vleeming A et al, Churchill Livingstone, Edinburgh, p113-34, 2007.
7) Toyohara T et al. Numerical analysis of the effects of padded pelvic belts as a treatment for sacroiliac joint dysfunction. Biomed Mater Eng. 2023；**34**：305-18.
8) 小林良充．妊娠・産褥期の仙腸関節部痛 MRI による評価．臨整外．2004；**39**：821-6.
9) Morino S et al. The effects of pelvic belt use on pelvic alignment during and after pregnancy：a prospective longitudinal cohort study. BMC Pregnancy Childbirth. 2019；**19**：305.
10) Sakamoto A et al. Altered musculoskeletal mechanics as risk factors for postpartum pelvic girdle pain：a literature review. J Phys Ther Sci. 2019；**31**：831-8.

*　　　　　*　　　　　*

I．総　論 ◆ 5．リハビリテーション

急性腰痛症に対する
前庭リハビリテーションの可能性*

畠 山 智 行　　佐々木　健**

［別冊整形外科 86：67〜74，2024］

はじめに

　慢性腰痛患者に対する運動療法[1~3]は有効であり，推奨されている．一方，急性腰痛症の90％は6週間以内で自然回復することが多く[4]，無治療群やほかの保存療法と比較して運動療法の有効性は認められていない傾向がある[5]．しかし，急性腰痛症は就労や日常生活に支障をきたし原職復帰や日常生活の改善が長期化する場合も散見されることから，これらに対応した早期回復が可能になる治療方法を検討する必要性がある．

　本稿では，筆者考案の前庭リハビリテーションにより，急性腰痛症が早期かつ効率よく改善する症例を経験したので，前庭器官と腰痛の関係を考察し報告する．

I．前庭器官由来の急性腰痛症を
鑑別する方法

❶問　　診

　明らかな画像所見，神経学的所見が認められない場合，最初に現病歴にて症状の発現に受傷機転があるかどうかを確認する．また症状の発現が原因不明の場合，発症日時が天候不良日に重なるかどうかを確認するが，前庭器官は気圧のセンサーであり[6]，強い気圧の変動により特に影響を受けるため，個人差はあるが症状の発現に対して3日前の天候が強く症状の発現に関与するという報告[7]もあることから，目安として症状発現日の3日前まで遡って確認することが重要である．

❷天候不良の目安

　筆者は天候不良の目安として佐藤らの報告[8]を参考にし，①雨，雪，くもりなどの天候で5〜10 hPaの程度の低気圧が生じる場合[9,10]，②台風や梅雨前線などが接近・通過する場合，③大気潮汐[11]（1日2回の気圧のアップダウンを繰り返すサイクル）が通常より大きくなる場合などを天候不良の目安とし，天候不良ならびに気圧の確認のために，アプリケーションソフト「頭痛ーる」（ベルシステム24ホールディングス社）を使用している．

　また疼痛の発症に原因があり，天候不良との関連がない疼痛と前庭器官由来の疼痛を鑑別するために，以下の検査を行う．

❸鑑別テスト

a．側方リーチテスト変法（側方バランステスト）

　症状の発現が原因不明で発症日時が天候不良と重なる場合は，前庭器官との関与を特に疑い鑑別するために筆者が考案した側方バランステストを実施する．側方バランステストは，左右の側方リーチテスト（LRT）肢位にて肩関節外転の徒手筋力テスト（MMT）を実施し，加えて頭部の左右回旋運動刺激により減弱するか否かを確認する（図1）．急性腰痛症例で，疼痛が強い場合や高齢者などで立位保持が困難な場合は，安全性と正確性を考慮して坐位での側方バランステストを実施することが望ましい．左右の肩関節外転運動に対する徒手抵抗感が弱い側を患側とし，患側の側方バランステストで頭部の患側への回旋運動刺激により減弱する場合を陽性，減弱しない場合を陰性とすることで，前庭器官との関与を鑑別するとともに前庭器官の機能状態を評価する（図2）．

b．側方バランステストの意義

　LRTは，ファンクショナルリーチテスト（FRT）ならびに端坐位LRTと相関があり[12~15]，体幹の安定性や動的バランス，高齢者の転倒リスクなどの指標とさ

▌Key words

vestibular rehabilitation，acute low back pain，inclemency of weather

---

*Possibility of vestibular rehabilitation for acute low back pain
**T. Hatakeyama（理学療法士/代表取締役社長）：株式会社 WhyBody（☎ 285-0857　佐倉市宮ノ台 1-11-1：Co., Ltd.
　WhyBody）；T. Sasaki：JCHO 仙台病院リハビリテーション部．［利益相反：なし．］

I. 総　論 ● 5. リハビリテーション

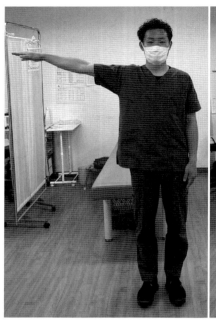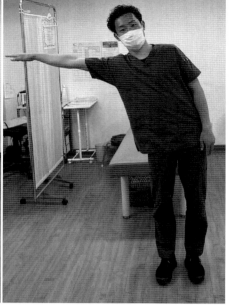

開始肢位　　　　　　　　可能な限り側方へ腕をリーチし，その距離を計測する．

a．側方リーチテスト

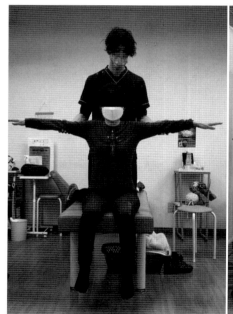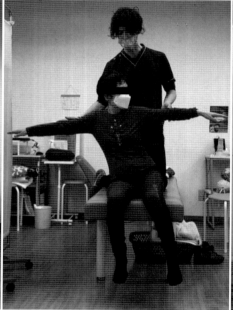

検査開始肢位　　　　　　右リーチの際に頭部を左回旋すると抵抗に抗せるが（陰性），頭部を右回旋すると抵抗に抗せない場合を陽性とする．

b．側方バランステスト

図1．側方リーチテストと側方リーチテスト変法（側方バランステスト）

れ[14〜16]．またLRTの結果は前庭条件に影響を受けると報告されている[17]．LRTは前額面の移動のため，頭部の前後・左右方向を感知する卵形嚢機能をより反映する[18]とともに，三半規管は頭部回旋刺激により反応する[19]ため（図3），側方バランステストでは，頭部回旋刺激も用いることで三半規管機能も把握が可能で，卵形嚢と三半規管からの入力を受けた外側前庭脊髄路を通した抗重力筋群のコントロール状態[20]も推察が可能と考えている．

II．急性腰痛症に対する前庭リハビリテーションの原則

側方バランステストで陽性を示した症例を対象に，前

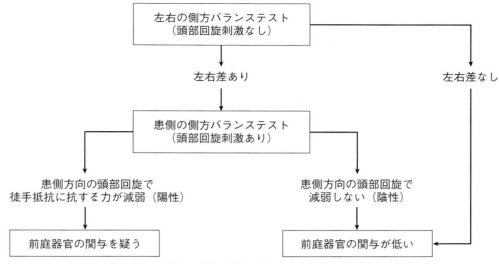

図2. 側方リーチテスト変法（側方バランステスト）のフローチャート

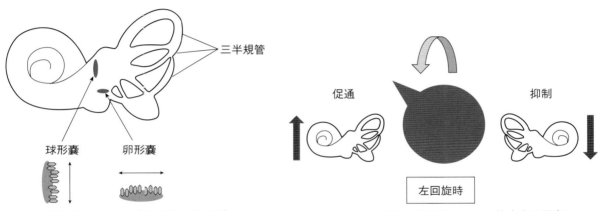

a. 三半規管と耳石器（卵形嚢, 球形嚢）のイメージ図. 三半規管に回転を感知し, 球形嚢は垂直方向の動きを感知し, 卵形嚢は前後・左右方向の動きを感知する.

b. 三半規管は頭部回旋刺激により回旋方向は興奮し, 反対側の三半規管は抑制される.

図3. 前庭器官の機能

庭リハビリテーションを実施した. 主に健側方向の頭部回旋により, 側方バランステストが陰性になる方向へ頭部の回旋刺激（頭の水平方向の刺激も加わる）を行った（図4）. 運動回数は10回を1セットとして, 2ないし3セット実施後に側方バランステストの結果が陰性化するか否かを再評価した. 陰性化しない場合は, 再度前庭リハビリテーションを実施すると陰性化することが多かった. テスト結果が陰性化した際, 前屈や立ち上がり, 歩行時痛などの主訴が改善し, 継続することで日常生活が軽快する症例が多かった.

III. 症例提示

症例1. 73歳, 男. 農業. 急性腰痛症.

主 訴：立ち上がりや歩くときに右の腰やお尻が強く痛む.

現病歴：来院前日, 原因不明の右上後腸骨棘周囲部痛ならびに右下殿部痛が生じた. 特に立ち上がり時や歩行時の荷重時痛が強く, 疼痛レベルは numerical rating scale（NRS）9であり, 日常生活動作（ADL）は重度に障害された状態であった.

経 過：頭痛ーるで確認したところ, 来院2日前が天候不良であったことから前庭器官の関与を疑い, 側方バランステストを実施した. 左方向へのテストは正常で

I. 総論 ● 5. リハビリテーション

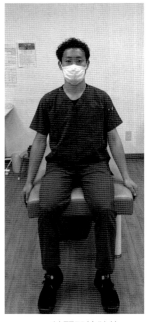
a. 練習開始肢位

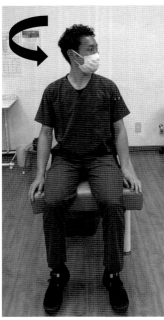
b. 健側方向へ頭部回旋（曲矢印）を行う．10回を1セットとして2セットもしくは3セット行う．

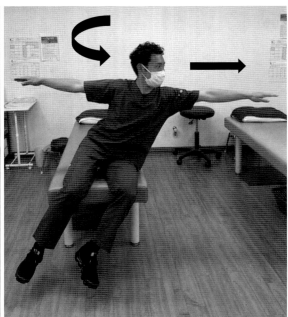
c. 健側方向への側方移動が可能な場合，健側方向への頭部回旋1回につき健側方向へのリーチ動作（直線矢印）も行い，2セットもしくは3セット行う．

図4．前庭リハビリテーション（頭部回転刺激）．bまたはcを実施後に側方バランステストを再評価し，陰性化しない場合はセット数を5～10回程度追加する．

あったが，右方向へのテストが頭部左回旋時に陰性であったのに対して，頭部右回旋時では陽性を示したため，右前庭器官（特に右の三半規管）の機能障害を推測し，前庭リハビリテーションを実施した．5セット実施直後に立ち上がり時と歩行時の荷重時痛がNRS 4に改善した．自主トレーニングとして，同前庭リハビリテーションを次回来院まで実施するように指導した．初診後1週間でADLは改善し原職復帰が可能となり，3週後の再来院時にはバランステストは陰性化し，NRS 0に軽快した（図5）．

症例2．53歳，女．ダンサー・ピラティス講師．急性腰痛症．

主 訴：左ターン時に右腰に痛みを感じる．

現病歴：来院3日前より，原因不明の右第3・4椎間関節周囲部痛が生じた．ダンス時の左ターンの際にNRS 2レベルの疼痛を感じるとともに，バランスが崩れ不安定なターンとなっていたため就労に支障をきたしていた．

経 過：頭痛ーるで疼痛発症時が天候不良であり，ダンス時の不安定なターンから前庭器官の関与を疑った．坐位での側方バランステストでは，左方向へは正常であったが，右方向は頭部左回旋時に陰性であったのに対して，右回旋時では陽性を示した．頭部の左回旋をする前庭リハビリテーションを10回3セット実施した結果，テストは陰性化し左ターン時のNRS 0に軽快した．ダンス時の左ターンも安定し就労可能となった（図6）．

症例3．17歳，男．高校野球の投手（左）．

主 訴：投球時に腰が痛み全力で投げられない．

現病歴：来院から2週間経過したが原因不明のL1棘突起周囲部痛が残存した．ADLに支障はなかったが，動作では前屈は指床間距離（FFD）で7横指の可動域制限とNRS 3レベルの疼痛が出現し，特に投球動作時に瞬間的にNRS 6レベルに増強したため，全力での投球は困難であった．

経 過：頭痛ーるで，疼痛が出現する1，2日前に天候不良が認められたため，前庭器官の関与を疑った．側方バランステストにて左側方バランス時に陽性が認められ，頭部を右回旋する前庭リハビリテーションを10回3セット実施し，直後に側方バランステストが陰性化し，前屈はFFDで0横指と可動域制限が改善（図7）するとともに，前屈ならびに投球時の疼痛もNRS 0に軽快し，全力投球が可能となった．

IV. 考 察

いずれの症例も問診ならびに側方バランステストの結

急性腰痛症に対する前庭リハビリテーションの可能性

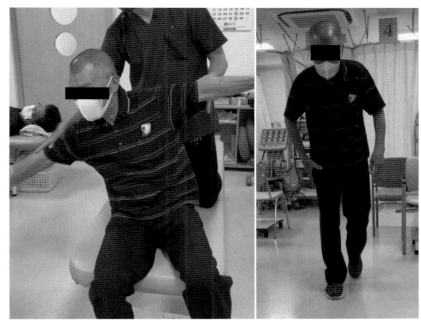

a. 初回評価時. 右側での側方バランステストでは抵抗に抗せず保持できず, 歩行時も右立脚期に荷重時痛が生じており, NRS 9 であった.

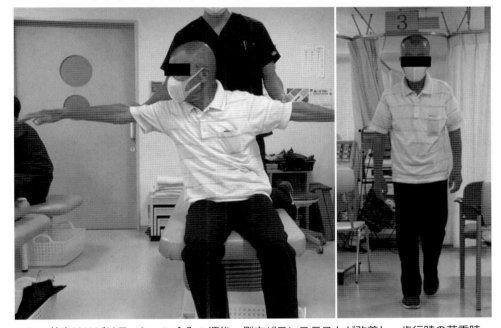

b. 前庭リハビリテーション介入3週後. 側方バランステストが改善し, 歩行時の荷重時痛ならびに跛行は消失し, NRS 0 に軽快した.

図5. 症例1. 73歳, 男. 側方リーチテスト変法（側方バランステスト）と治療結果

果, 前庭器官の機能障害が疼痛に関与していることが疑われ, 前庭リハビリテーションの実施により全例で疼痛やADLの改善が認められた. 前庭リハビリテーション（健側への頭部回旋）により患側の側方バランステストで患側への頭部回旋においてもバランスが改善しテストが陰性化することは, 前庭器官が交連性抑制されていることが影響している[19]. 頭部回旋で同側の前庭器官が促通される一方で, 反対側は抑制される機能（図3）となっているため, 健側への頭部回旋により健側が促通され患側は抑制する作用が働いた結果, 側方バランステストの陰性化と症状の改善につながったと考えられる. また, 前庭を刺激すると直後より前庭脊髄路の可塑性が起きて, 運動性能の変化が生じるとの報告がある[21]. これらの結果から, 少なくとも前庭器官が急性腰痛症の発症と改善に影響を及ぼす可能性があると推察される.

前庭器官は, 医学的には平衡感覚（バランス能力）に

I. 総論 ● 5. リハビリテーション

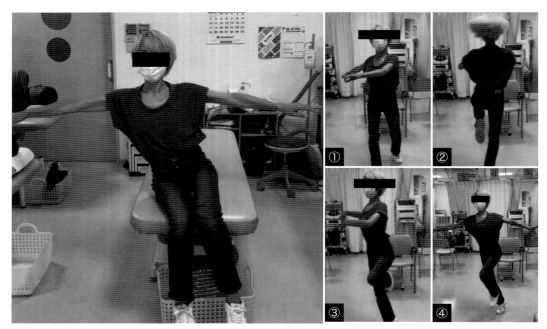

a．初回評価時．右側での側方バランステストでは水平を保持できず，左1回転ターン時（①→④の順）の右腰部痛がNRS 2レベルで生じ，バランスを崩している．

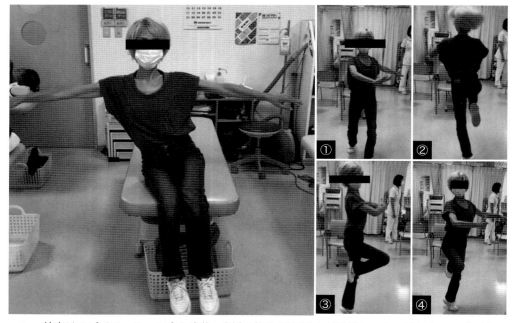

b．前庭リハビリテーション介入直後．側方バランステストが改善し，左1回転ターン時（①→④の順）の右腰部痛がNRS 0に軽快し，バランスも改善している．

図6．症例2．53歳，女．側方リーチテスト変法（側方バランステスト）と治療結果

関与し，前庭器官の機能低下はめまいの原因にも関与することが知られている[22]．ただし，実際の前庭器官の機能・役割は多岐にわたり，めまいに影響するだけでなく血圧[23]や気圧のセンサー[6]としての役割もあり，さらには気象変化による運動器の慢性腰痛との関与も考えられている[24]．また，前庭器官は特に卵形嚢と三半規管からの入力を受けた外側前庭脊髄路を通じて抗重力筋群を制御[20]していることや前庭皮質が大脳の疼痛中枢に一致[25,26]していること，また前庭器官に自律神経が存在[27]し，気象にも関与していることから自律神経を経由した疼痛を誘発している可能性が示唆[24,28]される．また，佐藤は気象病有訴者の前庭部が健常者より感受性が高くなること[29]，同じ慢性痛を伴う場合でも気圧の影響を受けない被験者においては内耳の感受性に健康被験者と優位

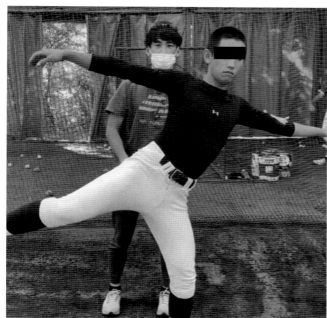
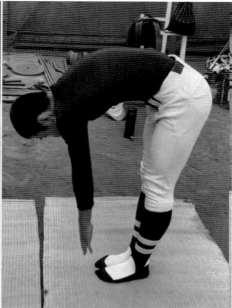

a. 初回評価時．左側での側方バランステストでは抵抗に抗せず保持できず，前屈時，腰部痛が NRS 3 レベルで生じ，FFD 7 横指であった．

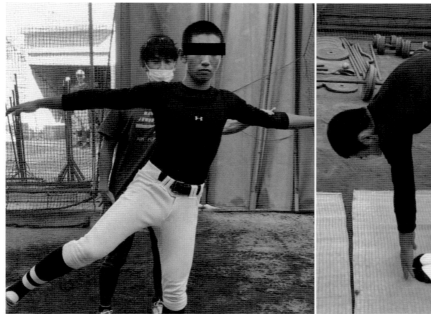
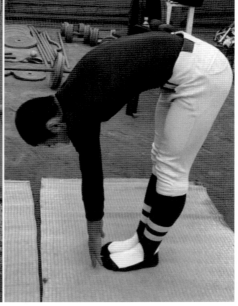

b. 前庭リハビリテーション介入直後，側方バランステストが改善している．前屈時，腰部痛が NRS 0 に軽快し，FFD 0 横指へ改善した．

図7．症例3．17歳，男．側方リーチテスト変法（側方バランステスト）と治療結果

な違いが認められなかったこと[29]，マウスの実験において健常モデルならびに慢性痛モデルラットに対して低気圧環境を曝露した実験では双方とも腎・腰部交感神経活動の増強を確認し，後者は腰部交感神経切除により低気圧曝露した状況下での疼痛行動が消失したと報告[30]している．さらに，低気圧曝露の実験において実施直後の数分で天気痛有訴者の疼痛を引き起こした報告もある[29]．

これらをふまえ，天候不良などに関与する急性腰痛症患者の場合，前庭器官の機能不全（過敏状態）が天候不良による低気圧などにより即時的に引き起こされ，自律神経ならびに脊髄神経を通して抗重力筋群の機能不全や疼痛の発現に関与すると推察できる．特に臨床において，発症の直近に天候不良がある場合や原因不明の急性腰痛症例においては，前庭リハビリテーションによるバランス能力向上とともに即時的な痛みの改善が認められることが多く，かつ早期に ADL の改善や原職復帰が可

能になる症例がいることから，前庭器官を考慮した評価とリハビリテーションが症状の早期改善に寄与する可能性があると考えられる．

本研究では，実際に前庭器官の機能状態を検査機器を用いて検査してはおらず，客観的データの集積と解析が今後の課題である．

まとめ

1）従来，急性腰痛症に対しては安静や装具療法・薬物療法が重視され，運動療法が支持されることはなかったが，自験例のように運動療法が著効を示すケースを筆者は数多く経験してきた．

2）特に前庭リハビリテーションは患部を直接動かす運動ではないため，医療者と患者の双方においてもリスクが低く，自主練習も簡便に実施可能であり，その結果痛みが軽快し日常生活や仕事への早期復帰の可能性が高まることはたいへん有意義なことであると考えられた．

文　献

1) Shirado O et al. Multicenter randomized controlled trial to evaluate the effect of home-based exercise on patients with chronic low back pain-the Japan low back pain exercise therapy study. Spine. 2010；**35**：E811-9.

2) Donchin M. Secondary prevention of low back pain：a clinical trial. Spine. 1990；**15**：1317-20.

3) 千田益生ほか. 腰痛のリハビリテーション：運動療法を中心に. リハ医. 2006；**43**：661-7.

4) Frymoyer JW. Back pain and sciatica. N Engl J Med. 1988；**318**：291-300.

5) Hayden JA et al. Meta-analysis：exercise therapy for nonspecific low back pain. Ann Intern Med. 2005；**142**：765-75.

6) Sato J et al. Lowering barometric pressure induces neuronal activation in the superior vestibular nucleus in mince. PLoS One. 2019；**14**：e0211297.

7) Terao C et al. Inverse association between air pressure and rheumatoid arthritis synovitis. PLoS One. 2014；**9**：e85376.

8) 佐藤　純ほか. 天気痛予報を作るデータについて. 〈http：//weathernews.jp/s/topics/202001/250055/〉 [Accessed 2024 Aug 20].

9) Okuma H et al. Examination of fluctuations in atmospheric pressure related to migraine. Springerplus. 2015；**4**：790.

10) Funakubo M et al. The rate magnitude of atmospheric

pressure change that aggravate pain：related behavior of nerve injured rats. Int J Biometeorol. 2011；**55**：319-26.

11) 平山隆子. 生気象学的観点からみた気圧変動について. 日生気誌. 1995；**32**：S31.

12) 阿部洋輔ほか. Functional reach test と側方リーチテストの関係性. 理学療法学［Suppl］. 2007；**35**：A0879.

13) 辻　修嗣ほか. 側方リーチテストの再現性と Functional reach test との適応について. 理学療法学［Suppl］. 2017；**44**：P-KS-22-1.

14) 辻　修嗣ほか. 側方リーチテストの再現性と動的バランス評価の適応. 理療科. 2017；**32**：543-7.

15) 三谷保弘ほか. 年齢群の違いによるリーチテストの意義に関する検討：四條畷大リハ紀. 2011；**7**：55-61.

16) 曹　玲ほか. 地域高齢者の転倒における側方リーチテストの有用性の検証. 体力科学. 2009；**58**：209-18.

17) Kirilova K et al. Lateral reach performance and dynamic standing balance during sensory conflict in healthy adults. Tome. 2017；**70**：511-6.

18) 浅井友詞ほか. 前庭器. 前庭リハビリテーション：めまい・平衡障害に対するアプローチ, 浅井友詞ほか（編）, 三輪書店, 東京, p5, 2015.

19) 室伏利久. 前庭神経核と加速度刺激増強機構. 加齢とめまい・平衡障害, 室伏利久（編）, 新興医学出版社, 東京, p12-3, 2013.

20) Steward O. 前庭系. 機能的神経学, 伊藤博信（訳）, Springer Japan, 東京, p427, 2007.

21) Mitchell DE et al. Plasticity within excitatory and inhibitory pathways of the vestibulo-spinal circuitry guides changes in motor performance. Sci Rep. 2017；**7**：853.

22) Agrawal Y et al. Presbyvestibulopathy：diagnostic criteria consensus document of the classification committee of the barany society. J Vestib Res. 2019；**29**：161-70.

23) 青木光広ほか. 前庭血管系反射と起立性循環調節. Equilibrium Res. 2012；**71**：186-93.

24) 桜井博紀ほか. 運動器慢性痛における気象の影響. 日生気象会誌. 2018；**55**：77-81.

25) 菊池正弘ほか. 前庭情報と空間識の皮質処理機構：fMRIによる知見. Equilibrium Res. 2010；**69**：66-75.

26) 小松なつほか. 痛みの伝導路：歴史から学ぶ. 脊髄外科. 2015；**29**：287-92.

27) 朴沢孝治ほか. 内耳における交感神経分布. 耳鼻と臨. 1991；**37**：1207-11.

28) 小川　龍. 疼痛の発生機序：交感神経の役割. 日腰痛会誌. 2001；**7**：10-8.

29) 佐藤　純. 気象変化と痛み. 脊髄外科. 2015；**29**：153-6.

30) 佐藤　純. 気象変化による慢性痛悪化のメカニズム. 日生気象会誌. 2003；**40**：219-24.

＊　　　　＊　　　　＊

I. 総 論 ◆ 6. その他

橈骨遠位端骨折後患者に対する
骨粗鬆症治療介入のための取り組み*

赤 羽 美 香　　本 田 宗 一 郎　　森　　灯　　堀 江　翔　　多 田　薫

出 村　論**

[別冊整形外科 86：75〜82, 2024]

はじめに

橈骨遠位端骨折は日常でよく遭遇する骨折の一つであり，小児〜高齢者の幅広い年代に発生する．国内の橈骨遠位端骨折の発生率は人口1万人あたり10.9〜14人とされており，女性は男性の約3倍多く発生している[1]．発生には骨粗鬆症がかかわっていることはいうまでもないが，気候やスポーツも発生に影響を与える[2]．当科で行った調査でも橈骨遠位端骨折は骨粗鬆症が始まるとされる50歳以降の女性に多く発生しており，特に積雪のある地域の冬季で発生数が増加していた[2]．また，ほかの調査でも50歳以上の橈骨遠位端骨折例は骨粗鬆症の有病率が73%と高い割合を有しており，さらに90%の例で橈骨遠位端骨折が初発骨折となっていた[3]．

橈骨遠位端骨折は脆弱性骨折の初発骨折であるとされており[4]，骨粗鬆症の治療を行わないままでいると脊椎骨折や大腿骨近位部骨折といった生命予後に影響する二次骨折のリスクを増大させる[5]．そのため，橈骨遠位端骨折後に骨粗鬆症の治療を行うことに対する需要が高まっている．しかし，われわれ整形外科医はいかに骨折を治療するかに集中するあまり，橈骨遠位端骨折後患者に対して骨粗鬆症の評価や治療を十分に行えていないことが報告されている[6]．当科においても介入前までは橈骨遠位端骨折後患者の骨密度検査率は32%，そのうち骨粗鬆症と診断された患者に対する治療導入率は51%となっており，骨粗鬆症の有病率が高いにもかかわらず，骨粗鬆症の検査も治療も十分に行き届いていない状態であった[3]．骨粗鬆症の治療率を上げるためには整形外科医の意識改革が必要であり，骨粗鬆症リエゾンサービス

の導入や骨粗鬆症に介入できる診療体制をつくることが求められる[7]．

そこで当科では適切に骨粗鬆症の治療介入ができる外来診療体制を構築するために，診療プロトコルを作成して多施設前向き研究による介入に取り組んでいる．本稿の目的は，診療プロトコル導入前の橈骨遠位端骨折後患者に対してアンケート調査を行い，骨粗鬆症への介入状況と二次骨折の発生について検討すること，および診療プロトコルを用いた治療介入による多施設前向き研究の短期成績について報告することである．

I. 対象および方法

❶ アンケート調査

対象は2015年1月〜2019年12月の期間に橈骨遠位端骨折を受傷し，当院および関連病院3施設を受診した50歳以上の橈骨遠位端骨折例のうち，高エネルギーによる外傷例と腫瘍による病的骨折例を除外した686例とした．骨密度検査や骨粗鬆症，骨折の既往，二次骨折，生活習慣などに関するアンケートを作成し（図1），返信用封筒とアンケートを同封して2023年5月に郵送した．そのうち回答があったものを集計し評価した．二次骨折に関してはKaplan-Meier法で累積発生率を評価した．

❷ 多施設前向き研究

対象は当院および関連病院3施設を受診した50歳以上の橈骨遠位端骨折例とし，高エネルギーによる外傷例と腫瘍による病的骨折例を除外した．診療プロトコルとしては，受診時に二重エネルギーX線吸収法（DEXA）による骨密度検査，脊椎のX線撮影を行い，脆弱性骨折の

▮ Key words

distal radius fracture,　osteoporosis,　medical treatment osteoporosis,　secondary prevention

---

*Efforts to osteoporosis treatment interventions for patients after distal radius fracture
**M. Akahane,　S. Honda,　A. Mori：金沢大学整形外科（Dept. of Orthop. Surg., Graduate School of Medical Sciences, Kanazawa University, Kanazawa）；S. Horie（作業療法士）：同大学病院リハビリテーション部；K. Tada,　S. Demura（教授）：同大学整形外科．[利益相反：なし．]

I. 総　論 ◆ 6. その他

アンケート

氏名＿＿＿＿＿＿＿＿　（年齢　　　才）

● これまでに骨密度を測る検査を受けたことがありますか。
　□ 定期的に受けている
　□ 定期的ではないが、何度か受けたことがある
　□ 一度だけ受けたことがある
　□ 受けたことがない

● 現在、骨粗鬆症の治療を行っていますか。
　□ はい
　□ いいえ ⇒□ これまで治療をしたことがない
　　　　　　　□ 治療していたが、中止もしくは終了となった

● 骨粗鬆症について医師から説明を受けたことがありますか。
　□ はい
　□ いいえ

● 現在の骨密度や骨粗鬆症があるかどうか気になりますか。
　□ はい
　□ いいえ

● からだのどこかがまた骨折しないか心配になりますか。
　□ はい
　□ いいえ

● 骨折の予防として、気をつけていることや生活を見直したことなどありますか。
　□ はい
　□ いいえ

図1. アンケートの調査内容

既往と骨粗鬆症治療の有無について聴取した．腰椎（L1〜L4, L2〜L4の平均）もしくは大腿骨近位部（全近位部または頸部）の骨密度が若年成人平均値（YAM）の80％未満，または脊椎もしくは大腿骨近位部に骨折の既往のある患者を骨粗鬆症として薬物療法を開始した．薬物療法の内容は年齢や骨密度のYAM，腎機能，患者背景によって薬剤を選択した（図2）．さらに患者背景を調査するために，その他の既往歴やステロイドの内服歴，生活歴，受傷機転，橈骨遠位端骨折の治療方法についても聴取した（図3）．薬物療法の継続に関しては，受傷後1年までは自施設で，以後は自施設または関連施設で治療を継続し，薬物療法の有無にかかわらず，受傷後5年までは1年ごとに骨密度検査と脊椎のX線撮影を施行し，二次骨折の有無について調査することとした（図4）．

II. 結　果

❶アンケート調査の結果

　有効回答数は194例で，回答率は28％であった．平均年齢は68.2歳［標準偏差（SD）9.5年］，性別は男性36例，女性158例，受傷後の経過期間は平均5.9年（SD 1.4年）であった．各質問に関する回答を表1，表2に示す．

　「これまでに骨密度を測る検査を受けたことがありますか」という質問では，定期的に受けているが42例，定期的ではないが，何度か受けたことがあるが77例，一度だけ受けたことがあるが33例，受けたことがないが42例であり，61％が複数回の骨密度検査を受けていた．「現在，骨粗鬆症の治療を行っていますか」という質問では，はい71例，いいえ123例で，そのうちこれまで治療を

橈骨遠位端骨折後患者に対する骨粗鬆症治療介入のための取り組み

- 橈骨遠位端骨折の**前**に生じた骨折はありますか。
  - □ 脊椎圧迫骨折（背骨や背中の骨折）
  - □ 大腿骨近位部骨折（脚の付け根や股関節の骨折）
  - □ 橈骨遠位端骨折（手首の骨折）
  - □ 上腕骨近位部骨折（肩の骨折）
  - □ その他の骨折：骨折名（　　　　　　　　　　）
  - □ なし

- 橈骨遠位端骨折の**後**に生じた骨折はありますか。
  - □ 脊椎圧迫骨折（背骨や背中の骨折）　　　　　⇒骨折した日 _____年_____月頃
  - □ 大腿骨近位部骨折（脚の付け根や股関節の骨折）⇒骨折した日 _____年_____月頃
  - □ 橈骨遠位端骨折（手首の骨折）　　　　　　　⇒骨折した日 _____年_____月頃
  - □ 上腕骨近位部骨折（肩の骨折）　　　　　　　⇒骨折した日 _____年_____月頃
  - □ その他の骨折：骨折名（　　　　　　　　　）⇒骨折した日 _____年_____月頃
  - □ なし

- たばこを吸いますか。
  - □ 吸っている、もしくは以前吸っていたがやめた
  - □ 吸わない

- お酒は飲みますか。
  - □ 飲む
  - □ 飲まない

- ステロイドを内服していますか。
  - □ 内服している
  - □ 内服していない

アンケートは以上です

ご協力いただきまして誠にありがとうございました

図1（つづき）

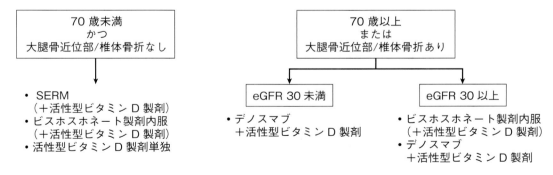

※1. 骨密度が若年成人平均値50％未満の場合または複数の脆弱性骨折の既往がある場合などは以下のパターンも考慮する

　第一選択薬　　　　　　　　　　　　　　　　　第二選択薬
　・ロモソズマブ（＋活性型ビタミンD製剤）　→　・ビスホスホネート製剤内服（＋活性型ビタミンD製剤）
　・テリパラチド　　　　　　　　　　　　　　　・デノスマブ＋活性型ビタミンD製剤

※2. 薬物アドヒアランスに問題がある場合は注射製剤を優先して選択する
※3. 骨粗鬆症治療を拒否された場合でもできる限り経過観察する
※4. 低カルシウム血症の場合にはカルシウム製剤の内服を考慮する

図2．橈骨遠位端骨折後の薬物治療適応患者に対する当科の診療プロトコル

Ⅰ. 総 論 ◆ 6. その他

受傷時

① 年齢 ＿＿＿＿＿＿ 歳　性別　□ 女性　　□ 男性
　　身長 ＿＿＿＿＿＿ cm　体重 ＿＿＿＿＿＿ kg　利き腕　□ 右　　□ 左
② 既往歴
　　（1）脆弱性骨折の既往
　　□ 脊椎骨折　□ 大腿骨近位部骨折　□ 橈骨遠位端骨折　□ 上腕骨近位端骨折　□ 肋骨骨折　□ 骨盤骨折
　　□ 下腿骨折　□ その他の骨折（　　　　　　　　　　　　　　　　　　　　　　　　　　　　）
　　（2）その他の既往歴
　　□ 糖尿病　□ 慢性腎臓病（○ 透析あり　○ 透析なし）　□ 慢性肝疾患　□ 慢性閉塞性肺疾患
　　□ 血液疾患　□ 関節リウマチ　□ 炎症性疾患（疾患名　　　　　　）　□ 脳血管障害
　　□ 内分泌疾患（疾患名　　　　　　）　□ 悪性腫瘍（疾患名　　　　　）　□ 感染性疾患（疾患名　　　　　）
③ 内服薬
　　□ 骨粗鬆症治療（治療内容　　　　　　　　　）　□ ステロイド（　　　年より内服、　　　mg/日）
④ 喫煙　　　□ あり → （　　　　本/日、　　　　年間）　□ なし
⑤ 飲酒　　　□ あり → （種類：　　　　、1回　　　　杯程、頻度：週に　　　日程）　□ なし
⑥ 受傷日 ＿＿＿＿＿ 年　　　月　　　日
⑦ 病院受診日 ＿＿＿＿＿ 年　　　月　　　日
⑧ 受傷機転
　　□ 立った位置からの転倒　□ 転落（階段など）　□ 墜落（高所から）　□ スポーツ外傷　□ 交通外傷
　　□ その他（　　　　　　　　　　　　　　　　　　　　）
⑨ 受傷側　　　□ 右側　　　□ 左側　　　□ 両側
⑩ 橈骨遠位端骨折に対する治療法　　□ 保存加療　　□ 手術加療
⑪ 胸腰椎レントゲンによる脊椎骨折
　　□ T1　□ T2　□ T3　□ T4　□ T5　□ T6　□ T7　□ T8　□ T9　□ T10　□ T11　□ T12
　　□ L1　□ L2　□ L3　□ L4　□ L5
　　□ なし
⑫ 骨密度
　　（1）検査日 ＿＿＿＿＿ 年　　　月　　　日
　　（2）結果（%YAM値）　腰椎 ＿＿＿＿ %　大腿骨全近位部 ＿＿＿＿ %　頸部 ＿＿＿＿ %
⑬ 受傷後の骨粗鬆症治療
　　□ 新規介入
　　□ 薬剤変更
　　　新規介入もしくは薬剤変更の場合　→　開始日（　　　年　　　月　　　日）　治療内容（下記より選択）
　　　　○ SERM　○ ミノドロン酸/リセドロン酸内服　○ デノスマブ　○ テリパラリド　○ ロモソズマブ
　　　　○ エディロール　○ デノタス　○ その他の内服（　　　　　　　　　　　　　　）
　　□ 治療継続
　　□ 治療なし

図 3. 受傷時の患者背景と骨粗鬆症治療に関する調査

したことないが 111 例，治療していたが中止もしくは終了となったが 12 例であり，37% が骨粗鬆症の治療を行っていた．

　橈骨遠位端骨折受傷前に生じた骨折は脊椎椎体骨折 11 例，橈骨遠位端骨折 11 例，大腿骨近位部骨折 4 例，上腕骨近位部骨折 4 例であり，70% が初発骨折であった．橈骨遠位端骨折受傷後に生じた骨折は脊椎椎体骨折 11 例，橈骨遠位端骨折 10 例，大腿骨近位部骨折 7 例，上腕骨近位部骨折 1 例であった．橈骨遠位端骨折後の二

次骨折の累積発生率は 2 年で 5.7%，4 年で 12.1% であった（図 5）．

❷多施設前向き研究の結果

　2021 年 10 月〜2024 年 4 月の期間に 104 例が登録された．平均年齢は 70.8 歳（SD 9.8 年），性別は男性 8 例，女性 96 例，受傷肢は右側 48 例，左側 55 例，両側 1 例であった．既往歴は糖尿病 10 例，悪性腫瘍 8 例，脳血管障害 5 例であった．ステロイド内服の既往を 3 例，喫煙

橈骨遠位端骨折後患者に対する骨粗鬆症治療介入のための取り組み

```
┌─────────────────────────────────────────────────────────────────────┐
│  ┌──────────┐                                                         │
│  │  再診時   │                                                         │
│  └──────────┘                                                         │
│                                                                       │
│  ① 胸腰椎レントゲンによる脊椎骨折                                       │
│    □ T1  □ T2  □ T3  □ T4  □ T5  □ T6  □ T7  □ T8  □ T9  □ T10  □ T11  □ T12 │
│    □ L1  □ L2  □ L3  □ L4  □ L5                                        │
│    □ なし                                                             │
│                                                                       │
│  ② 骨密度                                                             │
│   (1) 検査日 _____ 年 ____ 月 ____ 日                                │
│   (2) 結果（%YAM値）  腰椎 ____% 大腿骨全近位部 ____% 頚部 ____%     │
│                                                                       │
│  ③ 二次骨折の有無と内容（二次骨折があった場合には骨折日と治療内服を記載）│
│    □ 脊椎骨折      （受傷日  年  月  日  □ 保存加療  □ 手術加療 ）   │
│    □ 大腿骨近位端骨折（受傷日  年  月  日  □ 保存加療  □ 手術加療 ）   │
│    □ 橈骨遠位端骨折  （受傷日  年  月  日  □ 保存加療  □ 手術加療 ）   │
│    □ 上腕骨近位端骨折（受傷日  年  月  日  □ 保存加療  □ 手術加療 ）   │
│    □ 肋骨骨折      （受傷日  年  月  日  □ 保存加療  □ 手術加療 ）   │
│    □ 骨盤骨折      （受傷日  年  月  日  □ 保存加療  □ 手術加療 ）   │
│    □ 下腿骨折      （受傷日  年  月  日  □ 保存加療  □ 手術加療 ）   │
│    □ その他の骨折  （受傷日  年  月  日  □ 保存加療  □ 手術加療 ）   │
│   (                    )                                              │
│    □ なし                                                             │
└─────────────────────────────────────────────────────────────────────┘
```

図 4．1年ごとの再診時の二次骨折に関する調査

表 1．骨密度検査や骨粗鬆症，生活習慣などに関するアンケート調査の回答

質問項目	回答項目	回答数（例）	回答率（%）
これまでに骨密度を測る検査を受けたことがありますか．	定期的に受けている	42	100
	定期的ではないが，何度か受けたことがある	77	
	一度だけ受けたことがある	33	
	受けたことがない	42	
現在，骨粗鬆症の治療を行っていますか．	はい	71	100
	いいえ　これまで治療したことがない	111	
	治療していたが，中止もしくは終了となった	12	
骨粗鬆症について医師から説明を受けたことがありますか．	はい	109	99
	いいえ	83	
現在の骨密度や骨粗鬆症があるかどうか気になりますか．	はい	112	95
	いいえ	74	
からだのどこかがまた骨折しないか心配になりますか．	はい	90	98
	いいえ	100	
骨折の予防として，気をつけていることや生活を見直したことなどありますか．	はい	132	99
	いいえ	60	
たばこを吸いますか．	吸っている，もしくは以前吸っていたがやめた	41	100
	吸わない	153	
お酒は飲みますか．	飲む	75	99
	飲まない	118	
ステロイドを内服していますか．	内服している	8	98
	内服していない	182	

表2. 骨折に関するアンケート調査の回答

質問項目	回答項目	回答数(例)	回答率(%)
橈骨遠位端骨折の前に生じた骨折はありますか.	脊椎椎体骨折	11	100
	大腿骨近位部骨折	4	
	橈骨遠位端骨折	11	
	上腕骨近位部骨折	4	
	その他の骨折	35	
	なし	134	
橈骨遠位端骨折の後に生じた骨折はありますか.	脊椎椎体骨折	11	100
	大腿骨近位部骨折	7	
	橈骨遠位端骨折	10	
	上腕骨近位部骨折	1	
	その他の骨折	13	
	なし	161	

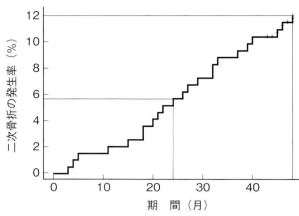

図5. 橈骨遠位端骨折後の二次骨折の累積発生率

表3. 多施設前向き研究に登録された患者の背景

調査項目		症例数(例)
既往歴	糖尿病	10
	悪性腫瘍	8
	脳血管障害	5
	その他	8
ステロイド内服歴		3
喫煙		8
週2日以上の飲酒		12
受傷機転	立った位置から転倒	85
	転落(階段など)	17
	交通外傷	1
	その他	1
橈骨遠位端骨折に対する治療法	保存療法	20
	手術療法	84
受傷前の脆弱性骨折	脊椎椎体骨折	6
	大腿骨近位部骨折	4
	橈骨遠位端骨折	8
	上腕骨近位部骨折	0
	その他の骨折	4
	なし	82

を8例,週2日以上の飲酒を12例に認めた.受傷機転は立った位置からの転倒が85例,階段からの転落が17例,交通外傷が1例,その他1例であり,スポーツ外傷例や高所からの墜落例はいなかった.治療方法は保存療法20例,手術療法84例であった.受傷前の脆弱性骨折として,脊椎椎体骨折6例,橈骨遠位端骨折8例,大腿骨近位部骨折4例に認めた(表3).

全例が骨密度検査を受けており,骨密度検査率は100%であった.84例が骨粗鬆症と診断され,骨粗鬆症の有病率は81%であった.骨粗鬆症患者に対する骨粗鬆症の治療導入率は92%となっており,内訳は薬剤の新規導入が56例,受傷前からの薬剤の変更が9例,受傷前からの薬剤の継続が12例であった.受傷前より25例が骨粗鬆症の治療を受けており,治療薬の内訳はビスホスホネート製剤11例,選択的エストロゲン受容体モジュレーター(SERM)7例,活性型ビタミンD製剤単独5例,デノスマブ2例であった.受傷後は81例が骨粗鬆症の治療を受けており,治療薬の内訳はビスホスホネート製剤36例,SERM 16例,活性型ビタミンD製剤単独11例,デノスマブ9例,テリパラチド製剤5例,ロモソズマブ4例となっていた.

受傷から1年以上経過した95例のうち,経過観察が可能であったのは51例であった.そのうち骨粗鬆症例は45例で,薬物治療がされていたのは38例であった.二次骨折の発生は脊椎椎体骨折1例のみであり,1年間の累計発生率は2.0%であった.

III. 考　察

過去の報告では橈骨遠位端骨折や脆弱性骨折を受傷した患者のうち,骨折と骨粗鬆症の関係性について理解している患者は少ないとされているが[8,9],本研究の結果,当科および関連施設を受診した橈骨遠位端骨折の患者は骨粗鬆症や骨折に対する関心が高く,半数以上の例で橈骨遠位端骨折の受傷時以外でも骨密度検査が行われていたことが判明した.一方で過去の調査で橈骨遠位端骨折の受傷時の骨密度検査率が32%であったという結果は[3],医者側の骨粗鬆症に対する関心が低いこと[10]によって,橈骨遠位端骨折の受傷時に骨密度検査が十分に行われていなかったためではないかと推察される.また橈骨遠位端骨折例の骨粗鬆症の有病率は67〜73%と報

告されており[3,11,12]，37％の患者にしか骨粗鬆症治療が行われていなかったという結果は，骨粗鬆症患者に治療が十分に行き届いているとはいえない状況と考えられる．

骨粗鬆症の治療率を上げるために，まずは橈骨遠位端骨折の治療の中核を担う整形外科医の意識改革が必要であるが，医師個人の力で骨粗鬆症治療率を向上させるには限界がある．そこで多職種による骨粗鬆症への介入，いわゆる骨粗鬆症リエゾンサービスが注目され，実際に導入した施設では骨密度検査率や骨粗鬆症治療率が向上したと報告されている[7,13,14]．その他にも骨粗鬆症診療プロトコルを導入することで骨粗鬆症治療介入に成功したという報告もある[15]．当科でも骨粗鬆症治療率を向上させるために骨粗鬆症リエゾンサービスの導入に加えて，簡潔な診療プロトコルを作成し，さらに治療介入に対する結果を明確にすることが今後の診療に対するモチベーションの維持につながると考え，前向き研究も計画した．また骨粗鬆症への介入に関しては地域全体で取り組むべき課題と考えて，個人や単施設でなく多施設で組織的に介入することとした．その結果，過去の報告と比較して骨密度検査率と骨粗鬆症の治療導入率を大きく向上させることに成功した．

治療薬も受傷前の患者でビスホスホネート製剤やSERMが中心であったが，診療プロトコルの導入によって，テリパラチド製剤やロモソズマブも使用されるようになった．テリパラチド製剤は骨折部の骨形成を促進する作用があると報告されており[16,17]，ロモソズマブは椎体骨折，非椎体骨折，大腿骨近位部骨折の抑制効果が示されている薬剤である[18]．これらの薬剤が使用されるようになった要因として，骨密度検査が行われるようになったことで骨密度がYAMの60％未満である例を確実にみつけだし，診療プロトコルに従ってテリパラチド製剤やロモソズマブを積極的に選択するようになったためと考える．

橈骨遠位端骨折後に骨粗鬆症への介入が積極的に行われるようになった一方で，受傷から1年以上経過観察が可能であった例が54％しかおらず，途中で研究から離脱してしまう例が多くみられた．ほかの報告でも橈骨遠位端骨折後患者に対する骨粗鬆症の治療継続率の低さが指摘されている[19,20]．原因として，骨折治療終了後から通院の機会がなくなること，骨折の原因が骨粗鬆症であるという認識が低いこと，経済的な理由や移動手段の問題で通院できないことがあげられる．そのため，骨粗鬆症に対する理解度を高めることに加え，ソーシャルワーカーの介入や福祉サービスの利用によって通院しやすい環境を整える必要がある[20]．本研究でも治療が途絶えない工夫が必要と考えており，まずは骨折の治療中に骨粗

鬆症の検査や治療の必要性について啓発して治療が中断しないように心がけ，治療が途絶えた患者には電話や手紙によって再診を促すなどの介入を検討している．さらに通院できない理由について調査し改善点を探ることで，今後の治療継続率を向上させたいと考えている．

Shinら[21]は橈骨遠位端骨折後患者に対して骨粗鬆症ケアの介入を行うことで二次骨折の相対リスクを65％低下させることに成功したと報告している．本研究は短期成績のみの報告であり，二次骨折の改善までは評価できなかったが，最終的に二次骨折の発生率を低下させることを目標に，引き続き骨粗鬆症への介入を継続し，この取り組みの有効性を評価したいと考えている．

ま と め

1）橈骨遠位端骨折患者は骨粗鬆症や骨折に対する関心が高いが，骨粗鬆症の治療が十分に行き届いているとはいえない状況であった．

2）診療プロトコルの導入と多施設前向き研究によって，骨密度検査率と骨粗鬆症の治療導入率を大きく向上させることに成功したが，1年以上経過観察が可能であった例が54％しかおらず，検査や治療を継続させる工夫が必要であると考えられた．

3）二次骨折の発生率を低下させるために，今後も骨粗鬆症への介入を継続していく．

文 献

1) 日本整形外科学会診療ガイドライン委員会ほか（編）．橈骨遠位端骨折の疫学．橈骨遠位端骨折診療ガイドライン2017，第2版，南江堂，東京，p10-5，2017.

2) Akahane M et al. Seasonal variation of surgically treated distal radius fracture in Japan using inpatient database：cross-sectional study. J Bone Miner Metab. 2024；42：207-13.

3) 中村勇太ほか．橈骨遠位端骨折後の骨粗鬆症に対する治療介入の現状．日手会誌．2021；38：38-41.

4) Sontag A et al. First fractures among postmenopausal women with osteoporosis. J Bone Miner Metab. 2010；28：485-8.

5) Robinson CM et al. Refractures in patients at least forty-five years old：a prospective analysis of twenty-two thousand and sixty patients. J Bone Joint Surg. 2002；84-A：1528-33.

6) Baba T et al. Inadequate management for secondary fracture prevention in patients with distal radius fracture by trauma surgeons. Osteoporos Int. 2015；26：1959-63.

7) 納村直希ほか．骨粗鬆症リエゾンサービス導入により橈骨遠位端骨折患者の骨粗鬆症治療率は向上するのか．日手会誌．2019；36：224-6.

8) 長谷奈那子ほか．橈骨遠位端骨折例に対する骨粗鬆症治療体制の構築と骨粗鬆症マネージャー介入の必要性に

関する検討. 日骨粗鬆症会誌. 2018；**4**：410-4.

9) 梶田幸宏ほか. 骨粗鬆症患者に対する骨粗鬆症認識調査：あなたは骨粗鬆症ですか？ 中部整災誌. 2012；**55**：1179-80.

10) 内山茂晴ほか. さらなる脆弱性骨折の予防. 関節外科. 2009；**28**：1117-21.

11) 岡本幸太郎ほか. 橈骨遠位端骨折患者の骨密度検診率の現状. 日手会誌. 2018；**35**：314-7.

12) 田中久美ほか. 当院における50歳以上の橈骨遠位端骨折女性患者の臨床的特徴と骨粗鬆症治療状況. 日手会誌. 2021；**37**：805-8.

13) 織田　崇ほか. 多職種連携による橈骨遠位端骨折受傷後の骨粗鬆症診療への影響：医師の意識改革のみとの比較. 骨折. 2019；**4**：627-30.

14) 原　夏樹ほか. 当科の橈骨遠位端骨折後のFracture Liaison Serviceの効果. 日手会誌. 2023；**39**：631-4.

15) 大日方嘉行ほか. 高齢者橈骨遠位端骨折手術患者に対するデノスマブを用いた新規骨粗鬆症治療介入の取り組み. 日手会誌. 2020；**36**：707-10.

16) 太田裕彦ほか. 橈骨遠位端骨折術後の骨粗鬆症患者におけるテリパラチドの有用性. Osteoporo Jpn. 2015；**23**：321-5.

17) 内山茂晴. 橈骨遠位端骨折を契機とした骨粗鬆症治療介入. 関節外科. 2019；**38**：856-61.

18) 青木保親ほか. 骨粗鬆症性椎体骨折診療マニュアル. 日整会誌. 2020；**94**：882-906.

19) 江城久子ほか. 橈骨遠位端骨折患者における骨粗鬆症リエゾンサービスによる二次骨折予防の有用性. 日手会誌. 2021；**37**：307-10.

20) Silverstein R et al. Distal radius fractures in patients aged 50 years or older：obstacles to bone health analysis and follow-up in a community setting. J Hand Surg Glob Online. 2021；**3**：88-93.

21) Shin YH et al. Osteoporosis care after distal radius fracture reduces subsequent hip or spine fractures：a 4-year longitudinal study. Osteoporos Int. 2020；**31**：1471-6.

*　　*　　*

Ⅱ．部位別疾患と保存療法

Ⅱ．部位別疾患と保存療法 ◆ 1．脊椎

骨粗鬆症性椎体骨折で難治例をつくらないための初期マネジメント*

船山　徹　辰村正紀　蒲田久典　野口裕史　三浦紘世
高橋　宏　國府田正雄　山崎正志**

[別冊整形外科 86：84〜89，2024]

はじめに

　骨粗鬆症性椎体骨折は骨脆弱性骨折のうちもっとも発生頻度が高いとされ[1]，世界一の高齢化率を誇るわが国では無床診療所から三次救急病院にいたるまで整形外科の日常診療で非常に高い頻度で遭遇する common disease である．従来，脊椎の圧迫骨折と呼ばれ医師の経験や施設の慣習に基づいた保存療法一辺倒であったわが国の本骨折の診療は，2011 年にバルーン椎体形成術が導入され保険適用となったことを契機に，この 10 年あまりで大きく進歩した．並行して本骨折の診断や評価といった画像検査の研究や保存療法の方法に関する研究もすすみ，次々に開発される新しい骨粗鬆症治療薬の導入と相まって本骨折の診療は「放っておけば治る」時代から「積極的に介入する」時代へと様変わりした．

　本骨折には診療マニュアルが存在するが[2]，いまだに診療ガイドラインは存在しない．そのため患者が最初に訪れることの多いプライマリ診療の現場に新しい知見が十分普及しているとはいいがたい．実臨床においては初期に正しい診断と適切な評価および治療介入がないまま放置に近い状態で急性期が経過してしまい，本来保存療法で治癒したであろう骨折が遅発性麻痺を呈したり，偽関節や後弯変形となったりして，最終的に椎体前方支柱の再建をはじめとする大侵襲の手術を必要としてしまう，いわゆる「難治例」がいまだに後を絶たない[3]．

　患者の運命は初期の正しい診断と適切な評価および治療介入（＝初期のマネジメント）の有無で決まる．本稿では，初期の適切なマネジメントがなかった結果「難治例」となった典型例を提示するとともに，「難治例」をつくらないために役立つ三つのポイントを紹介する．

Ⅰ．典型的な「難治例」

　症　例．78 歳，女．L2 骨粗鬆症性椎体骨折（図 1）．
　主　訴：腰背部痛．
　現病歴：併存疾患として関節リウマチがあった．転倒後の腰背部痛を主訴に近隣の病院を受診したが，新鮮椎体骨折を指摘されず帰宅指示となり，追加検査や再診指示もなかった．その後痛みが続き，4 ヵ月後に立位をとると両下肢不全麻痺が生じて歩行不能となり当科に救急搬送された．

　治療経過：入院後精査の結果，L2 椎体骨折後遷延癒合による遅発性麻痺の診断となり，側方椎体亜全摘による一期的前後合併固定術を行った．近医初診時に適切なマネジメントがあれば，おそらく保存療法で十分治癒したと考えられた症例であった．

Ⅱ．「難治例」をつくらないための初期マネジメント

❶見逃しを防ぐための荷重位と非荷重位の動態 X 線

　整形外科外来で初診時にまずできる画像検査は単純 X 線検査であるが，本骨折を疑ったら荷重位（＝立位もし

▌Key words

osteoporotic vertebral fracture，conservative treatment，surgical treatment，conservative resistant factor

---

*Initial management of osteoporotic vertebral fractures avoiding refractory condition
　要旨は第 62 回関東整形災害外科学会において発表した．
　本稿は「船山徹：進歩した骨粗鬆症性椎体骨折の初期マネジメント：難治例を作らないために」（茨城県医師会報 2024 年 5 月号）の内容を一部修正・加筆したものである．
**T. Funayama（講師）：筑波大学整形外科（Dept. of Orthop. Surg., Institute of Medicine, University of Tsukuba, Tsukuba）：
　M. Tatsumura（部長）：水戸協同病院整形外科；H. Gamada，H. Noguchi（講師），K. Miura（講師），H. Takahashi（准教授），
　M. Koda（准教授）：筑波大学整形外科；M. Yamazaki（名誉院長）：いちはら病院整形外科．［利益相反：なし．］

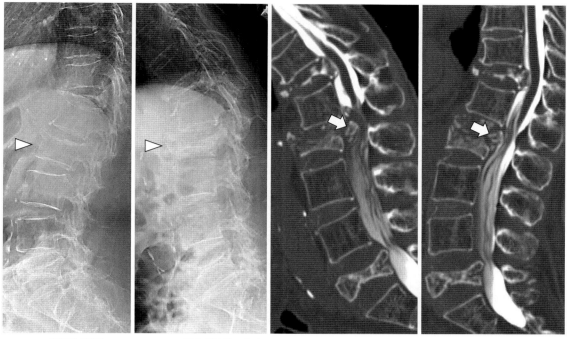
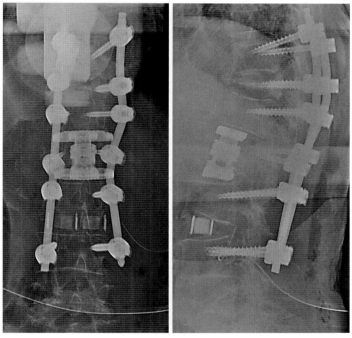

a．近医初診時　　b．4ヵ月後当科初診時　　c．半坐位　　d．仰臥位

e．術後正面像　　f．術後側面像

図1．初期に適切なマネジメントがなかったために「難治例」となった典型例．78歳，女．L2 骨粗鬆症性椎体骨折．転倒後の腰背部痛を主訴に近隣の病院を受診したが単純 X 線像（a 矢頭）で新鮮椎体骨折を指摘されず，4ヵ月後に立位をとると両下肢不全麻痺を生じて歩行不能となり当科に救急搬送された．単純 X 線像では L2 椎体が大きく圧潰していた（b 矢頭）．脊髄造影後 CT の半坐位（c 矢印）では L2 椎体の後壁骨片が脊柱管内に大きく陥入し，仰臥位（d 矢印）では後壁骨片はすみやかに椎体内におさまることが観察された．側方椎体亜全摘による一期的前後合併固定術を行った（e，f）．

くは坐位）と非荷重位（＝仰臥位）の動態側面像を撮影する（図2）．撮影体位により椎体の高さが異なっていれば新規骨折であると容易に診断でき，椎体の高さがかわらなければ既存骨折と容易に診断できる．これにより新規骨折の見逃しを確実に防ぐことができる．特に CT や MRI をもたない医療機関では非常に重要な画像検査である．

なお腰椎変性疾患の診療で撮影することの多い単純 X

Ⅱ．部位別疾患と保存療法 ● 1．脊椎

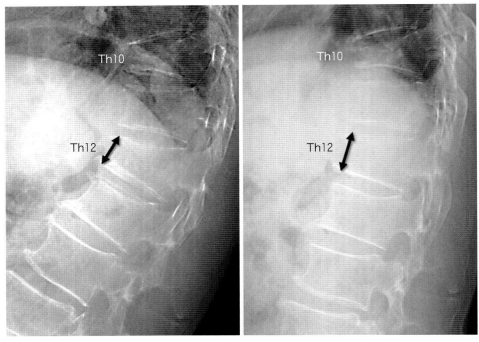

a．荷重位（立位もしくは坐位）　　　　b．非荷重位（仰臥位）

図2．初診時の荷重位と非荷重位の単純X線動態側面像（文献4より許諾を得て転載）．撮影体位によりTh12椎体の高さが異なっていることで新規骨折であることを容易に診断できる．なおTh10は撮影体位による椎体の高さがかわらなかったため既存骨折と容易に診断できる．

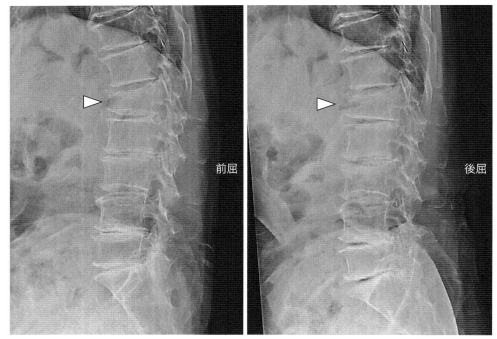

a．立位前屈位　　　　b．立位後屈位

図3．誤診を招きやすい初診時の単純X線機能写．単純X線の前後屈機能写はすべて立位での撮影のため，新規骨折（矢頭：L1）があっても椎体の高さはかわらない．これが既存骨折と誤診されてしまう最大の原因である．

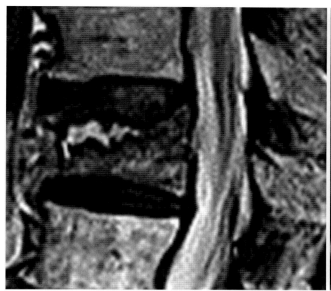 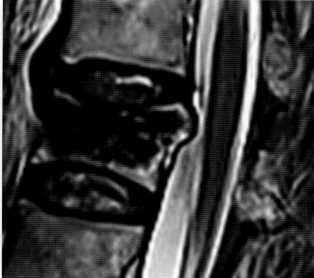

a．限局性高信号（髄液と同等）　　　　　　　　　　　　　b．広範性低信号
図4．骨折の予後不良（遷延癒合や偽関節）を予測できるMRI T2強調矢状断像（文献3より許諾を得て転載）

線の前後屈機能写はすべて立位での撮影のため，もし新規骨折があっても椎体の高さはかわらない（図3）．これが新規骨折を既存骨折と誤診してしまう最大の原因である．

❷治療介入

難治例になってしまった症例の多くは初期に適切な治療介入がなされていない[3]．しばしば見受けられる不適切な介入例として，胸腰椎移行部（Th12やL1）の本骨折にもかかわらず腰部固定帯が処方されていることがあるが，これでは骨折部をカバーできず効果がまったく期待できない．また強い腰背部痛で身動きがとれなくなっている本骨折の高齢患者に対して入院させず「自宅安静」を指示した結果，難治例になって当科に紹介される症例をしばしば経験する．「自宅安静」は同居者によほど高い介護能力がある場合以外は避けるべきである．ましてや独居老人で「自宅安静」は，事実上不可能である．無床診療所の場合はすみやかに整形外科のベッドを有する医療機関に入院できるように手配するのが，骨折治療の観点からもっとも適切な手段である．そのためにも普段から病診連携を充実させておくことが重要である．

入院後はすみやかに血液検査と，MRIとCTを撮影し，まずは転移性脊椎腫瘍，化膿性脊椎炎，多発性骨髄腫といった椎体病的骨折を起こしうるいわゆるレッドフラッグ疾患の鑑別や，脆弱性骨盤輪骨折との鑑別を行う．一般的には早期離床による保存療法が行われることが多いが，入院後一定の非荷重期間（安静臥床）を設ける保存療法も有効な手段の一つである[4,5]．筆者らは2週間の非荷重期間を設けた保存療法と早期離床による保存療法を前向きに比較したところ，2週間の非荷重期間は合併症を増加させることなく椎体圧潰と後弯変形の進行予防効果があり，後述する骨折予後不良MRI所見を有する症例では手術移行例を減少させる効果があることを報告した[6]．

なお保存療法後に日常生活動作（ADL）が低下してしまう症例をしばしば経験するが，そのリスク因子は2週間の非荷重期間を設けた保存療法の場合は後述する骨折予後不良MRI所見の一つであるT2強調広範性低信号，早期離床による保存療法の場合は後述する椎体不安定性が大きいことであった[7]．すなわち保存療法の方法の違いでADL低下のリスク因子も異なるため注意が必要である．

❸保存療法抵抗性の画像評価

本骨折は大部分の症例で保存療法が奏効するが，中には胸腰椎移行部の症例を中心に保存療法抵抗性で疼痛が持続し，ADLの改善がみられずに手術療法が必要となる症例が必ず存在する．そのため治療開始初期に保存療法抵抗性の適切な評価が重要である．

a．MRIは椎体の海綿骨の損傷状態を鋭敏に描出できる．遷延癒合または偽関節といった骨折の予後が不良になることを予測できる非常に有用な所見として，T2強調矢状断像における椎体内の限局性高信号もしくは広範性低信号が広く知られている[8]（図4）．

Ⅱ．部位別疾患と保存療法　◆　1．脊椎

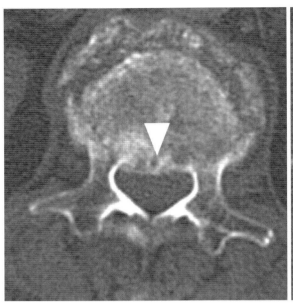
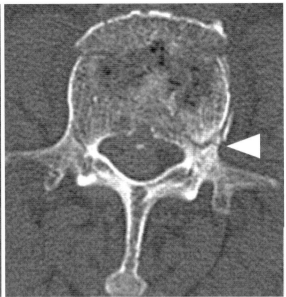

a．椎体後壁損傷（矢頭）　　　　　　　　b．椎弓根損傷（矢頭）
図5．保存療法抵抗性を示唆するCT所見（文献4より許諾を得て転載）

b．CTは椎体の皮質骨や終板の損傷状態を鋭敏に描出できる．保存療法抵抗性の評価は特に椎体の中央支柱（椎体後壁と椎弓根）の損傷に着目する（図5）．前述の骨折予後不良MRI所見を有する症例のうち最終的に手術を要した症例では椎体の後壁損傷の程度が強く，また椎弓根損傷を有する頻度が高かった[9]．

c．初診時に撮影した単純X線の側面動態撮影（図2）は，それぞれの撮影体位における椎体圧潰率を算出して，その差を求めると椎体不安定性が定量評価できる．前述の骨折予後不良MRI所見を有する症例のうち手術を要した症例では，椎体不安定性が有意に大きかった[9]．

なお実臨床では遷延癒合や偽関節となっても疼痛は改善して日常生活に支障をきたさない症例も一定数存在する[4]．すなわち遷延癒合や偽関節の場合必ずしも手術が必要であるとは限らない．図4のMRI所見はあくまで骨折の予後が不良になることを予測できるものであり，このMRI所見のみで保存療法を諦めてすぐさま手術療法へ移行するのは過大適応を招くため慎重になるべきである．したがって保存療法抵抗性を評価する際には，MRIのみならずCTと単純X線の側面動態撮影を加えて総合的に判断することが重要である．治療開始初期の段階でこれらを評価しておき，適切な治療介入をしても疼痛が改善せずADLが回復する見込みがない場合には急性期のうちに手術療法を検討する．

本骨折は低エネルギー外傷であり，受傷時から椎体前方支柱の再建術を要するような損傷形態を呈する重症例は通常存在しない．また初期に正しい診断を受けて適切な評価と治療介入がなされれば，たとえ保存療法抵抗性で手術療法が必要となっても，通常はバルーン椎体形成術や経皮的椎弓根スクリューを用いたインストゥルメンテーションといった低侵襲な後方単独治療で対応可能であった[3]．

まとめ

今日のわが国の整形外科診療の中でもっともcommon diseaseである本骨折に対する初期マネジメントを標準化していくことで，いわゆる「難治例」が一例でも減ることが期待される．

文献

1) 藤原佐枝子．骨粗鬆症性椎体骨折の疫学．日整会誌．2011；85：923-7．
2) 青木保親ほか．骨粗鬆症性椎体骨折診療マニュアル．日整会誌．2020；94：882-906．
3) 船山　徹ほか．急性期新鮮骨粗鬆症性椎体骨折に対する入院安静療法の効果．整・災外．2020；63：147-55．
4) 船山　徹ほか．骨粗鬆症性椎体骨折（急性期）に対する入院安静臥床治療：難治例を作らないために．関節外科．2021；40：521-8．
5) Abe T et al. Initial hospitalization with rigorous bed rest followed by bracing and rehabilitation as an option of conservative treatment for osteoporotic vertebral fractures in elderly patients：a pilot one arm safety and feasibility study. Arch Osteoporos. 2018；13：134．
6) Funayama T et al. Therapeutic effects of conservative treatment with 2-week bed rest for osteoporotic vertebral fractures. J Bone Joint Surg. 2022；104-A：1785-95．

7) Funayama T et al. Exploring factors affecting activities of daily living in patients with osteoporotic vertebral fractures managed conservatively : a post-hoc analysis of a prospective cohort study. Asian Spine J. 2024 ; online ahead of print.

8) Tsujio T et al. Characteristic radiographic of magnetic resonance images of fresh osteoporotic vertebral frac-tures predicting potential risk for nonunion. Spine. 2011 ; **36** : 1229-35.

9) Funayama T et al. Characteristic imaging findings pre-dicting the risk of conservative treatment resistance in fresh osteoporotic vertebral fractures with poor prog-nostic features on magnetic resonance imaging. J Orthop Sci. 2022 ; **27** : 330-4.

*　　　*　　　*

胸腰椎移行部における新鮮椎体骨折に対する保存療法（ギャッチアップ治療）について

木戸佑基　佐々木正修　須賀紀文　藤岡悠樹　田中信弘
安達伸生**

はじめに

人口高齢化の進行に伴い，脊椎椎体骨折の診療に当たる機会は近年増加している．セメントや人工骨を用いた椎体形成術やインプラントを用いた固定術などの手術療法の選択肢が多くある一方，患者の全身状態などの要因で手術療法が困難である症例も散見される．

これまで当科では手術療法が困難であった場合を含め，胸腰椎移行部の新鮮椎体骨折（osteoporotic vertebral fracture：OVF）に対して積極的に保存療法を行ってきた．本稿では，その具体的な方法について論文的考察を加えながら述べる．

I．GUP治療について

ギャッチアップ治療（GUP治療）とは，電動ベッドの頭側をギャッチアップさせ，体幹を30°挙上位に保持した状態で安静臥床とするOVFの保存療法を行う方法である[1]（図1）．これは骨折罹患椎体の開大を予防し，骨癒合をより確実に獲得することを目的としている．われわれの過去の研究で，体幹挙上角度をかえてX線側面像を撮影した際に，30°から骨折部が接触し始める[2]ことがわかっており，これに準じて30°に設定している．30°挙上することにより，体が足方向にずれることがあるため，足元に布団や箱をおき，適切な位置を維持できるように工夫している（図2）．

痛みをモニタリングしながら離床のタイミングを決定するために，原則として鎮痛薬は使用しない．安静臥床中はベッド挙上角度30°を維持し，床上でのリハビリテーションによる深部静脈血栓症（DVT）および廃用の予防を行う．食事，排泄は床上で行い，厳密な安静を保つ．日々，床上での側臥位への体位変換の際の疼痛numeric rating scale（NRS）をモニタリングし，3以下

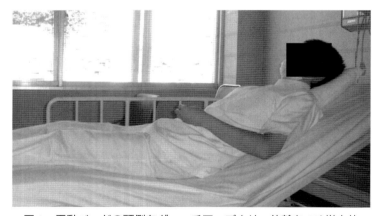

図1．電動ベッドの頭側をギャッチアップさせ，体幹を30°挙上位とする．

Key words

osteoporotic vertebral fracture, conservative therapy, thoracolumbar

*Conservative therapy for fresh vertebral fractures in the thoracolumbar
**Y. Kido：広島大学整形外科（Dept. of Orthop. Surg., Graduate School of Biomedical Sciences, Hiroshima University, Hiroshima）；M. Sasaki：西広島リハビリテーション病院；N. Suga（副部長）：松山赤十字病院整形外科；Y. Fujioka（部長）：広島市民病院整形外科；N. Tanaka（部長）：JR広島病院整形外科；N. Adachi（教授）：広島大学整形外科．[利益相反：なし．]

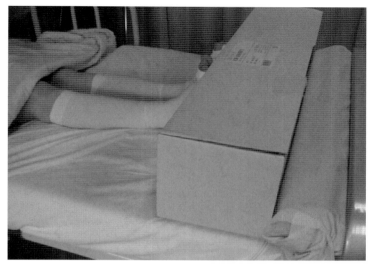

図2. 体が下にずれることがあるため足元に布団や箱をおき，適切な位置を維持できるように工夫する．DVTや廃用予防のためのリハビリテーションは片脚を突っ張った状態で行う．

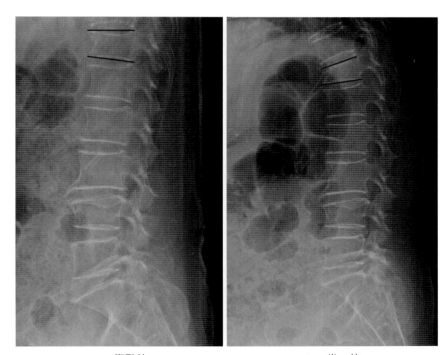

a．仰臥位　　　　　　　b．坐位

図3. 初診時X線像．楔状角は仰臥位で11.5°，坐位で22.9°．椎体上縁，下縁の角度を測定した（黒線）．

になれば傾斜台を使用した立位訓練を開始する．例外的に，後壁損傷を認める症例は原則4週の安静とする．離床時には屈曲伸展制動効果のある硬性フレームコルセットを装着する．傾斜台での立位時に疼痛がなければ徐々に歩行練習を開始する．受傷後1ヵ月ごとにCTを撮影し，骨癒合が確認できた段階でコルセットの除去を許可する．その際，被曝の影響を考慮し，通常の1/3～1/2程度の低線量での撮影を行う．

II．症例提示

症　例．72歳，女．
主　訴：腰背部痛．
現病歴：転倒により受傷し4日目に当科を受診した．
画像所見：初診時X線像でTh12椎体骨折を認め，楔状角は坐位22.9°，仰臥位11.5°であり，可動角は11.4°であった（図3）．MRI T2強調画像で椎体内に局所の高信

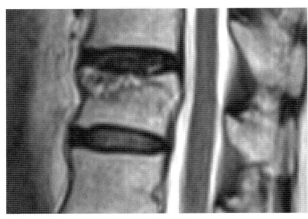
a．T1強調画像

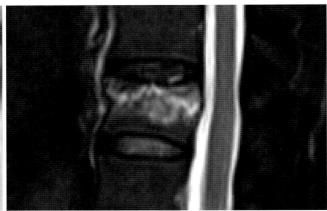
b．T2強調画像．限局した高信号域を認める．

図4．初診時MRI

号域を認めた（図4）．

治療経過：GUP治療を行った．床上での安静期間は8日間，その後体位変換でNRSが3以下となったことを確認しコルセットを装着し，傾斜台を使用した立位訓練を開始した．その後，歩行練習を行い入院34日目で自宅退院となった．治療後4ヵ月で骨癒合が確認でき，症状の遺残はなく経過は良好であった．

III．考　察

OVFは日常でよく遭遇する脆弱性骨折であるが，骨折の程度や患者背景は症例により大きな差があり，標準的な保存療法は確立されておらず[3]，それぞれに応じた治療方法の選択が必要と考える．

MRIはOVFの診断に有用であり，T2強調矢状断像における局所の高信号域とびまん性の低信号域を有する場合は予後不良であり，特に骨癒合の遷延や偽関節となる可能性が高いとの報告がある[4]．また，Funayamaらは2週間のベッド上での安静により予後不良因子を有する患者が，安静加療後に手術療法に移行する割合を有意に減少させると報告している[5]．月坂らはOVF患者に対する厳格な保存療法が日常生活動作（ADL）の保持に有用であることを報告している[6]．われわれは過去に後壁損傷を認める症例を含む神経症状を有さない胸腰椎移行部におけるOVFに対してGUP治療を行い，54例中52例（96.3％）で骨癒合が得られたことを報告した[2]．本稿で提示した症例も予後不良因子を有していたが，厳密な安静（GUP治療）により良好な経過が得られた．これらの結果から初期に厳格な安静加療を行うことで，予後不良因子を擁するOVFでも骨癒合が期待できると考える．

まとめ

1）OVFに対する保存療法（GUP治療）の実際について述べた．

2）厳格な保存療法を行うことにより，高い骨癒合率が期待できると考えられた．

文　献

1) 世良　哲ほか．骨粗鬆症性椎体骨折の保存加療の検討：椎体後壁損傷例を中心に．中四整会誌．2006；**18**：201-5.
2) 佐々木正修ほか．胸腰椎移行部の新鮮骨粗鬆症性椎体骨折に対し，30°頭側を挙上して安静臥床を行った保存治療例の臨床成績．J Spine Res．2019；**10**：914-20.
3) Parreira PCS et al. An overview of clinical guidelines for the management of vertebral compression fracture：a systematic review. Spine J. 2017；**17**：1932-8.
4) Tsujio T et al. Characteristic radiographic or magnetic resonance images of fresh osteoporotic vertebral fractures predicting potential risk for nonunion：a prospective multicenter study. Spine. 2011；**36**：1229-35.
5) Funayama T et al. Therapeutic effects of conservative treatment with 2-week bed rest for osteoporotic vertebral fractures：a prospective cohort study. J Bone Joint Surg. 2022；**104-A**：1785-95.
6) 月坂純也ほか．当院における骨粗鬆症性新規椎体骨折に対する積極入院療法の成績．J Spine Res．2023；**14**：1439-42.

＊　　＊　　＊

Ⅱ．部位別疾患と保存療法 ◆ 1．脊椎

椎間板性腰痛
── 診断と全内視鏡下脊椎手術*

水谷幸三郎　伊藤　浩　西良浩一**

［別冊整形外科 86：93〜96，2024］

はじめに

腰痛は，2022（令和4）年国民生活基礎調査において有訴者率男女ともに1位となり，今や国民病と称されている．中でも椎間板性腰痛は椎間関節や仙腸関節由来の腰痛よりも若年から発症し，慢性腰痛の26〜42％を占めるとされ[1~3]，診断，治療価値は非常に高い．しかしながら，非特異的腰痛の確定診断は決して容易ではなく，診断がつかないまま診療を継続することは，医師・患者双方にとってストレスとなる．

本稿では，われわれが行っている椎間板性腰痛の診断手順，局所麻酔下の全内視鏡下脊椎手術，運動療法について解説する．

Ⅰ．病　　態

正常椎間板は，中心部の髄核と外層を取り囲む線維輪の2層構造をしている．神経や血管は線維輪外層1/3にのみ存在し，痛みに鈍感な組織である．しかしながら，線維輪の断裂や変性が生じた病的椎間板では，神経線維が内層まで侵入し，慢性腰痛の原因と考えられている[4]．また，血管も神経同様に病的椎間板では内層に侵入することが報告されている[5]．

さらに病的椎間板では炎症性サイトカインが発現し疼痛を感作する．椎間板の変性が進行すると腰椎不安定性が生じ，さらなる炎症性サイトカインの誘導を引き起こし疼痛が遷延化する[4]．

Ⅱ．診　　断

❶問　　診
椎間板性腰痛の診断においては，問診が何より重要で

ある．坐位や前屈位により椎間板内圧が上昇し，腰痛が誘発される．坐位の中でも正座は可能であるが，長座や体育座り，ソファーに座ることを避ける場合が多い．生活に即した腰痛悪化要因としては，洗顔や靴下の着脱があげられる．まったく困難なこともあるが，腰椎を伸展し股関節や膝関節を屈曲することで代償して行っている場合や，洗面台に肘をついて緩和している場合があるため，実際に姿勢をとってもらう必要がある．また，咳やくしゃみを怖がる場合も椎間板性腰痛を疑う．

❷画像診断（MRI）
画像検査では，MRI T2強調画像における線維輪後方の高信号域（high-intensity zone：HIZ）が重要である．Aprillらの原著では，① 線維輪後方の高輝度領域，② 周囲の線維輪の低輝度により髄核と明確に区別される，③ 髄核よりも明るい高輝度領域と定義されている[6]．矢状断像で評価されることが多いが，HIZが正中にない場合やスライスにより確認できない場合があるため，必ず水平断像も確認している（図1）．さらに，コントラストを変化させることでHIZが浮かび上がることがあり診断率が高まる．

HIZの発生頻度は，腰痛患者において28〜59％であるのに対し，非腰痛患者でも20.2〜56％とされ，HIZの病的意義は確立されていない[7]．われわれはHIZには症候性HIZと無症候性HIZが存在すると考えており，次に説明する椎間板造影検査にて確定診断を行っている．

❸画像診断（CT discography）
椎間板造影検査は，手術療法を想定し腹臥位で行っている．造影剤は通常1〜3 ml程度注入し，線維輪後方が

▌Key words

discogenic pain，FESS，HIZ，TAT，FED-TA

*Diagnosis and full-endoscopic spine surgery for discogenic pain
**K. Mizutani，H. Ito（教授）：旭川医科大学整形外科（Dept. of Orthop. Surg., Asahikawa Medical University, Asahikawa）；
　K. Sairyo（教授）：徳島大学整形外科．［利益相反：なし．］

II. 部位別疾患と保存療法 ● 1. 脊椎

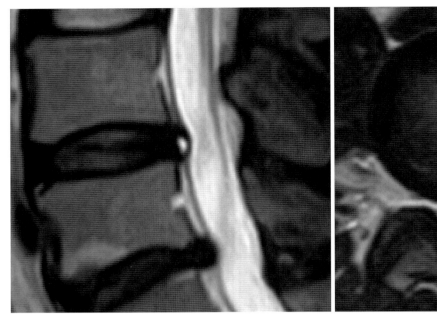
a．矢状断像

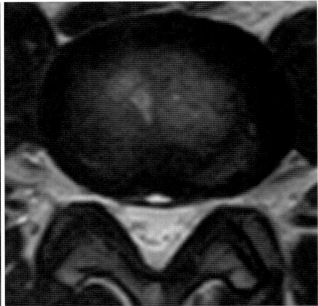
b．水平断像

図1．腰椎単純MRI T2強調画像．L4/L5椎間板の線維輪後方正中にHIZを認める．

造影された時点で終了としている．典型例ではこの時点で普段感じている腰痛が出現し（再現痛），局所麻酔薬注入後，疼痛が消失する．

椎間板造影後，腹臥位でCT撮影を行う．典型例では線維輪断裂像を認める．Yeungらは，線維輪の断裂像をtoxic annular tear（TAT）と呼称し，炎症性肉芽組織により椎間板性腰痛を引き起こす所見として報告している[8]．われわれの先行研究では，HIZとTATの両方を認めた40椎間において，TATは全例HIZの部位に向かっていた．

複数の椎間板にHIZを認めてそれぞれに椎間板造影を行う場合，再現痛が出現する椎間板と出現しない椎間板が存在する．腰痛の原因となっている椎間板を特定するためには，現状，椎間板造影が必須である．

III. 全内視鏡下脊椎手術

椎間板性腰痛に対する手術療法として，固定術が選択されることがあるが，侵襲の大きさや術後の隣接椎間障害が問題となる．われわれは，経椎間孔アプローチを用いた局所麻酔下full-endoscopic discectomy and thermal annuloplasty（FED-TA）を施行している[9,10]．FED-TAは椎間板内圧の減圧と線維輪断裂部に侵入した神経線維をラジオ波バイポーラで焼却することを目的としている．腰背筋群のダメージを抑え，腰椎の可動性が温存できる点で優れていると考えている．

また，線維輪断裂部には炎症性瘢痕や新生血管を認め，神経線維の侵入を惹起していると考えられる[11]．同部位を処置している際に再現痛を認めることが多く，疼痛の消失が術式のエンドポイントとなる．

IV. 運動療法

椎間板性腰痛患者において，運動療法が重要なことは明白である．われわれは，外来診療中や術後にピラティスを用いた体幹運動療法を指導している[11]．Joint by Joint Theoryに基づき，腰椎の安定性と胸椎・股関節の可動性を向上させ，腰椎へのメカニカルストレスを軽減させる．ピラティスには器械ピラティスとマットピラティスがあるため，自宅でもエクササイズを継続することができ，患者満足度は非常に高いと感じている．

V. 症例提示

症　例．44歳．男．運送業．
主　訴：腰痛．
現病歴：20年来の腰痛を認めた．著明な前屈時痛を認め，咳やくしゃみに伴い腰痛が増悪していた．
画像所見：MRI，CT discographyにより椎間板性腰痛の診断がつき（図2），FED-TAを試行した．
治療経過：椎間板内に内視鏡を挿入すると，TATに沿って新生血管を認め（図3），同部位の処置中に再現痛を認めた．術翌日から腰痛は軽減し，術後1ヵ月で腰痛visual analogue scale（VAS）は術前8から3に改善した．

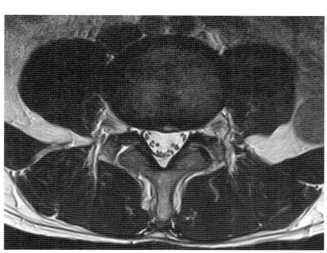
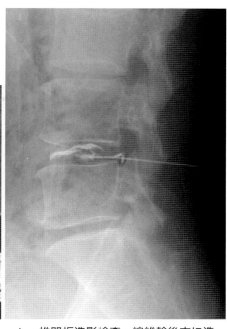

a．腰椎単純 MRI T2 強調水平断像（L4/L5）．線維輪後方正中に HIZ を認める．

b．椎間板造影検査．線維輪後方に造影剤の漏出を認め，再現痛が出現した．

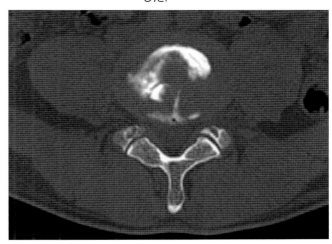

c．CT discography における L4/L5 水平断像．線維輪後方正中に TAT を認める．

図2．画像所見

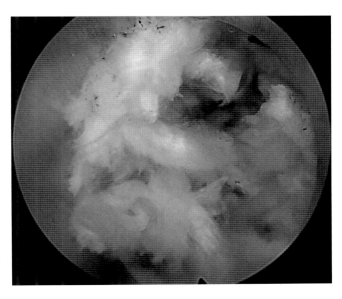

図3．椎間板内視鏡視所見．線維輪断裂部に発赤した炎症性肉芽組織を認める．同部位を切除しラジオ波バイポーラで焼却した．

ま　と　め

　1）近年，椎間板性腰痛の病態が解明されたが，確定診断は決して容易ではない．丁寧な問診とMRIにおけるHIZを手がかりに，椎間板造影検査を行うことが診断の糸口となる．

　2）FED-TAは非常に低侵襲な術式であり，新たな治療選択肢となりうる．

文　献

1）DePalma MJ et al. What is the source of chronic low back pain and does age play a role? Pain Med. 2011；**12**：224-33.

2）Schwarzer AC et al. The prevalence and clinical features of internal disc disruption in patients with chronic low back pain. Spine. 1995；**20**：1878-83.

3）Manchikanti L et al. Evaluation of the relative contributions of various structures in chronic low back pain. Pain Physician. 2001；**4**：308-16.

4）Ohtori S et al. Pathomechanisms of discogenic low back pain in humans and animal models. Spine J. 2015；**15**：1347-55.

5）Fournier DE et al. Vascularization of the human intervertebral disc：a scoping review. JOR Spine. 2020；**3**：e1123.

6）Aprill C et al. High-intensity zone：a diagnostic sign of painful lumbar disc on magnetic resonance imaging. Br J Radiol. 1992；**65**：361-9.

7）Jha SC et al. Clinical significance of high-intensity zone for discogenic low back pain：a review. J Med Invest. 2016；**63**：1-7.

8）Yeung A et al. Endoscopic identification and treating the pain generators in the lumbar spine that escape detection by traditional imaging studies. J Spine. 2017；**6**：1000369.

9）Manabe H et al. Thermal annuloplasty using percutaneous endoscopic discectomy for elite athletes with discogenic low back pain. Neurol Med Chir. 2019；**59**：48-53.

10）手束文威．椎間板性腰痛の痛みを視る．臨整外．2023；**58**：1155-9.

11）藤谷順三．ピラティス：コントロロジー．非特異的腰痛の解体新書，西良浩一（編），文光堂，東京，p44-9，2023.

＊　　　＊　　　＊

II. 部位別疾患と保存療法 ◆ 1. 脊椎

成長期腰椎分離症の診断と保存療法*

寺門　淳　中村俊文　諸澄孝宜**

[別冊整形外科86：97～100, 2024]

はじめに

　成長期腰椎分離症はスポーツを行う青少年に多くみられ，その本態はほとんどが関節突起間部の疲労骨折である．1990年代には先天的素因説と疲労性骨膜障害の2説があり，統一された見解は出ていないとされていた[1]．しかし，MRIが一般病院や整形外科診療所に急速に普及するとともに本疾患の認知も広がり，2000年代には疲労骨折説が定着したものと思われる．

　現在では，基幹病院整形外科外来や整形外科診療所でもたびたび診察する機会が増えており，本稿では近年の成長期腰椎分離症の診断・治療の進歩や注意点につき自験例を中心に解説する．

I. 成因と頻度

　成長期腰椎分離症の成因についてはSairyoらの有限要素解析法による論文が有名であろう．この中でSairyoらは運動中の腰椎関節突起間部にかかる応力解析を行い，腰椎の伸展・回旋運動が腰椎分離症の発症に関与することを証明した[2]．実際の診療現場でも本疾患の患者は腰椎の伸展・回旋時に腰痛が増強すると訴えることが多い．しかし，腰椎分離症の患者の中には腰椎の運動動作とは関連なく痛みを訴えたり，腰椎屈曲時に腰痛が増強する患者も存在し，必ずしも腰椎伸展・回旋時に増強する腰痛は腰椎分離症に特異的な症状ではない[3]．

　頻度に関してはさまざまな報告がある．日本人における全世代をとおしての腰椎分離症の保有率は約6%とされているが，スポーツを行う青少年の腰痛患者における腰椎分離症の発生率は高い．2000年代における腰椎分離

症に関する報告では，整形外科外来を受診した成長期の腰痛患者における保有率を約25～40%とするものが多いが[4,5]，近年の報告では約40～50%以上とするものが多くなっている[6]．これは本疾患の認知が広まったことで患者が早期に医療機関を受診したり，医療機関でも早期にMRIを施行するなどスクリーニング率が上昇した影響ではないかと考える．しかし，これらの報告はいずれもMRIを施行した患者に占める腰椎分離症の保有率であり，MRI施行の基準が示されているものは少ない．

　そこでわれわれは，当院を受診した腰痛を訴える青少年を対象として，原則全例にMRI検査を処方した．閉所恐怖症などの患者を除き，検査の必要性を説明して同意が得られた患者に対してMRIを施行した．その結果，小学生の腰痛患者における腰椎分離症（急性期）の保有率は40%であり[7]，中高生における保有率は56.1%であった[8]．特に中高生男子で腰椎伸展時に腰痛が増強する患者に限定すると，その保有率は実に73.2%に達した．この保有率から考えても，スポーツを行う青少年が腰痛を主訴として整形外科外来を受診した場合には，MRIは第一選択になるべき検査と考える．

II. 診　　断

　診断は前述のとおりMRIにてスクリーニング検査を行い，short TI inversion recovery（STIR）画像において関節突起間部に骨髄浮腫を認めるものを腰椎分離症（急性期）と診断する．成長期腰椎分離症は超初期である場合，発症から平均7週くらいで腰痛が消失する（未発表）．患者が腰痛発症から2週間自宅で様子をみてから初診したと仮定すると，医師が初診から3週経過をみると

■ Key words

lumbar spondylolysis, fatigue fracture, diagnosis, conservative treatment

*Diagnosis and conservative treatment for lumbar spondylolysis in children and adolescents
　要旨は第95回日本整形外科学会学術総会において発表した．
**A. Terakado（理事長），T. Nakamura（理学療法士），T. Morozumi（理学療法士）：北千葉整形外科（☎ 262-0032　千葉市花見川区幕張町1-7689-1；Kitachiba Orthopaedic Clinic, Chiba）．［利益相反：なし．］

Ⅱ．部位別疾患と保存療法 ◆ 1．脊椎

表1. CTとMR bone imagingの矢状断における腰椎分離症の形態分類と病期（文献7，9より許諾を得て改変し転載）

病期	正常	初期		進行期	終末期
CT					
MR bone imaging					
形態分類	O型：分離がない	Ⅰa型：矢状断の亀裂が関節突起間の1/2未満の不完全分離	Ⅰb型：矢状断の亀裂が関節突起間の1/2以上の不完全分離	Ⅱ型：分離の辺縁が不正である完全分離	Ⅲ型：分離の辺縁が鈍である完全分離（偽関節）

表2. 腰椎分離症のCTとMR bone imagingの形態の対比（文献9より引用・改変）．下線はCTとMR bone imagingの形態が一致したことを示す．

MR bone imaging ＼ CT	O型	Ⅰa型	Ⅰb型	Ⅱ型	Ⅲ型	計
O型	<u>61</u>	38	4	1	0	104
Ⅰa型	2	<u>25</u>	5	5	0	37
Ⅰb型	0	0	<u>10</u>	11	0	21
Ⅱ型	0	0	0	<u>9</u>	0	9
Ⅲ型	0	0	0	0	<u>9</u>	9
計	63	63	19	26	9	180

腰椎分離症があっても腰痛が消失していることがある．腰痛が消失している場合，本人および保護者の検査に対する同意を得るのがむずかしくなる．成長期のスポーツを行う子供が腰痛を訴えて受診した際にはなるべく早期にMRIを施行したほうがよいと思われる．

MRIのSTIR画像で骨髄浮腫を認めたものに関してはCT検査を行い，分離の亀裂の程度から病期を診断し，治療方針を決定するのが一般的である[4]．筆者はMRIとCTの矢状断における分離の亀裂の程度から初期（不全分離），進行期（完全分離），終末期（偽関節）に分け（表1），その組み合わせなどによりコルセットを選択し，治療期間の目安を治療開始時に設定している[7,8]．しかし，2021年ごろよりMRIによる骨条件類似画像（MR bone imaging）が使用され始めてきている．MR bone imagingはMRIでCTに類似した画像を得ることができる検査である（表1）．MR bone imagingによりCTを省略することができれば患者の放射線被曝をなくすことができ非常に有用である．筆者は1.5 T-MRIの装置を用いてMR bone imagingを撮像している．その結果，感度63.2％，

特異度96.8％，陽性的中率93.5％，陰性的中率58.7％であった[9]．感度と陰性的中率が低い点をSTIR画像で補うことによって，症例によってはCT検査を省略できる可能性もある．ただし，1.5 T-MRIの装置を用いたMR bone imagingは分離の亀裂を過小評価する傾向にあり注意が必要である（表2）．

骨癒合の判定は現在のところCTを用いて行っている．筆者らは分離部の亀裂が完全に消失したものを画像的癒合，亀裂が残存していても透過性が低下して椎間関節部幅の1/2未満に縮小し，腰痛が消失したものを臨床的癒合と定義して運動復帰を決定している[7]．この骨癒合定義に従うと，腰椎分離症のうち初期Ⅰa（矢状断での亀裂が椎間関節部幅の1/2未満のもの）の平均癒合期間は約14週，初期Ⅰb（矢状断での亀裂が椎間関節部幅の1/2以上のもの）の平均癒合期間は約21週，進行期の平均癒合期間は約34週であった[10]（表3）．したがって，たとえば進行期であれば最低でも6ヵ月は骨癒合しないわけであり，骨癒合確認のために毎月CT検査を行う必要などはまったくない．骨癒合を確認するためのCT検査

表3. 中高生の片側腰椎分離症の半硬性コルセットによる骨癒合
（文献10より引用・改変）

CT分類	総ヵ所数	癒合（ヵ所）	癒合率（%）	平均癒合期間 [初診〜（週）]
Ⅰa⁻型	7	7	100	9.6
Ⅰa型	105	100	95.2	14.4
Ⅰb型	16	14	87.5	21.7
Ⅱ型	5	2	40.0	34.2
Ⅲ型	1	0	0	

はその分離の病期に合わせてなるべく1回限りとして，画一的にならないように注意する．MR bone imagingが骨癒合の診断に使用できるか否かはいまだ報告がなく，今後の議論がまたれる．

Ⅲ. 保存療法

成長期腰椎分離症の治療の基本は装具療法となる．装具療法に使用するコルセットの固定力を力学的に調べた報告では，硬性コルセットは屈曲・伸展・回旋・側屈の全方向において高く制動し，半硬性コルセットは回旋や側屈方向への制動力は低いが，伸展方向において高く制動し，軟性コルセットは屈曲方向において高く制動するとしている[11]．しかし，腰椎分離症の症例数の少なさや倫理的問題から同一報告者からコルセット別の成績を比較を報告したものは少ない．

筆者らは当院において軟性コルセットを使用していた時期，半硬性コルセットを使用していた時期，硬性コルセットを使用していた時期に分けて治療成績を比較した．その結果，軟性コルセットの骨癒合率は33%，半硬性コルセットの骨癒合率は71%，硬性コルセットの骨癒合率は86%であった[12]．したがって，腰椎分離症の装具療法においては硬性コルセットを使用するのがもっとも望ましいことが証明された．しかし，比較的骨癒合率が高いとされる中高生・初期・片側の分離に限定して半硬性コルセットを使用した報告では初期Ⅰaの骨癒合率95.6%，初期Ⅰbの骨癒合率87.5%であり，硬性コルセットと遜色のないものであったとするものもある[10]．したがって，症例によっては半硬性コルセットによる治療も考慮しつつ，腰椎分離症の骨癒合不良因子といわれる小学生・両側発症例・潜在性二分脊椎（SBO）を合併するものに対しては硬性コルセットを使用して治療に当たるべきと思われる．

骨癒合不良因子をもち骨癒合が低いと考えられるグループに対しては，治療開始時に骨癒合をめざさずに疼痛管理だけを行いスポーツ復帰を目標とする場合もあ

る．特に中高生において患側が初期であっても反対側に終末期を有しているようなケースは骨癒合率が低く，たとえ骨癒合しても治療期間が長期に及んだり再発することもある．このような場合には治療開始時に骨癒合しなかったときの考えうる状況を説明し，本人と保護者の了承を得てスポーツ復帰をめざす．しかし，小学生では骨癒合の低いと考えられるグループであっても筆者は硬性コルセットを使用して治療をしている．その理由として，小学生に完成してしまった腰椎分離症はすべり症に移行する可能性が高いので硬性コルセットを使用することによってその進行を最小限にすること，また小学生の腰椎分離症は終末期であっても癒合するケースが存在することがあるためである．以上により，小学生の骨癒合の低い腰椎分離症に関しては中高生とは異なる方針で治療に当たっている．

成長期腰椎分離症に対する典型的リハビリテーション（以下，リハビリ）プロトコルは存在しないが，当院で行っているリハビリの例を紹介する．リハビリのすすめ方は分離症の進行度，組み合わせ，骨癒合阻害因子の有無などによって異なり画一的ではない．もっとも頻度が多い片側で初期の分離症に対するリハビリでは，腰痛が強い時期にはまずすべての運動の休止と安静が必要である．治療開始当初から腰部・体幹の安定性と股関節の可動性を向上させるストレッチを行っていく．腰椎伸展時の腰痛が半分程度になった時点でエアロバイク・筋力トレーニングを開始し，筋力・体幹のバランスおよび協調性を評価してジョギング開始としている．伸展時の腰痛がほぼ消失した時点でCTを行い，骨癒合を確認した後に運動復帰としている．運動復帰にあたっては装具を装着して腰椎の伸展・回旋運動の少ない基礎的なドリルから導入し，各スポーツ種目に特徴的なトレーニングを順次行っていく．理学療法士は各々の動作を確認し，腰椎に急激な負荷がかかっていないかを点検しながらリハビリをすすめる．決して患者任せにして運動レベルを上げるのではなく，具体的な動作を指導しなくてはならない．

ま と め

1）整形外科外来でよく遭遇する疾患として成長期腰椎分離症の診断と保存療法に関して解説した.

2）本疾患は決してめずらしい疾患ではなく，早期発見・早期治療により多くは骨癒合することができることを認識していただきたい.

文　献

1）田島直也ほか. 成長期スポーツ選手の腰痛. 脊椎脊髄ジャーナル. 1992；**5**：337-42.

2）Sairyo K et al. Spondylolysis facture angle in children and adolescents on CT indicates the facture producing force vector-A biomechanical rationale. Internet J Spine Surg. 2005；**1**（2）.

3）杉浦史郎ほか. 成長期スポーツ腰椎傷害の理学診断. 日整外スポーツ医会誌. 2007；**27**：309-14.

4）大場俊二ほか. 腰椎疲労骨折における画像診断的検討：CT と MRI 所見の関連と変化. 日整外スポーツ医会誌. 2004；**24**：266-71.

5）小林良充. 成長期スポーツ選手の腰椎分離症に対する診断と治療. 日臨スポーツ医会誌. 2008；**16**：322-30.

6）三宅秀俊ほか. 成長期腰痛における新鮮腰椎分離症の特徴. 日臨スポーツ医会誌. 2023；**31**：86-91.

7）寺門　淳. 小学生の腰椎分離症. 脊椎脊髄ジャーナル. 2021；**34**：17-23.

8）寺門　淳ほか. 整形外科外来を受診する中高生の伸展時腰痛の約 6 割は腰痛分離症（急性期）によるものである. 日臨整誌. 2022；**47**：51-6.

9）寺門　淳ほか. 成長期腰椎分離症における Bone imaging MRI の診断率. J Spine Res. 2024；**15**：929-34.

10）寺門　淳ほか. 当院における中高生の腰椎分離症の癒合率調査（第一報）：片側例に対する半硬性コルセットによる治療. J Spine Res. 2023；**14**：959-65.

11）Fujimoto Y et al. What type of orthosis is optimal for conservative treatment of lumbar spondylolysis?：a biomechanical analysis. Spine Surg Relat Res. 2019；**4**：74-80.

12）三橋彩乃ほか. 小学生の腰椎分離症患者に対するコルセットの種類による骨癒合率調査. 日臨スポーツ医会誌. 2024；**23**：430-6.

＊　　　＊　　　＊

胸鎖関節炎の診断と治療*

長 沢 謙 次**

はじめに

　胸鎖関節も炎症を起こし胸鎖関節痛を起こしうるが，本病態はほとんど知られていないと思われ，正確に診断されていないと推察される．

　本稿では，2007～2023年に経験した胸鎖関節炎例について報告する．

Ⅰ．対象および方法

　対象は男性4例，女性7例の11例で，平均年齢56.5（30～73）歳であった．主症状に胸鎖関節痛であったが，前頚部痛，後頭部痛，肩甲骨部痛を訴えた症例もあった．ほぼ全例で肩の可動域（ROM）制限を伴い，胸鎖関節部にもっとも強い圧痛を認めることが診断のポイントであった．有症状期間は1日～半年で平均40日であった．

　発症要因は，ゴルフの練習が2例，4ヵ月にわたる咳，洗濯機内のゴミをとろうとして無理な姿勢をとったこと，バレエのレッスン，テーブルを片手で持ち上げる作業，ベンチプレス，関節リウマチ（RA）が各1例，不明3例であった．

Ⅱ．結　果

　治療に関して，5例は胸鎖関節内注入療法のみとし，2例は非ステロイド性抗炎症薬（NSAIDs）・プレドニゾロンの処方，4例は胸鎖関節内注入療法とNSAIDs・プレドニゾロンの処方の併用とした．胸鎖関節内注入療法は，トリアムシノロンアセトニド10mgと1%プロカイン0.5ml，イオヘキソール240注射液1ml液を混合し，27G注射針を使用してその1ml前後を鎖骨近位端部の胸骨から頭側に突出した部位に接しながら1cmほど垂

直方向に近い角度で刺入し注入した．造影撮影は，尾側から30°の傾斜で両側胸鎖関節を同時に撮影した．治癒までの期間は平均6.7（1～19）日であった．

Ⅲ．症 例 提 示

　症例1．59歳，女．

　主　訴：前頚部～両側胸鎖関節痛．

　現病歴：前頚部～両側胸鎖関節部にかけての痛みが2週間以上続き，後頚部～後頭部痛の訴えにより発症より17日後に当院を受診した．夜間痛で何度も覚醒しているとのことであった．本人は週3回行っているバレエの練習が原因ではではないかと考えていた．

　初診時所見：両肩屈曲150°，外転160°でROM制限は認めなかった．両側胸鎖関節に圧痛を認めた．MRI所見（図1）に関して，T2*冠状断像では右胸鎖関節に軽度の炎症所見を認めるのみであったが，short TI inversion recovery（STIR）冠状断像では両側胸鎖関節とも尾側に炎症所見の高輝度所見を認め，両側鎖骨近位端内に炎症所見を認めた．

　治療経過：両側の胸鎖関節内注入療法のみを施行したが，1週間で治癒し再発はなかった．本例は11例の中で唯一鎖骨近位端内にSTIR高輝度所見を認めており，胸肋鎖骨過形成症の病態の可能性も考慮されたが，両側胸鎖関節内注入療法のみで症状が治癒したこと，また本例は20年来のかかりつけの患者でそれ以外の胸肋鎖骨過形成症の症状の訴えは経験していなかったことから，胸鎖関節炎と診断した．

　症例2．55歳，女．

　主　訴：右胸鎖関節痛．

　現病歴：洗濯機内のゴミをとるために10分間にわたり

■Key words

osteoarthritis of the sternoclavicular joint,　MRI,　conservative therapy

*Diagnosis of treatment of osteoarthritis of the sternoclavicular joint
**K. Nagasawa（理事長）：ながさわ整形外科（℡960-0231　福島市飯坂町平野字原東50-1；Nagasawa Joint & Bone Clinic, Fukushima）．［利益相反：なし．］

Ⅱ．部位別疾患と保存療法　2．肩関節

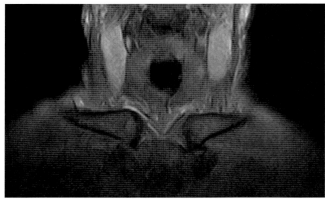

a．両側胸鎖関節 MRI T2*冠状断像

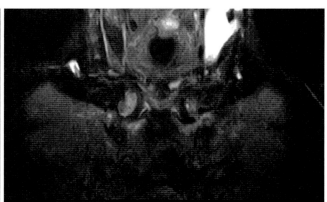

b．両側胸鎖関節 MRI STIR 冠状断像

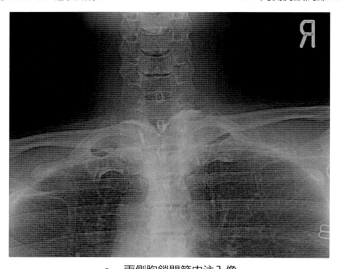

c．両側胸鎖関節内注入像

図1．症例1．59歳，女．画像所見

無理な姿勢をとったときに，右胸鎖関節痛が発症した．当初は visual analog scale（VAS）4程度であったが，2～3日後に VAS 8～9 となった．早期から他院整形外科に通院し，後頸部にトリガーポイント注射を受けるとともに NSAIDs の処方を受けたが改善せず，最後に頸部前方にトリガーポイント注射を受けたところ症状が増悪し，右上肢の挙上が困難になった．その後，二つの接骨院に通院し，かかりつけの内科医にも相談したが症状は軽減せず，1ヵ月後には VAS 8～10 の痛みとなり，当院を受診した．

初診時所見：右胸鎖関節〜鎖骨部にかけての痛みを訴え，右胸鎖関節に強い圧痛を認めた．右肩屈曲 100°，外転 50°であった．MRI 所見では右胸鎖関節に重度の関節炎の所見を認めた（図2）．

治療経過：右胸鎖関節内注入療法のほか，ロキソプロフェン 3 錠・プレドニゾロン 2.5 mg 3 錠を 7 日分処方したところ，VAS10 から 4 に軽減した．その後，メロキシカム 1 錠・プレドニゾロン 2.5 mg 1 錠を 7 日分処方した

が，5日服用したところで痛みは消失した．

症例3．30歳，男．

主　訴：右鎖骨部痛．

現病歴：80 kg のベンチプレスを行っていたところ，右鎖骨遠位端側でゴムが切れるような感覚を覚え発症した．翌日，左鎖骨部痛で当院を受診した．

初診時所見：圧痛は右胸鎖関節部に認め，ほかの鎖骨部や肩鎖関節部には認めなかった．右肩屈曲 65°，外転 85°であった．MRI 所見に関して，STIR 冠状断像では右胸鎖関節に重度の関節炎を認め，T2*横断像では右胸鎖関節の関節円板が不明瞭となり損傷を起こしたことが推察された（図3）．

治療経過：右胸鎖関節内注入療法を施行し，ロキソプロフェン 2 錠・プレドニゾロン 2.5 mg 2 錠を 5 日分処方した．初診 1 週後の安静時痛は VAS 2 で，右肩運動痛は VAS 8 から 5 に軽減した．右胸鎖関節の圧痛は陰性で，右肩屈曲 140°，外転 145°に改善した．同処方を 5 日継続したところ，初診 3 週後には日常生活動作（ADL）時の

胸鎖関節炎の診断と治療

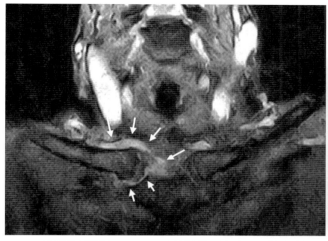

a．両側胸鎖関節 MRI STIR 冠状断像（矢印：関節水症）

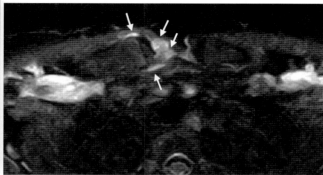

b．両側胸鎖関節 MRI STIR 横断像（矢印：関節水症）

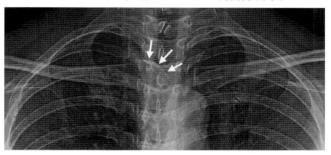

c．右胸鎖関節内注入像（矢印：造影剤）

図2．症例2．55歳，女．画像所見

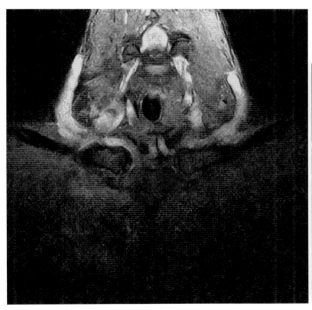

a．STIR 冠状断像

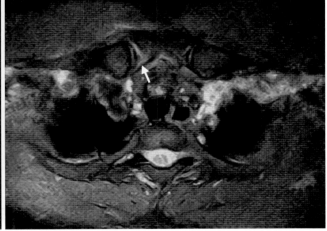

b．T2*横断像（矢印：関節水症）

図3．症例3．30歳，男．両側胸鎖関節 MRI

痛みはなくなった．トレーニングも再開しており，60 kg のベンチプレスでVAS 3 の痛みはあるとのことであった．

IV. 考 察

診断方法では鎖骨部痛や胸鎖関節痛，前頚部痛，頚部痛，肩甲骨部痛などを訴え，肩の ROM 制限を伴い，胸鎖関節に強い圧痛が確認されれば，胸鎖関節炎と診断が可能であると考える．

また胸鎖関節炎の診断には MRI 検査による同関節炎の確認は必須と考える．筆者は左鎖骨部痛を訴え，左胸鎖関節にもっとも強い圧痛を認め左肩挙上制限を示した症例において，MRI 検査では左胸鎖関節炎が確認できず，左凍結肩であった例を経験している．MRI 検査では STIR 画像で胸鎖関節水症を確認することがポイントである．関節水症は横断像では同関節の前方と後方に確認される場合があるが，前方だけの場合もある．また冠状断像で関節水症は頭側のみに確認され，関節炎か皮下の炎症か否かを判断しにくいと感じることがあるかもしれないが，STIR 冠状断像と横断像を組み合わせれば診断は可能と考える．

胸鎖関節炎という病態を確定するために行ってきた胸鎖関節内注入療法は迅速で劇的な効果が期待できるが，症例 3 では思うような効果が得られず，ロキソプロフェン，プレドニゾロンの 10 日間の服用が必要であった．筆者の経験からは NSAIDs とプレドニゾロンの処方だけでも症状の治癒は得られると考えている．

有症状期間が 1 ヵ月を超えるものが 5 例あったが，この病態が知られていないこともその要因であると考える．また他院整形外科に通院していた症例が 2 例あったが，NASIDs のみの服薬で症状の軽減は得られていなかった．痛みの程度は重度のものが多かったが，胸鎖関節内注入療法により 2〜3 日で，NSAIDs とプレドニゾロンの服用でおおよそ 1 週間で症状の改善がみられることより，この病態の診断と対応方法を把握していれば，そ

の対応に苦慮することはないのではないかと考える．

文献に関して，本邦では化膿性胸鎖関節炎の手術例や SAPHO 症候群の症例が報告されている程度で[1,2]，筆者が提示した疾患概念の報告は確認できなかった[3]．しかし海外では，胸鎖関節も滑膜性関節としてほかの関節と同様に加齢に伴い変形性関節症性変化を示すことを報告した論文が散見された．Thongngarm ら[4]は，変形性胸鎖関節症の診断は単純 X 線像では困難で CT により簡単に診断可能であり，治療は安静，理学療法，NSAIDs，コルチコステロイドの局所注射によると述べている．筆者は NSAIDs とプレドニゾロンの服用で確実に早期に治癒可能であると考える．Lawrence ら[5]は 20 歳代〜100 歳までの胸鎖関節を含む胸部 CT を受けた 232 例 464 胸鎖関節を検討し，変形性関節症変化は 50 歳以上の患者の 89.6％にみられたのに対し，50 歳未満の患者では 9.1％であったことを報告しており，ほかの関節同様関節症変化が進行する過程で胸鎖関節も症状を発症する可能性があることは間違いないと考える．

ま と め

1）胸鎖関節炎の症例 11 例を報告した．
2）胸鎖関節の関節内注入療法または NASIDs とプレドニゾロンの服用ですみやかに症状は消退した．

文 献
1）佐伯祐典．化膿性胸鎖関節炎に対する外科治療．Gen Thorac Cardiovasc Surg. 2023；71：S311.
2）松木 充．かなり進行した化膿性胸鎖関節炎と思いきや…．画像診断．2022；42：854-5.
3）住元康彦．骨棘切除を要した変形性胸鎖関節症の 1 例．JOSKAS．2022；47：500-3.
4）Thongngarm T et al. Osteoarthritis of the sternoclavicular joint. J Clin Rheumatol. 2000；6：269-71.
5）Lawrence CR et al. The prevalence of osteoarthritis of the sternoclavicular joint on computed tomography. J Shoulder Elbow Surg. 2017；26：e18-22.

* * *

石灰沈着性腱板炎に対する超音波ガイド下治療

都竹伸哉　宮武和馬

はじめに

超音波診断装置を活用することで，石灰沈着性腱板炎に対する治療の幅が広がっている．症候性の石灰は超音波ガイド下に吸引することで，即時に劇的な痛みの改善が可能である．吸引できない石灰も体外衝撃波や percutaneous ultrasonic tenotomy（PUT）を活用することで，外来で治療できる．

本稿では，石灰沈着性腱板炎の最新の治療法について述べる．

I. 特　徴

石灰沈着性腱板炎はよく遭遇する疾患である．全人口の 2.7〜7.5％ に発生し[1]，中年期の女性に好発しやすい[1,2]．各腱板に発生するが，特に棘上筋や[3]（図 1a），大結節の superior facet と middle facet の中央部に好発する[4]（図 1b）．両側例は 10〜20％ とされ[1]，34〜45％ は無症候性のため[2]，画像所見だけでなく身体所見と合わせて治療方針を決める必要がある．

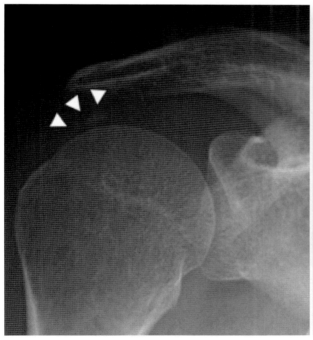 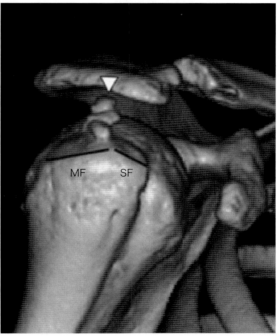

a．単純 X 線像．上腕骨頭と肩峰の間に，境界不明瞭で全体的に淡い陰影（矢頭）がみられる．

b．3D-CT．Superior facet（SF）と middle facet（MF）の中央部に石灰がみられる（矢頭）．

図 1．石灰沈着性腱板炎の画像所見

Key words

calcific tendinitis of the shoulder, ultrasound, pumping, extracorporeal shockwave therapy, percutaneous ultrasonic tenotomy

*Ultrasound-guided intervention for calcific tendinitis of the shoulder
**S. Tsujiku, K. Miyatake：横浜市立大学整形外科（Dept. of Orthop. Surg., Yokohama City University, Yokohama）．[利益相反：なし．]

Ⅱ．部位別疾患と保存療法 ◆ 2．肩関節

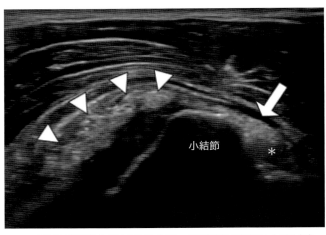

a．肩甲下筋腱内の石灰（矢頭）．肩峰下滑液包に水腫が貯留している（矢印）．＊上腕二頭筋長頭腱

b．棘上筋腱内の石灰（矢頭）

図2．急性発症の石灰沈着性腱板炎の超音波像．ペースト状で音響陰影は伴っていない．

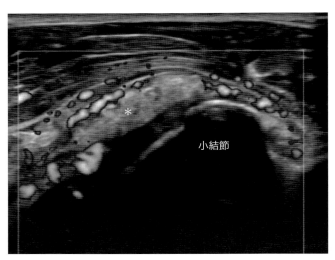

図3．急性発症の石灰沈着性腱板炎（パワードプラモード）．肩甲下筋腱内の石灰周囲にドプラシグナルの著明な増強がみられる．

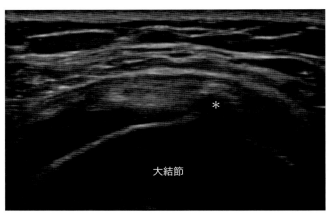

図4．慢性発症の石灰沈着性腱板炎の超音波像．音響陰影を伴い，石灰（＊）より深層がみえない．

Ⅱ．臨床症状

急性症状は石灰が吸収されるときに発症する[5]．誘因なく安静時・運動時ともに強い痛みを呈し，肩自動運動は著明に制限される．患部の発赤・腫脹はみられないことが多く，石灰部のピンポイントの強い圧痛が特徴である．慢性症状は安静時は少なく，動作時の疼痛が特徴的で，ペインフルアーク徴候やインピンジメントサインが陽性となることが多い．石灰部にピンポイントの圧痛はあるが，急性症状ほど強くはない．

Ⅲ．画像所見

単純X線像は棘上筋・棘下筋腱に発生した場合に役立つが，肩甲下筋腱や小円筋腱に発生すると上腕骨頭と重なり見逃しやすい．一方で超音波像は，どこに発生した石灰も容易に同定できる（図2）．

超音波診断装置で石灰を同定するには，主に肩前方操作と外上方操作で行う．まず肩前方に短軸にプローブを当て，上腕を外旋することで小結節周囲の石灰を観察できる．大結節周囲の石灰では，肩伸展位で肩外上方に腱板の長軸方向にプローブを当て観察する（図3）．急性発症の石灰はペースト状で音響陰影（acoustic shadow）を伴わない．周囲のドプラシグナルが増強する．肩峰下滑液包の水腫がみられることが多い．一方で慢性期の石灰は音響陰影を伴い，石灰より深部がみえない（図4）．ドプラシグナルの増強や肩峰下滑液包の水腫も目立たない．

石灰沈着性腱板炎に対する超音波ガイド下治療

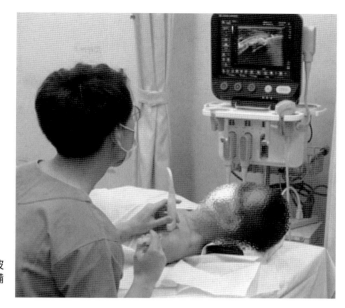

図5. パンピング時のセッティング. 目線の先に手元, 超音波診断装置が一直線となるインラインポジションで準備し, 平行法でパンピングする.

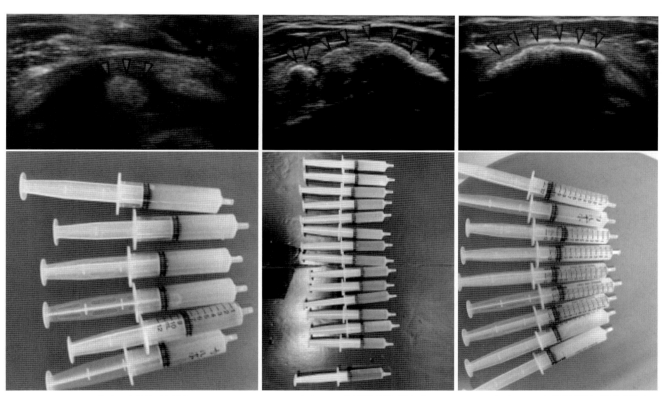

a. 小さい石灰（矢頭）　　b. 大きい, 音響陰影を伴わない石灰（矢頭）　　c. 大きい, 音響陰影を伴う石灰（矢頭）

図6. いろいろな種類の急性発症の石灰沈着性腱板炎. 石灰の大きさと性状から, 必要なシリンジ数を予測しあらかじめ用意するとよい. 音響陰影を伴う石灰も除去できることがある.

IV. 治　療

まず超音波ガイド下で石灰を除去する（パンピング）. 慢性期の硬くて除去できない石灰は体外衝撃波やPUTが有用である. それでも除去できない石灰は関節鏡視下切除を考慮する.

❶パンピング

迷走神経反射を起こすことがあるため, 仰臥位で処置する（図5）. できる限りインラインポジションかつ平行

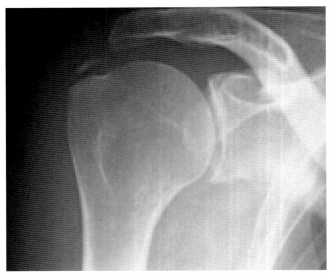
a．初診時X線像

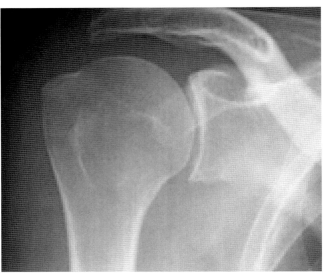
b．体外衝撃波後の再診時X線像．石灰が吸収されている．

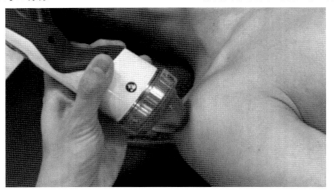
c．体外衝撃波の当て方．石灰直上に当てる．衝撃波中に疼痛の再現がある箇所を重点に当てる．

図7．石灰沈着性腱板炎に対する体外衝撃波治療

法で穿刺できるようにセッティングする．パンピングする際の針の穿刺経路に27 G針で局所麻酔をする．疼痛が特に強い症例では肩甲上神経や頚部神経根（腕神経叢）の伝達麻酔を行う．急性期の軟らかいペースト状であれば22 G針で吸引可能である．大きい石灰や硬い石灰では18 G針を用いる．石灰内に針先を誘導し，薬液を入れて圧によるバックフローでシリンジ内に白い石灰が逆流する．このパンピングを繰り返すことで石灰が除去できる（図6）．針先が抜けてしまわないように，針先の位置を常に確認しながら処置を行う．石灰の逆流がなくなれば，肩峰下滑液包に水溶性ステロイドを注射し処置を終了する．見かけ上除去できそうな石灰でも除去できないことがある．

❷体外衝撃波（図7）

体外衝撃波は2012年より足底腱膜炎に対し保険診療が可能になった．骨形成作用や除痛など効果はさまざまであるが，保存療法で改善しない石灰沈着性腱板炎に対しても有効である[6]．衝撃波により石灰を破砕して吸収をうながし[7]，硬い石灰もパンピングが可能になることがある．

近年は収束型の衝撃波を導入する施設が増えつつあり，拡散型より良好な成績が報告されている[8]．体外衝撃波は照射中に非常に強い痛みを伴う．超音波で石灰直上を確認して衝撃波を当てるが，再現痛を頼りに衝撃波の位置を微調整するため，局所麻酔や伝達麻酔はできる限り用いない．

❸PUT（図8）

PUTは超音波ガイド下で低侵襲に，選択的にデブリドマンを行う処置である．専用の超音波吸引装置TENEX（日本メディカルネクスト社）は2022年より日本で臨床利用されるようになった．腱の変性に対して用いられることが多いが，石灰沈着性腱板炎に対しても有

石灰沈着性腱板炎に対する超音波ガイド下治療

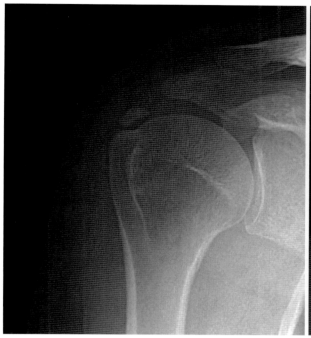

a．処置前のX線像　　　　　　　　　　　　b．処置直後のX線像．石灰が消失している．

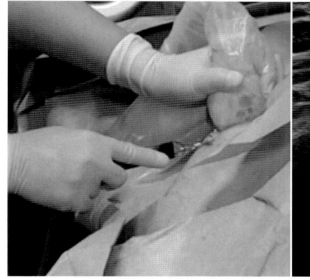
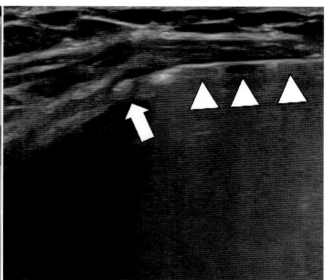

c．TENEXよる処置中．清潔操作のうえ，ハンドピース（矢頭）を超音波ガイド下に石灰内（矢印）に入れ，処置を行う．

図8．石灰沈着性腱板炎に対するTENEXを用いた治療

用な報告がされている[9]．パンピングや体外衝撃波でも吸収・吸引できない石灰をPUTで除去できることが多い．超音波ガイド下に専用のハンドピースを石灰内に挿入し，超音波振動で石灰を破砕・乳化しながら石灰を吸引する．5mm程度の小切開で行えるため，外来で治療が可能である．今まで関節鏡手術を行うか迷う症例や，手術できない状態の症例に対して治療が可能になった．

手順はまず局所的に消毒し，刺入部および石灰までの経路に局所麻酔薬を注射する．皮膚を約3mm切開し，ハンドピースが石灰に到達できるように18G針で通り道を作成する．ハンドピース先端を石灰内へ挿入し，破砕・乳化しながら石灰を吸引する．最後に創部を保護して終了する[10]．

まとめ

1）石灰沈着性腱板炎は積極的にパンピングを行う．
2）硬い石灰は体外衝撃波やPUTの治療が有用である．

Ⅱ．部位別疾患と保存療法 ◆ 2．肩関節

文　献

1) Welfing J et al. Calcification of the shoulder Ⅱ：The disease of multiple tendinous calcifications. Rev Rhum Mal Osteoartic. 1965；**32**：325-34.
2) Louwerens JKG et al. Evidence of minimally invasive therapies in the management of chronic tendinopathy of the rotator cuff：a systematic review and meta-analysis. J Shoulder Elbow Surg. 2014；**23**：1240-9.
3) DePalma AF et al. Long-term study of shoulder joints afflicted with and treated for calcific tendinitis. Clin Orthop. 1961；**20**：61-72.
4) 高橋憲正ほか．肩石灰沈着性腱板炎鏡視下手術例の臨床的特徴．肩関節．2010；**34**：499-502.
5) Uhthoff HK et al. Calcific tendinopathy of the rotator cuff：pathogenesis, diagnosis, and management. J Am Acad Orthop Surg. 1997；**5**：183-91.
6) Bannuru RR et al. High-energy extracorporeal shock-wave therapy for treating chronic calcific tendinitis of the shoulder：a systematic review. Ann Intern Med. 2014；**160**：542-9.
7) Daecke W et al. Long-term effects of extracorporeal shockwave therapy in chronic calcific tendinitis of the shoulder. J Shoulder Elbow Surg. 2002；**11**：476-80.
8) Kim J et al. Applying focused and radial shock wave for calcific tendinitis of the shoulder：randomized controlled study. Phys Ther Rehabil Sci. 2022；**11**：356-62.
9) Erickson JL et al. Ultrasonic tenotomy and debridement for calcific tendinopathy of the shoulder：a pilot case series. J Prime Care Community Health. 2020；**11**：2150132720964665.
10) 都竹伸哉ほか．外側上顆炎に対する percutaneous ultrasonic tenotomy．運動器超音波ガイド下治療・手術，熊井　司ほか（編），メディカル・サイエンス・インターナショナル，東京，p64-7，2023.

* 　　　 * 　　　 *

凍結肩の診断と治療*

西頭知宏　笹沼秀幸　飯島裕生　竹下克志**

はじめに

凍結肩は，外来診療でもっとも多く遭遇する肩関節疾患の一つである．40～60歳に好発し，やや女性に多い．一般人の発生率は2～5％，1年間に1,000人あたり女性で3.38人，男性で2.36人との報告がある[1]．症状は肩痛，肩関節可動域（ROM）制限であり，症状は潜在的に現れ，徐々に進行していくことが多い．

一般的に凍結肩は，炎症期，拘縮期，回復期の三期に分けられる．各期に明確な基準はないが，炎症期は疼痛が強く，ROM制限が徐々に進行する時期で，発症から2～9ヵ月程度とされる．拘縮期は，疼痛は徐々に軽減していくがROM制限が強くなる時期で，発症から4～12ヵ月程度とされる．また，回復期はROM制限が軽快し日常生活動作（ADL）が上昇していく時期であり，5～26ヵ月程度とされる[1]．国際関節鏡・膝関節・整形外科スポーツ医学会（ISAKOS）のUpper Extremity Committeeによれば，前方屈曲＜100°，下垂外旋＜10°，結帯＜L5の3方向すべてのROM制限を満たす例を典型的な拘縮期としている[1]．

診断，治療に関して画一的なものはないが，われわれが取り組んでいるdynamic MRIによる診断と非観血的肩関節授動術について報告する．

I. 診　　断

診断は，診察による自動・他動肩関節ROM制限があることに加え，X線，超音波，MRIなどの画像診断装置を用いて腱板断裂や石灰沈着性腱板炎，変形性肩関節症などの器質的疾患を除外して行われる．

凍結肩の病態の一つに肩甲上腕関節周囲の異常な新生

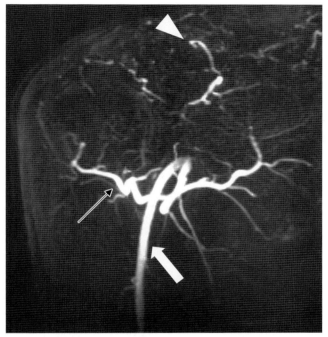

図1．健常者の右肩関節dynamic MRI［早期相（造影剤投与後18秒）］．明らかな異常血流を認めない．白矢印：腋窩動脈，黒矢印：上腕回旋動脈，矢頭：胸肩峰動脈肩峰枝

血管の増生があげられる．筆者らは，肩関節の血流を経時的に観察できる三次元造影MRI，dynamic MRI撮像を行い報告してきた[2,3]．Dynamic MRIの撮像方法に関して，MRIは3 T-MRI（Skyra：Simens Medical Systems社）を用いている．単純肩関節MRI撮像後にGd造影剤を静脈内投与し，肩関節を専用コイルで固定，肩関節周囲の血流のみをoblique coronal planeで9秒ごとに180秒（3分間）撮像する．Dynamic MRIでは経時的

Key words
frozen shoulder, dynamic MRI, manipulation

*Diagnosis and treatment of frozen shoulder
**T. Saito（講師），H. Sasanuma（准教授），Y. Iijima（講師），K. Takeshita（教授）：自治医科大学整形外科（Dept. of Orthop. Surg., Jichi Medical University, Shimotsuke）．［利益相反：なし．］

II. 部位別疾患と保存療法 ● 2. 肩関節

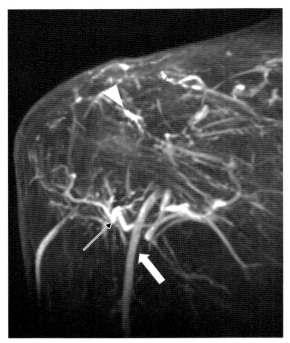

図2. 健常者の右肩関節 dynamic MRI [遅延相（造影剤投与後 153 秒）]．明らかな異常血流を認めない．白矢印：腋窩動脈，黒矢印：上腕回旋動脈，矢頭：胸肩峰動脈肩峰枝

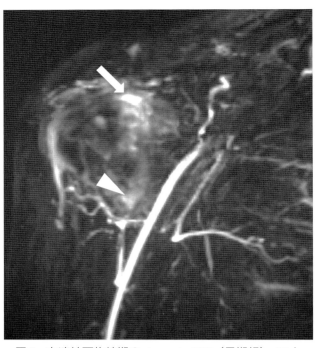

図3. 右凍結肩拘縮期の dynamic MRI（早期相）．RI と AP に淡い造影効果がみられる．矢印：RI，矢頭：AP

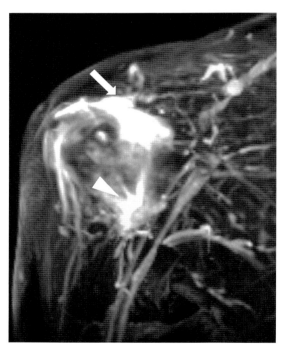

図4. 右凍結肩拘縮期の dynamic MRI（遅延相）．RI と AP に強い造影効果がみられる．矢印：RI，矢頭：AP

に3D-MRIを構築することで早期相（動脈相）から遅延相（静脈相）まで組織の血流変化を観察できる．健常者の dynamic MRI では，造影剤静注後のすべての相で肩甲上腕関節周囲の血管は明瞭に描出されるが，明らかな異常血管や異常血流を認めない（図1, 2）．ISAKOS の定義に当てはまる凍結肩拘縮期の dynamic MRI では，早期相から肩甲上腕関節周囲の腱板疎部（rotator interval：RI），腋窩嚢（axirally pouch：AP）に急激に増大する異常血流を認め，遅延相まで持続している（図3, 4）．筆者らはこれを burning sign（BS）と名付けた．凍結肩拘縮期ではほぼ必発の所見であり，凍結肩診断の一助となる可能性がある．

II．治　療

外来における凍結肩治療は，鎮痛薬投与，ステロイド関節内投与，理学療法，非観血的肩関節授動術があげられる．近年では，外来で超音波ガイド下に C5・C6 神経根や腕神経叢に伝達麻酔を行い，その後非観血的授動術を行った良好な成績が報告されている[4]．筆者らが行った凍結肩に対する伝達麻酔下非観血的肩関節授動術と理学療法の前向き比較研究を示す[5]．

全方向に強い関節 ROM 制限があり，MRI で関節包と烏口上腕靱帯の肥厚のある凍結肩 102 例を対象とした．51 例（女性 34 例，年齢中央値 57 歳）を授動術群，51 例

（女性 34 例，年齢中央値 59 歳）を理学療法群とした．腕神経叢伝達麻酔後，授動術は肩甲骨を上方回旋固定した肩甲上腕関節の内転授動術より開始し，その後は下垂外旋，前方屈曲，90°外転での外旋，内旋，結帯動作，最後に結帯動作で肘関節を前方に押し込んで終了とした．

臨床評価項目は治療期間，visual analogue scale（VAS）を用いた疼痛，ROM（屈曲，外旋，内旋），American Shoulder and Elbow Surgeons（ASES）スコア，Constant スコアとし，治療前と 1 ヵ月，3 ヵ月，6 ヵ月，12 ヵ月で評価した．全医療費を計算し，quality-adjusted life-year（QALY）と incremental cost-effectiveness ratio（ICER）を用いて費用対効果を評価した．

治療介入前の結果について，授動術群と理学療法群の疼痛と ROM は VAS（8 vs 6.9），屈曲（90° vs 100°），外旋（5° vs 15°），内旋（殿部 vs 仙骨）であった．授動術群の治療期間は 7 ヵ月（中央値），経過観察期間は 12 ヵ月であり，理学療法群の治療期間 13 ヵ月，経過観察期間 15 ヵ月より有意に短かった．治療後のすべての時点において，VAS，関節 ROM，ASES スコア，Constant スコアは授動術群が理学療法群に比べ有意に良好であった．医療費と total QALY の中央値は授動術群と理学療法群でそれぞれ 1,375 ドルと 2,751 ドル，2.95 と 2.68 であった．また 2 群間の ICER 差は 560 ドルであり，授動術群は理学療法群と比較し有意に費用対効果に優れていた．

非観血的肩関節授動術の予後不良因子として，糖尿病があげられる．筆者らが行った研究を示す[6]．対象は伝達麻酔下非観血的肩関節授動術を行い，術後 1 年時の経過観察が可能であった 70 例 73 肩，女性 60%，平均年齢 56.6 歳，平均罹病期間 8.6 ヵ月とした．主要評価項目は術後 1 年の ASES スコアを用いて，80 点以上を成績良好群，未満を不良群とし比較・検討した．ASES スコアの臨床成績を従属変数とし，年齢，性別，罹病期間，糖尿病の有無，術前の疼痛，ROM を独立変数として多重ロジスティック回帰分析を行った．結果は，成績不良群は，術前の疼痛が高く，糖尿病の割合が有意に多かった．多重ロジスティック回帰分析では糖尿病のみ有意差があり，オッズ比は 51 倍，95% 信頼区間は 10.9〜237（$p = 0.01$）であった．

Ⅲ．考　　察

凍結肩に対する dynamic MRI では遅延相で異常血流が RI，AP に出現しており，診断の一助になると考えられた．同様の所見は，石灰沈着性腱板炎による拘縮，外傷後，乳癌術後の肩関節拘縮にも認めた[7〜10]．原因不明の肩痛に対し拘縮が原因か否かについて判断する際の一つの参考になるのではないかと考える．

凍結肩に対する非観血的肩関節授動術は，治療後のすべての時点において，疼痛，関節 ROM，臨床スコアで授動術群が理学療法群に比べ有意に良好であった．また，理学療法と比較し有意に費用対効果に優れていた．凍結肩に対する理学療法，非観血的肩関節授動術，鏡視下授動術を比較したランダム化比較試験では，費用対効果は非観血的肩関節授動術が優れるが，臨床成績に差はなかったとしている[11]．本研究では凍結肩の取り込み基準を下垂外旋が健側の半分以下のみを採用しており，取り込み基準が甘いため軽症例が含まれていたことが考えられる．本研究で提示したように，取り込み基準を厳しくすると非観血的肩関節授動術が優れている可能性がある．

凍結肩に対する非観血的肩関節授動術では，糖尿病が予後不良因子であった．糖尿病による advanced glycation end-products の組織での増大などが考えられているが，現時点では不明な点が多く今後の研究が期待される[12]．

ま　と　め

1）凍結肩に対する dynamic MRI では遅延相で異常血流が RI，AP に出現しており，診断の一助になると考えられた．

2）凍結肩に対する非観血的肩関節授動術は，治療後のすべての時点において，疼痛，関節 ROM，臨床スコアで授動術群が理学療法群に比べ有意に良好であった．また，理学療法と比較し有意に費用対効果に優れていた．しかし，糖尿病が予後不良因子であった．

文　献

1）Itoi E et al. Shoulder stiffness：current concepts and concerns. Arthroscopy. 2016：**32**：1402-14.

2）Sasanuma H et al. Characteristics of dynamic magnetic resonance imaging of idiopathic severe frozen shoulder. J Shoulder Elbow Surg. 2017：**26**：e25-57.

3）Sasanuma H et al. Blood flow evaluation by dynamic magnetic resonance imaging of symptomatic rotator cuff tears and frozen shoulders. J Shoulder Elbow Surg. 2018：**27**：e372-9.

4）Saito T et al. Short-term clinical results of frozen shoulder treated with shoulder manipulation under ultrasound-guided cervical nerve root block at outpatient setting：a case series. J Orthop Sci. 2017：**22**：275-80.

5）Saito T et al. Clinical outcomes and cost-effectiveness of manipulation under brachial plexus block versus physiotherapy for refractory frozen shoulder：a prospective observational study. JSES Int. 2023：**7**：2410-9.

6）Saito T et al. Prognostic factors of shoulder manipulation under ultrasound-guided cervical nerve root block for frozen shoulder for patient with diabetes mellitus：

Ⅱ．部位別疾患と保存療法 ◆ 2．肩関節

a retrospective cohort study. Int J Surg Case Rep. 2021；**87**：106480.

7）Saito T et al. Characteristics of dynamic magnetic resonance imaging of symptomatic chronic calcifying tendinitis：preliminary case reports. JSES Int. 2020；**4**：555-8.

8）Saito T et al. Favourable clinical outcome of shoulder manipulation for chronic calcific tendinitis associated with shoulder stiffness：a case report. J Orthop Sci. 2023；**28**：1193-5.

9）Saito T et al. Characteristics of post-traumatic shoulder stiffness on dynamic magnetic resonance imaging：preliminary case reports. JSES Rev Rep Tech. 2021；

1：261-4.

10）Saito T et al. Characteristics of dynamic magnetic resonance imaging for shoulder stiffness in postoperative breast cancer patients：a preliminary case series. Int J Surg Case Rep. 2021；**87**：106391.

11）Rangan A et al. Management of adults with primary frozen shoulder in secondary care（UK FROST）：a multicentre, pragmatic, three-arm, superiority randomised clinical trial. Lancet. 2020；**396**：977-89.

12）Abate M et al. Limited joint mobility（LJM）in elderly subjects with type II diabetes mellitus. Arch Gerontol Geriatr. 2011；**53**：135-40.

＊　　　＊　　　＊

II. 部位別疾患と保存療法 ◆ 3. 手・手関節

重度手根管症候群に対する
外来での電流知覚閾値検査を用いた知覚評価*

土田真嗣　小田　良　藤原浩芳　牧之段　淳　高橋謙治**

［別冊整形外科 86：115〜121, 2024］

はじめに

手根管症候群（carpal tunnel syndrome：CTS）に伴う知覚障害は，電気生理学的検査，Semmes-Weinstein（SW）モノフィラメントテスト，二点識別（TPD），およびvibrationテストなどの検査や補助診断により評価されている[1~4]．しかし，これらの検査法は，検者や被験者の主観的要素や体温や皮膚の厚みによって影響を受ける．CTSの知覚障害には，しびれ感，痛み，知覚鈍麻・過敏，およびちくちく感（tingling）などがあるが，触覚，温覚，痛覚などの各知覚を同時に評価できる有用な検査方法はほとんどない．臨床的に重度のCTSは，術後も知覚障害が残存する傾向があるにもかかわらず，術前に神経知覚活動電位（SNAP）が導出されないことも多いため，知覚異常を定量化できない[5,6]．そのため，SNAP導出不能の重度CTSに対する術後の知覚回復について定量的に評価した報告はない．

一方，current perception threshold（CPT）テストは，経皮的に特定の周波数で電気刺激し，感覚を得るのに必要な最小の電流値を測定できる知覚の閾値検査である．CPTテストにより，知覚鈍麻や知覚過敏の状態を数値化できるため，糖尿病性末梢神経障害，帯状疱疹後神経痛，およびCTSのような絞扼性神経障害に対する知覚評価に臨床応用されている[7,8]．Neurometer CPT/C（Neurotron社）は，CPT値を測定することができるCPTテスト装置の一つで，知覚を定量化して評価できる[9]．検査したい部位に専用のディスポーザブルの電極を設置し，2,000 Hz，250 Hz，および5 Hzの異なる三つの周波数で電気刺激を行う．周波数の異なる正弦波を用いた刺激により同一神経束内の異なる径の知覚神経線維を選択的に刺激することができるため，触覚，温覚，痛覚を定量化することが可能である（表1）．Neurometer CPT/Cは，被験者が電流刺激を感知し，正解すると刺激が小さくなり，次のステップへすすむ強制的な二重盲検機能を有する．このためNeurometer CPT/Cを用いたCPTテストは，客観的な知覚評価を可能にする．CPTテストは直接知覚神経を興奮させ，感覚受容器に作用しないために皮膚の厚みや体温，組織の浮腫に影響されることがな

表1．知覚神経線維束とCPTの刺激周波数との対応

知覚神経線維束	知覚	Neurometer（CPT/C）
大径有髄線維（Aβ fiber） 径 10〜15 µm	触覚，圧覚	2,000 Hz
中径有髄線維（Aδ fiber） 径 4〜8 µm	温覚・鋭い痛覚	250 Hz
無髄線維（C fiber） 径 1〜2 µm	温覚・鈍い痛覚	5 Hz

Key words

carpal tunnel synderome, current perception threshold, neurometer

---

*Current perception pthreshcld test for evaluation of severe carpal tunnel syndrome
**S. Tsuchida（学内講師）, R. Oda（講師）：京都府立医科大学大学院医学研究科運動器機能再生外科学（整形外科）［Dept. of Orthopaedics, Graduate School of Medical Science, Kyoto Prefectural University of Medicine, Kyoto］；H. Fujiwara（副院長）：京都第二赤十字病院整形外科；A. Makinodan（副院長）：西陣病院整形外科；K. Takahashi（教授）：京都府立医科大学大学院医学研究科運動器機能再生外科学（整形外科）．［利益相反：なし．］

Ⅱ. 部位別疾患と保存療法 ◆ 3. 手・手関節

く，高い再現性をもつ．CPT テストは，神経伝導検査で検出が不可能な小径有髄線維や無髄線維の障害を検出することも可能である．

本研究では，SNAP 導出不能な重度 CTS 患者の鏡視下手根管開放術後における知覚の回復過程を Neurometer CPT/C を用いて経時的に解析し，CPT の有用性について提示する．

Ⅰ. 対象および方法

対象は，2003 年 7 月～2007 年 2 月の期間に SNAP 導

出不能であった重度 CTS 22 例 24 手のうち，術後 12 ヵ月以上にわたり経過観察できた 17 例 19 手とした．平均年齢 68.8（42～89）歳，性別は全例女性であった．患側は右 11 手，左 8 手であった．頚椎疾患，糖尿病，関節リウマチの合併例や血液透析例は除外した．

CTS に対する手術適応は，以下の 3 項目をすべて満たす症例とした．① 正中神経領域に限局した知覚障害と筋力低下，② 症状誘発テスト（Phalen テスト：手根管圧迫テスト）が陽性，③ 電気生理学的検査において Pauda らの分類[10]が "severe" である．手術に関して，術式は全例で鏡視下手根管開放術（Chow 変法）を施行した[11]．

しびれ感は術前と比較して主観的に，消失，軽減（残存），不変，および増悪で評価した．電気生理学的には，正中神経の複合筋活動電位（CMAP）の distal motor latency（DML）と感覚神経伝導速度（SCV）を計測した．CPT テストは，Neurometer CPT/C を用いた．示指および小指の末節部と中節部の掌側皮膚に電極を貼りつけ，予備テストと本テストの二段階で刺激した．予備テストは，本テストの前にスクリーニングとして実施した．

予備テストとして，検者は刺激出力を 0 mA～最大 9.99 mA に増加させ，被験者が電気刺激を感じた時点でいったん刺激を中止した．刺激出力を 0.10 mA ずつ低下させながら刺激を続け，被験者が感じなくなった時点の出力を測定開始時の刺激出力とした．次に本テストとして，二重盲検的かつ強制選択的な検査を行った．被験者に「刺激 A」，「休止」，「刺激 B」の順に 2 回の電流刺激

表 2. CPT 値の解析方法

解析方法	スコア	CPT grade	
range	＋4	10	感覚過敏
range	＋3	9	感覚過敏
range	＋2	8	感覚過敏
range	＋1	7	感覚過敏
range	－2	6	感覚鈍麻
range	－1	5	感覚鈍麻
W/S ratio	2	4	sensory dysfunction
W/S ratio	1	3	sensory dysfunction
B/S ratio	2	2	sensory dysfunction
B/S ratio	1	1	sensory dysfunction
all	0	0	正常

W/S：within site　B/S：between site

表 3. 術前の臨床分類，術後の

症例	年齢(歳)	左右	しびれ感	臨床的分類	5 Hz					250 Hz					2,000 Hz				
					術前	術後1ヵ月	術後3ヵ月	術後6ヵ月	術後12ヵ月	術前	術後1ヵ月	術後3ヵ月	術後6ヵ月	術後12ヵ月	術前	術後1ヵ月	術後3ヵ月	術後6ヵ月	術後12ヵ月
1	57	右	消失	Ⅲ	38	71	62	52	75	87	132	112	108	139	453	432	382	335	343
2	79	右	消失	Ⅱ	31	44	38	70	65	64	72	84	121	114	396	380	382	394	381
3	42	右	消失	Ⅱ	99	96	76	66	52	210	156	150	102	128	497	382	280	304	296
4	63	左	消失	Ⅰ	180	50	48	73	81	302	98	90	144	152	661	395	371	395	382
5	73	左	消失	Ⅱ	84	71	62	61	16	165	125	127	116	115	470	383	337	273	302
6	71	左	消失	Ⅱ	84	82	67	60	62	146	140	122	108	105	436	395	315	306	322
7	79	左	残存	Ⅲ	26	89	55	72	72	52	134	105	124	121	456	480	470	484	450
8	63	右	残存	Ⅲ	52	48	48	67	79	170	168	125	140	136	486	419	448	438	441
9	63	左	残存	Ⅲ	122	85	60	60	84	185	116	105	146	153	454	356	406	426	454
10	78	右	残存	Ⅲ	62	50	45	49	50	182	129	112	95	102	540	476	470	454	389
11	79	右	残存	Ⅱ	73	67	63	55	49	153	131	128	116	115	426	385	373	335	317
12	73	右	残存	Ⅲ	96	90	80	76	84	165	145	155	206	136	570	530	535	555	448
13	78	左	残存	Ⅲ	66	75	75	74	59	153	155	149	148	132	524	480	468	440	404
14	74	右	残存	Ⅲ	85	50	45	42	53	158	104	102	97	92	517	504	472	423	348
15	60	右	残存	Ⅲ	122	80	79	63	53	220	162	155	150	137	784	512	473	462	389
16	55	右	残存	Ⅱ	104	92	83	84	74	201	158	147	124	119	473	388	364	360	334
17	89	左	残存	Ⅱ	74	70	86	82	77	165	120	135	130	132	479	460	454	419	386
18	53	左	残存	Ⅱ	80	84	70	50	43	186	168	129	104	98	503	389	373	330	298
19	79	右	残存	Ⅱ	92	84	74	56	44	185	140	144	158	116	517	514	507	510	453

またはプラセボ刺激を加えた後，被験者は認知した刺激を「刺激A」，「刺激B」，または「不明」の三択からリモートボックスを用いて回答した．Neurometer CPT/Cで刺激レベルを自動的に調整しながら刺激テストを無作為に行った．初期設定以降に検者が出力操作にかかわることはなかった．誤回答が一定回数を超えると，「算出不能」とNeurometer CPT/Cが判定した．

これらの操作を，2,000 Hz，250 Hz，および5 Hzの異なる三つの周波数で6〜20回繰り返し刺激し，感知可能なもっとも低い刺激レベルの電流をCPT値とした．CPT値は電流で，1 CPTは10 μAに相当する．得られたCPT値を付属のソフトウェアに入力してCPT gradeを求めた．CPT gradeは，Neurometer CPT/C開発者のKatimsに準じてrange解析およびratio解析の二通りで解析した．Grade 7以上は感覚鈍麻を，grade 5，6は感覚過敏を，grade 1〜4はrange解析では異常を認めないが，ratio解析では異常を認めるsensory dysfuctionを意味している．正常はgrade 0である（表2）．CPTの基準値は，健常者の右50手の平均±2 SDとし，2,000 Hzは224.8±102.5，250 Hzは78.9±60.7，5 Hzは41.0±39.1とした[12]．術前と術後12ヵ月でのしびれ感，臨床的重症度，術前，術後1ヵ月，3ヵ月，6ヵ月，12ヵ月におけるDML，SCV，CPT値，CPT gradeについて検討した．

II. 結　果

術前は全例においてしびれ感を自覚していたが，術後12ヵ月で6手が消失した．これらをしびれ感消失群とし

た．13手は軽快したもののしびれ感は残存した．これらをしびれ感残存群とした．しびれ感が不変，増悪した例はなかった．CPT gradeは，術前には全例grade 7〜9の感覚鈍麻であったが，1例を除き全例で改善した（表3）．術後12ヵ月のCPT gradeは，11手（57.9％）でgrade 0となり知覚は正常化した（表3）．臨床症状とCPTテストの関係を検討するためにCPT gradeを調査した．しびれ感消失群のCPT gradeは，術前に比べて術後1ヵ月以降で有意に改善したが，しびれ感残存群のCPT gradeは，術前に比べて術後12ヵ月まで有意差はなかった（図1）．しびれ感消失群としびれ感残存群のCPT gradeを比較した．術前のCPT gradeに統計学的な有意差はなかったが，しびれ感消失群のCPT gradeは，しびれ感残存群に比べて術後1ヵ月，3ヵ月，6ヵ月，12ヵ月で有意に低かった（図1）．

臨床的重症度では，I型1手，II型9手，III型9手であった．各刺激におけるCPTテストの感度を分類別に検討すると，すべての型で2,000 Hzの感度は100％であった．臨床的に重症であるほど，200 Hzと5 Hzの感度は低下した（表4）．

DMLは術前10.2±2.0 msから術後12ヵ月5.5±1.0 msに改善した．DMLの導出不能例は，術前7手，術後12ヵ月3手に認めた（表3）．術前導出不能であったSNAPは，術後12ヵ月で全例導出可能となった．しかし，術後12ヵ月後のSCVは35.8±4.8 m/秒で，正常化（57.4±4.0 m/秒）した例はなかった（表3）．術後12ヵ月で，しびれ感消失群と残存群のSCVを比較すると，し

しびれ感，CPT grade，DML，およびSCV［CPT value（100＝1 mAmp）］

CPT grade					DML					SCV				
術前	術後1ヵ月	術後3ヵ月	術後6ヵ月	術後12ヵ月	術前	術後1ヵ月	術後3ヵ月	術後6ヵ月	術後12ヵ月	術前	術後1ヵ月	術後3ヵ月	術後6ヵ月	術後12ヵ月
7	1	1	0	0	導出不能	導出不能	7.88	7.84	7.68	導出不能	導出不能	導出不能	40.2	40.5
7	0	0	0	0	13.92	9.8	8.04	6.4	6.32	導出不能	導出不能	28.8	29.4	33
8.41	0	0	0	0	10.16	5.7	5.04	4.56	5	導出不能	導出不能	34.9	40.8	37.4
9.9	0	0	0	0	7.56	5.16	4.72	4.04	4.4	導出不能	32	43.4	45.9	42.3
8	0	0	0	0	9	5.96	5.08	4.52	4.2	導出不能	27.9	36.5	44.9	43.4
7	0	0	0	0	8.72	6.96	6.12	5.84	5.04	導出不能	34.1	40.1	40.2	40.7
7	8	8	8	7	導出不能	導出不能	導出不能	導出不能	導出不能	導出不能	導出不能	導出不能	導出不能	27.5
8	7	7	7	7	導出不能	導出不能	導出不能	導出不能	導出不能	導出不能	導出不能	導出不能	23	27.7
7.74	7	7	7	7	導出不能	導出不能	導出不能	導出不能	導出不能	導出不能	導出不能	導出不能	19.6	28.5
8.37	8	8	7	0	導出不能	導出不能	導出不能	導出不能	6.2	導出不能	導出不能	導出不能	30.1	35.4
7	1	1	1	1	9.88	8.36	6.64	5.96	5.8	導出不能	導出不能	導出不能	25.5	29.1
9	8	8	9.3	7	13.08	9.04	7.36	6.52	5.52	導出不能	導出不能	28.6	35.2
8	8	8	7	7	10.88	9.23	6.96	6	4.28	導出不能	導出不能	28.8	39.3
8	8	8	8	7	導出不能	導出不能	導出不能	8.24	5.08	導出不能	21.7	25.4	34.2	35.5
9.78	8	8	7	0	導出不能	導出不能	導出不能	6.44	5.52	導出不能	28.3	30.8	35.9	35.7
8.74	1.33	1.33	0	0	7.4	6.2	5.72	5.28	5	導出不能	24.8	29.2	33.5	37.4
8	7	7	7	0	11.6	9.44	6.76	6.12	7.04	導出不能	28.3	32.9	37.5	39.2
8.37	8	8	8	0	11.24	9.88	8.04	5.6	5.32	導出不能	31.1	35.3	38.9	36.4
8.37	8	8	8	7	9.84	7.44	5.6	5.24	5.16	導出不能	18.3	26.6	24.3	34.5

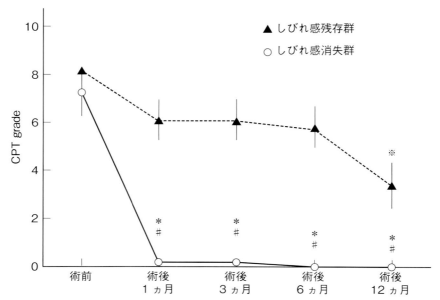

図1. しびれ感残存群としびれ感消失群のCPT grade. Student t 検定で, しびれ感残存群と消失群における各時期におけるCPT grade を比較した (#$p<0.01$). 多重比較検定 (ノンパラメトリック検定:Steel-Dwass法) で, しびれ感残存群におけるCPT grade を術前・術後で比較した (※$p<0.01$). 同様の方法で, しびれ感消失群におけるCPT grade を術前・術後で比較した (*$p<0.01$).

表4. 臨床分類におけるCPTテストの感度

臨床分類	CPT 2,000 Hz	250 Hz	5 Hz
Ⅰ型	1手 (100%)	1手 (100%)	1手 (100%)
Ⅱ型	9手 (100%)	8手 (88.9%)	6手 (66.7%)
Ⅲ型	9手 (100%)	7手 (77.8%)	4手 (44.4%)
計	100%	84.2%	57.9%

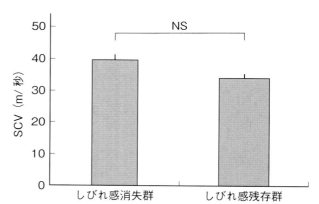

図2. 術後12ヵ月のしびれ感消失群と残存群におけるSCV. Welch t 検定で, しびれ感残存群と消失群におけるSCV を比較した. NS：有意差なし

びれ感消失群のSCV は 39.6±3.8 m/秒, 残存群のSCV は 33.3±4.3 m/秒で, 統計学的な有意差はなかった (図2).

2,000 Hz, 250 Hz, および5 Hz 刺激で得られたCPT 値はいずれも経時的に回復した (図3). 2,000 Hz あるいは250 Hz 刺激時のCPT 値は, 術前と比較して術後3〜12ヵ月で有意に低下した (図3a, b). 5 Hz 刺激時のCPT 値は, 経時的に低下傾向であったが統計学的な有意差はなかった (図3c).

Ⅲ. 考　　察

絞扼性神経障害であるCTS の知覚評価には threshold テストのほうが innervation density テストよりも鋭敏とされる[1]. SW モノフィラメントテストは slow adapt system を反映した触覚の知覚閾値検査として有用な検査法である. われわれもSW モノフィラメントテストがCTS 術後の臨床症状とよく相関することを報告してきた[9]. しかし, SW モノフィラメントテストは患者因子や測定時の環境因子により影響を受ける[1,2]. 一方, CPT テストは threshold テストの一つで, 筋電図検査や神経伝

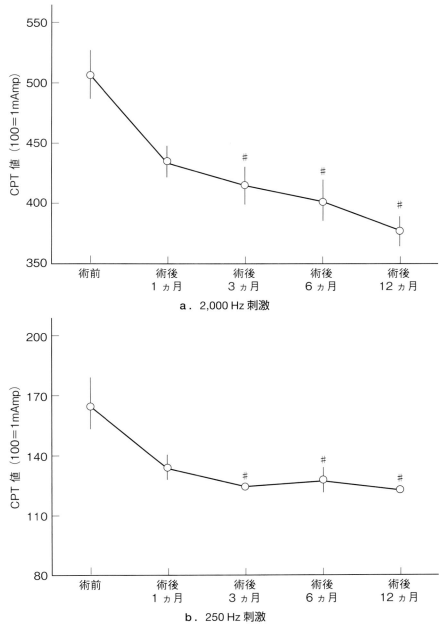

図3. 2,000 Hz（a），250 Hz（b），5 Hz（c）で刺激時のCPT値の経時的変化．多重比較検定（ノンパラメトリック検定：Steel-Dwass法）で，術前のCTP値と経過観察時の各CPT値を比較した（#p<0.01，NS：有意差なし）．

導速度検査などの電気生理学的検査と異なり，定電圧検査のため皮膚の厚さや発汗などによる電気抵抗にほとんど影響されず，非侵襲的で疼痛も伴わない．強制的な二重盲検機能をもつNeurometer CPT/CをCPTテストに使用することで，客観的な知覚評価が可能である[7]．われわれは，CTSに対するNeurometer CPT/Cを用いたCPTテストが，SWモノフィラメントテストやTPDに比べて高い感度をもつことを報告してきた[12]．本研究では，電気生理学的には評価困難な重度CTSに対する術後の知覚回復について，Neurometer CPT/Cを用いて定量的に解析した．

臨床的に重症なCTSは，軽症のCTSと比較すると術後のしびれ感が残存する傾向にある[6]．しかし，しびれ感は間隔尺度や比率尺度などで定量化できないため，CTS術後のしびれ感の改善度は主観的なものに頼らざるをえない．また改善する程度を予測できる標準的な方法は報告されていない．CPT gradeは，知覚異常の病態を11段階（grade 0：no abnormal mesures〜grade 10：completely anesthetic）に分類する（表2）．しびれ感は知覚異常の一つであることから，CPT gradeを用いるこ

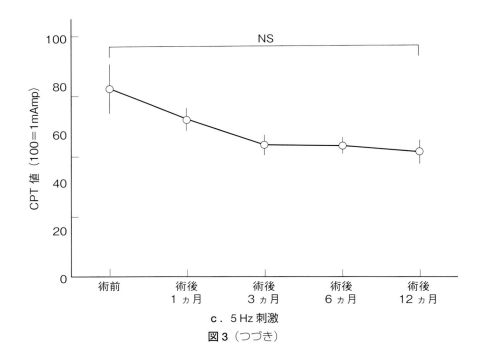

c．5Hz刺激

図3（つづき）

とでしびれ感の改善度を予想しうると仮定し，CPT grade を経時的に解析した．しびれ感消失群の CPT grade は，術後1ヵ月でほぼ正常化し，しびれ感残存群における CPT grade と比較して術後1ヵ月から有意に低かった（図1）．CPT grade を経時的に評価することで，重度 CTS に対する術後のしびれ感が残存するかを予測できる可能性がある．

CPT テストはほかの検査では本質的に評価できない感覚鈍麻を評価できる．CTS の10～20％に感覚鈍麻を認め，電気生理学的に軽度の CTS に感覚鈍麻がみられることが多いとされる[13]．本研究では，術前には全例感覚過敏であったが，術後の経過中には感覚鈍麻にはならず sensory disfunction または正常に改善した（表3）．電気生理学的に重度な CTS の術後には感覚鈍麻が生じないことを明らかにしたことで，電気生理学的な改善が CTS 術後の知覚回復における病態と必ずしも一致していない可能性を示唆している．

われわれは，CTS に対する CPT テストの感度が，2,000 Hz（Aβ fiber）54％，250 Hz（Aδ fiber）33％，5 Hz（C fiber）24％であり，臨床的な重症度が進行するに伴い，Aβ，Aδ，C fiber の順に機能障害が出現すると報告してきた[14,15]．本研究では重度 CTS に対する CPT テストの感度は，2,000 Hz：100％，250 Hz：84.2％，5 Hz：57.9％であり（表4），過去の報告より感度が高かった．本研究では，重度 CTS に限定して CPT テストを行ったこと，症例数が少ないことが影響していると考えた．Aβ fiber は圧迫，Aδ fiber は低酸素，C fiber は麻酔に

より伝導障害を生じやすいとされており，CTS の病態には圧迫のほうが，血流障害より関与が大きい可能性がある．

神経伝導速度検査は，圧迫部位での脱髄，虚血を鋭敏に反映し，診断的価値は高く有用な検査である．しかし，Naidu らは CTS の臨床症状が消失した例でも SCV は低値のままであったと報告した[16]．本研究でも，しびれ感消失群としびれ感残存群で SCV に有意差がなく（図2），しびれ感が消失した6手で SCV が正常化しなかった．臨床的に重症な CTS においては，術後の臨床症状と電気生理学的な回復の程度が一致しないことを明らかにした．

また，SNAP 導出不能例では，術後における知覚の回復過程を定量的に評価できない．さらに，SCV は Aβ fiber と強い相関があるが，Aδ と C fiber には相関がないため[17]，CTS 術後にどの神経線維が，どの時期にどの程度回復するのか判定できない．つまり，電気生理学的検査は，重度 CTS の術後における治療効果を十分に判定できない．本研究では，2,000 Hz あるいは250 Hz 刺激時の CPT 値は，術前と比較して術後3ヵ月～12ヵ月で有意に低下した（図3a, b）．一方，5 Hz 刺激時の CPT 値は，経時的に低下する傾向にはあったが有意差はなかった（図3c）．以上から，重度 CTS は，術後3ヵ月からより太い神経線維である Aβ と Aδ fiber で回復傾向を認めるが，C fiber は回復しない可能性があることを明らかにした．重度 CTS において術後に知覚障害が残存する原因の一つに，C fiber の機能回復が不良であることが関与している可能性がある．

ま と め

1）電気生理学的に定量的な評価が困難な重度CTSに対する術後の知覚回復について，Neurometer CPT/Cを用いることにより全例CPT値を測定できた.

2）術後3ヵ月以降にAβとAδ fiberは明らかな機能回復を示したが，C fiberは術後12ヵ月でも機能回復しなかった.

3）重度CTSの術後に経時的なCPTテストを行うことで，知覚回復を予見できる可能性がある.

文　献

1）Szabo RM et al. The value of diagnostic testing in carpal tunnel syndrome. J Hand Surg. 1999；**24-A**：704-14.

2）Palumbo CF et al. Examination of patients for carpal tunnel syndrome sensibility, provocative, and motor testing. Hand Clin. 2002；**18**：269-77.

3）Werner RA et al. Carpal tunnel syndrome：pathophysiology and clinical neurophysiology. Clin Neurophysiol. 2002；**113**：1373-81.

4）Lundborg G et al. The two-point discrimination test-time for a re-appraisal? J Hand Surg. 2004；**29-B**：418-22.

5）Ntani G et al. Symptoms, signs and nerve conduction velocities in patients with suspected carpal tunnel syndrome. BMC Musculoskelet Disord. 2013；**14**：242.

6）Tsaiweichao SY et al. Patterns of nerve conduction abnormalities in severe carpal tunnel syndrome. J Clin Neurophysiol. 2008；**25**：281-6.

7）Katims JJ et al. Constant current sine wave transcutaneous nerve stimulation for the evaluation of peripheral neuropathy. Arch Phys Med Rehabil. 1987；**68**：210-3.

8）Liu S et al. Quantitative assessment of differential sensory nerve block after lidocaine spinal anesthesia. Anesthesiology. 1995；**82**：60-3.

9）Nishimura A et al. Evaluation of sensory function after median nerve decompression in carpal tunnel syndrome using the current perception threshold test. J Orthop Sci. 2003；**8**：500-4.

10）Padua L et al. Neurophysiological classification and sensitivity in 500 carpal tunnel syndrome hands. Acta Neurol Scand. 1997；**96**：211-7.

11）Chow JC. Endoscopic release of the carpal ligament：a new technique for carpal tunnel syndrome. Arthroscopy. 1989；**5**：19-24.

12）Ogura T et al. The relationship between nerve conduction study and clinical grading of carpal tunnel syndrome. J Orthop Surg. 2003；**11**：190-3.

13）Katims JJ et al. Transcutaneous nerve stimulation：frequency and waveform specificity in humans. Appl Neurophysiol. 1986；**49**：86-91.

14）Nishimura A et al. A correlative electrophysiologic study of nerve fiber involvement in carpal tunnel syndrome using current perception thresholds. Clin Neurophysiol. 2004；**115**：1921-4.

15）Nishimura A et al. Objective evaluation of sensory function in patients with carpal tunnel syndrome using the current perception threshold. J Orthop Sci. 2003；**8**：625-8.

16）Naidu SH et al. Median nerve function in patients undergoing carpal tunnel release：pre- and post-op nerve conductions. Electromyogr Clin Neurophysiol. 2003；**43**：393-7.

17）Lang E et al. Function of thick and thin nerve fibers in carpal tunnel syndrome before and after surgical treatment. Muscle Nerve. 1995；**18**：207-15.

*　　　*　　　*

日帰り手術で施行した単指近位指節間関節変形性関節症に対する人工指関節置換術

葛原絢花　関口昌之　窪田綾子　辻 健太郎　高橋 寛

はじめに

当科では2018年から関節リウマチ（RA）や変形性関節症（OA）に対して，2004年に開発された中手指節（MP）関節用FINE Total Finger System（帝人ナカシマメディカル社）［以下，FINE人工指関節］を近位指節間（PIP）関節にも適応を拡大し，人工指関節全置換術（total finger arthroplasty：TFA）を行っている（図1）. 2024年1月までに31例46 PIP関節にTFAを施行しており，良好な術後成績が得られている．

当初は入院にて患肢の伝達麻酔を併用した全身麻酔下に手術を施行してきたが，単指のみにTFAを行う場合，希望者には患肢伝達麻酔のみでの日帰り手術を行っているので，本稿ではその治療成績を検討した．

I．対象および方法

2021年1月～2024年1月の期間に，PIP関節OAに対して伝達麻酔下に日帰り手術として単指のみのTFAを施行した5例5指を対象とした．右側3例，左側2例で，中指2指，環指3指であった．

関節置換には，FINE人工指関節を使用した．本システムの関節摺動面は，屈曲0°～45°までは前後および側方にクリアランスがあり，徐々に拘束性が増して屈曲60°以上では関節面が密着する．加えて，ボール＆ソケット構造のため脱臼が制御される．拘縮の原因の一つである側副靱帯の温存が必ずしも必要はないと考えられる．伸筋腱をsplitする背側アプローチあるいは掌側からのショットガンアプローチを用いた．超音波ガイド下に腋窩アプローチでの神経ブロックあるいは皮膚および骨膜

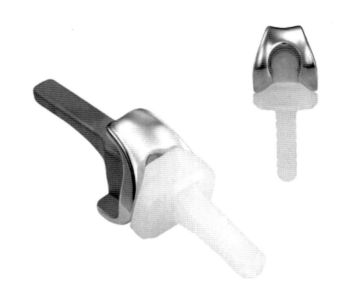

図1．FINE人工指関節．当科では表面置換とボール＆ソケットの二つのコンセプトを融合したFINE人工指関節を使用している．Semi-constrain型で骨セメントを用いて固定する．

を支配している知覚神経（図2)[1]を選択的にブロックした．骨切り操作などで痛みを訴えた症例には術中に指神経ブロックを追加した．術後は2時間程度の安静時間を設け，全身状態に問題がないことを確認した後に帰宅としている．

手術前の説明時に，手術への不安が強い患者や術中の安静維持が困難と判断した患者，および入院での手術を希望する患者には，従来どおり入院にて伝達麻酔を併用した全身麻酔下手術とした．

Key words

FINE total finger system, day surgery, local anesthesia, nerve block, OA

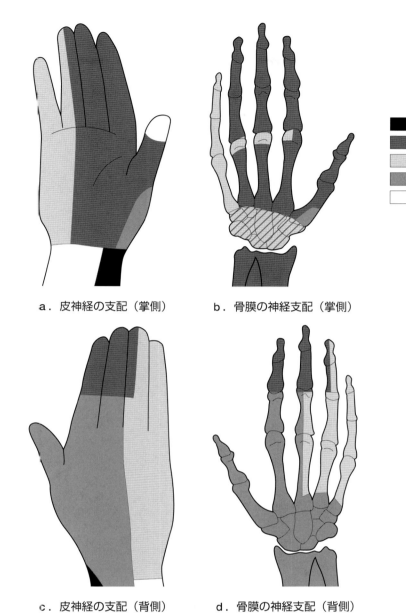

a．皮神経の支配（掌側）　　b．骨膜の神経支配（掌側）

c．皮神経の支配（背側）　　d．骨膜の神経支配（背側）

図 2．皮膚および骨膜の神経支配．手関節より末梢の知覚および骨膜は橈骨・正中・尺骨神経から支配されている（文献 1 より引用・改変）．

II．結　　果

　術後平均観察期間は 18.6 ヵ月であった．短期での経過観察期間ではあるが，弛みや感染などの合併症は認めなかった．PIP 関節の術前可動域（ROM）は伸展 −27°，屈曲 73°であり，術後は伸展 −18°，屈曲 82°であった．Arc の平均値は術前 46°から術後 64°に，Hand 20 の平均値は術前 53.4 点から術後 18.5 点に改善した．

III．症例提示

症　例．75 歳，女．
主　訴：右中指 PIP 関節痛．

現病歴：3 年前から右中指 PIP 関節痛が出現した．6 ヵ月前から疼痛が増強し，ROM 制限が強くなったため，当科を紹介され来院した．

身体所見：右中指 PIP 関節の ROM は伸展 −20°，屈曲 70°であった．Hand 20 は 51.5 点であった．

X 線所見：術前単純 X 線像では，中指 PIP 関節の関節裂隙狭小化，および基節骨骨頭の軽度欠損を認めた（図 3）．

神経ブロック：術前に腋窩アプローチで筋皮神経ブロックおよび橈骨・正中・尺骨神経をブロックした．

手術所見：背側アプローチで展開した．中央索を split し，横支靱帯を温存しつつ，両側側副靱帯は近位付着部

Ⅱ．部位別疾患と保存療法 ◆ 3．手・手関節

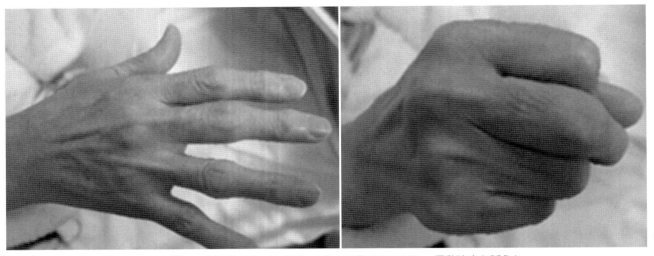

a．右中指 PIP 関節の ROM は伸展－20°，屈曲 70°であり，運動時痛を訴えた．

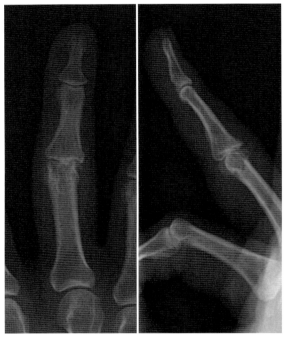

b．単純 X 線像．中指 PIP 関節の関節裂隙狭小化および基節骨骨頭の軽度欠損を認める．

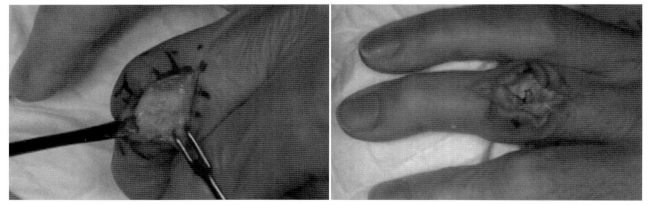

c．手術所見．基節骨および中節骨の軟骨下骨の露出を認める．基節骨および中節骨にはそれぞれ SS サイズのコンポーネントを使用した．

図 3．症例．75 歳，女

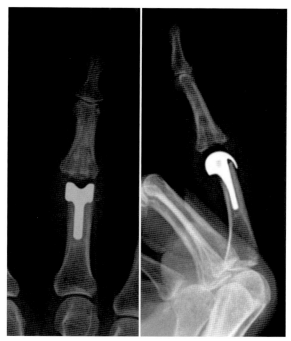

d．最終調査時の単純X線像．弛みやインプラントの破損は認めない．

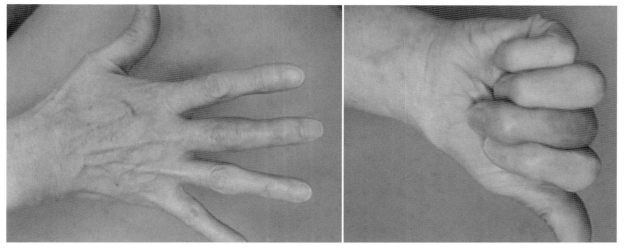

e．最終調査時の右中指ROMは伸展0°，屈曲90°である．

図3（つづき）

から鋭的に剥離した．骨棘を切除し，予定サイズのSSで骨切りを行って基節骨と中節骨にそれぞれSSコンポーネントをセメント固定した．

術後経過：最終評価時の術後18ヵ月の単純X線像では，インプラントの弛みや破損は認めなかった．中指PIP関節のROMは伸展0°，屈曲85°と良好であり，疼痛は訴えていなかった．Hand 20は19点と改善を認めた（図3）．

IV．考　察

当科では従来の腕神経叢ブロック以外に選択的知覚神経ブロックを用いた上肢手術を行っている．本法では術中に自動運動が可能であり，必要に応じて術中にROMを確認している[2]．手関節より末梢の骨膜および皮膚の知覚神経は橈骨・正中・尺骨神経から支配を受けている．腕神経叢ブロックでは通常の腋窩アプローチでの橈骨・正中・尺骨神経ブロックに加えてタニケットペインの予防目的で内側上腕・内側前腕・筋皮神経に対して0.125%レボブピバカイン（ポプスカイン）をそれぞれ3～5 ml使用した．選択的知覚神経ブロックでは，橈骨神経浅枝・尺骨神経浅枝・骨間膜に対してそれぞれ0.5%ポプスカインを1.5～3 ml使用し，超音波下での薬液の広がり

具合で薬液量を決定した.

　日帰りの外来手術ではあるが，当科で行っている全身麻酔下での入院手術や他施設からの報告と比較しても同等の治療成績が得られている[3~5]．本法は全身麻酔のリスクがある患者や入院を希望しない患者に対して，有用な方法である．また，選択的知覚神経ブロックはRAなどの軟部組織の再建が必要な症例において術中に自動運動を確認でき，良好なROMおよび軟部組織バランスの獲得が可能である．今後は複数指のTFAに対しても適応を拡大することを検討している.

ま と め

　神経ブロックを用いて日帰り手術で施行したTFAは，全身麻酔下の入院手術と同等の結果が得られ，全身麻酔下手術にリスクのある患者に対しても有用な方法と考えられた.

文　献

1) Chelly JE（ed）. Anatomy of the brachial plexus figure 6-5. Peripheral Nerve Blocks：A Color Atlas, 2nd Ed, Lippincott Williams & Wilkins, Philadelphia, p32, 2009.
2) 葛原絢花. Monitored anesthesia care と超音波ガイド下選択的知覚神経ブロック併用麻酔でのRA多数指伸筋腱皮下断裂再建術の検討. 日手会誌. 2022：**38**：856-61.
3) Komatsu I et al. Outcomes of surface replacement proximal interphalangeal joint arthroplasty using the self locking finger joint implant：minimum two years follow-up. J Hand Surg. 2018：**13**-A：637-45.
4) Iwamoto T et al. Clinical results of cementless surface replacement PIP joint arthroplasty. J Jpn Soc Surg Hand. 2011：**27**：468-71.
5) Jennings' CD et al. Surface replacement arthroplasty of the proximal interphalangeal joint using the PIPSRA implant：results, complications, and revisions. J Hand Surg. 2015：**40**-A：469-73.

＊　　　　＊　　　　＊

Ⅱ．部位別疾患と保存療法 ◆ 4．足・足関節

初期治療における足関節脱臼骨折に対する 整復と外固定の工夫
—— 重力補助足関節整復法（GARA 法）による初期治療の小経験*

安藤治朗　松村福広　塩入央尚　二部悦也　檜山秀平
中島寛大　竹下克志**

［別冊整形外科 86：127〜132，2024］

はじめに

　足関節骨折や足関節脱臼骨折は外来や救急外来を受診する一般的な外傷である[1,2]．足関節脱臼骨折は不安定な骨折であり，初期治療として，脱臼と骨折の整復と外固定または創外固定による足関節の安定化が必要となる．整復と足関節の安定化の目的は，① 患者の痛みを減らし，確定的内固定までの期間を生活しやすくすること，② 皮膚や皮下組織の軟部組織損傷，神経血管損傷，筋腱損傷といった合併症のリスクを減らすこと，③ 確定的内固定手術までの期間を不必要に延長させないことである[3,4]．これらの目的を達成するために，適切な初期治療を行う必要がある．

　当科では閉鎖性足関節脱臼骨折の初期治療として，患者を仰臥位にして足関節を整復する従来の方法ではなく[3,4]，重力補助足関節整復法（gravity assisted reduction of ankle：GARA 法）で足関節脱臼骨折の整復を行い，整復後に膝下キャストで足関節を外固定し，術前待機している[5]．

　これまで足関節骨折の初期治療として GARA 法で整復し外固定をした症例が報告されているが[5]，足関節脱臼骨折に限定した報告はない．本稿では，足関節脱臼骨折の初期治療として GARA 法で整復し，キャストで外固定をして治療を行った小経験を報告する．

Ⅰ．対象および方法

　2019 年 1 月 1 日〜2023 年 12 月 31 日の期間に，自治医科大学附属病院で足関節脱臼骨折と診断した患者を母集団とした．同脱臼骨折は AO/OTA 分類（AO 分類）で 44 に分類される骨折を対象とし，AO 分類 43 に分類される骨折は含んでいない[6]．開放脱臼骨折例，ほかの方法で同脱臼骨折を整復し外固定をした症例をそれぞれ除外し，初期治療に GARA 法で整復しキャスト固定を行った閉鎖性足関節脱臼骨折患者を対象とした．

　各例において，各骨折の受傷時年齢，性別，左右，骨折分類（AO 分類，Lauge-Hansen 分類[7]，Haraguchi 分類[8]），初診時の軟部組織損傷（白色水疱，赤色水疱，皮膚壊死の有無），脱臼骨折整復から外固定までの処置時の鎮痛，鎮静，神経ブロックの有無，整復時の体位，整復〜外固定に必要とした医療スタッフの人数（医師，看護師，放射線技師など），外固定中の移動能力（松葉杖，車椅子，ベッド上安静），術前待機中に再脱臼した症例，術前待機中に腫脹増悪や水疱拡大，皮膚壊死など軟部組織の状態が悪化した症例，外固定期間中の合併症，内固定手術までの待機期間（日），内固定術後の合併症，経過観察期間，術後 1 年以上経過観察した症例では最終経過観察時の治療成績として日本足の外科学会の足関節・後足部評価基準の成績（以下，JSSF スコア）をそれぞれ評価した．

　術前待機期間中の足関節単純 X 線正面像と側面像，

Key words

ankle fracture-dislocation，initial treatment，reduction technique

*Tips for reduction and casting of ankle fracture-dislocations：results of initial treatment with gravity assisted reduction of ankle
**J. Ando：自治医科大学整形外科（Dept. of Orthop., School of Medicine, Jichi Medical University, Shimotsuke）；T. Matsumura（准教授）：同大学救命救急センター；H. Shioiri，Y. Nibe，S. Hiyama，H. Nakajima，K. Takeshita（教授）：同大学整形外科．［利益相反：なし．］

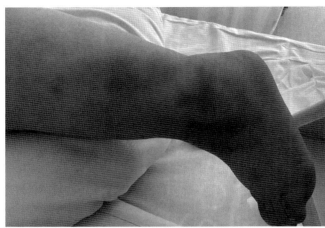 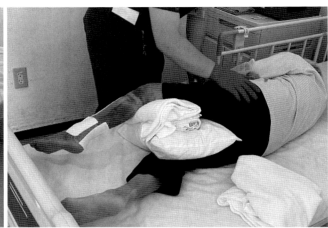

a．患者を側臥位として下腿1/2の位置に枕を置いて，足関節から足部がぶら下がる状態をつくると足部の重みで足関節の脱臼が整復される．

b．キャストを巻く際に枕やバスタオルなどを設置し体位を調整する．整復した状態を維持したままキャストを巻くために，足関節周囲にワーキングスペースをつくることが重要である（a とは別症例）．

図1．整復，外固定時の体位（側臥位）

CTで足関節の脱臼がある場合は整復不良として再整復の適応とした[5]．

II．GARA法による整復とキャスト固定の方法

① AO分類44の足関節骨折，② 合併する軟部組織損傷がキャストによる外固定に耐えられる状態である閉鎖性骨折，③ 整復，外固定まで操作の際に安静が保てる患者，以上をすべて満たす患者を本手技の適応としている．そのため，AO分類43の骨折，開放骨折や軟部組織損傷が重度である症例，同一下肢の多発骨折などで整復操作がむずかしい症例，認知症や精神疾患などで処置時に指示や安静を守れない症例はそれぞれ適応外と判断し，その他の方法で初期治療を行っている．

はじめに，整復前の足関節単純X線像を参考に側臥位，または腹臥位に患者の体位変換を行う．整復体位は，距骨の脱臼方向と逆の方向に重力がかかるような体位としている．たとえば，主に距骨が外側に脱臼している症例では患肢を上にした側臥位，距骨が主に後方に脱臼している症例では腹臥位で行っている．体位をとる段階で痛みが強い場合は，大腿遠位の位置で坐骨神経ブロックを行っている．痛みが自制内であることを確認し，下腿三頭筋を弛緩させるために膝関節を20°〜30°屈曲させ，下腿の1/2の位置に枕を設置し，第1趾が地面を向く状態で足関節から足部がぶら下がる状態に配置する[5]（図1a）．この段階で自然に脱臼が整復されている症例が多いが，必要であれば後足部（踵）を優しく前方に押し込みつつ，足関節を内旋すると脱臼は整復される[5]．視診で変形が軽減していること，内果と外果の骨折部の触診で骨折の転位が改善したことを確認する[5]．

整復を確認した後に外固定を行う．皮膚障害を防ぐ目的で下腿前面の脛骨稜，内果，外果，踵骨部後面に体圧分散用パッドやハイドロコロイド被覆剤などを貼付し，その後患者の体位を保ったまま下腿近位〜中足趾節関節のキャストで外固定をする（図1b）．足関節は背屈0°での固定をめざすが，痛みがあり達成できない症例もあるため，底屈20°程度は許容している．後足部（踵）を優しく前方に押し込みつつ，下腿と後足部，中足部をしっかりとモールディングをする．キャスト硬化後，仰臥位での足関節単純X線像を撮影し，許容される整復であることを確認する．

確定的内固定手術までの待機中は，ベッド上にいる間は下肢の挙上とクーリングを励行し，患肢免荷での車椅子移動や松葉杖歩行は患者の痛みに応じて許可している．定期的にキャストカットやキャストに開窓をして軟部組織の状態を評価している．外固定後48時間以内と確定的内固定手術前に足関節単純X線像を撮影し，再脱臼の有無を確認している．

III．結　果

調査期間中に足関節脱臼骨折と診断された症例は22例で，開放脱臼骨折である7例と初期治療に仰臥位で足関節を整復し外固定をした3例を除いて，初期治療にGARA法で整復しキャスト固定を行った12例を対象とした（表1）．平均年齢は56.9±13.3歳（平均±標準偏差）で，男性3例，女性9例，右7例，左5例であった．骨

表1. 患者の基本情報と骨折型，合併する軟部組織損傷

症例	年齢（歳）・性	左右	AO/OTA分類	Lauge-Hansen分類	Haraguchi分類	初診時の軟部組織損傷
1	53・女	右	44C2.1	PER	2	
2	48・男	右	44B3.2	PA	2	
3	35・女	左	44B3.3	SER	3	白色水泡
4	54・女	左	44C1.3	PER	2	
5	44・女	右	44B3.2	PA	1	
6	55・女	左	44B3.2	PA	2	
7	51・女	左	44B3.1	PA	1	
8	85・女	左	44B3.2	PA	1	
9	65・男	右	44B3.2	SER	1	
10	67・男	右	44B3.2	PA	1	白色水泡
11	75・女	右	44B3.2	SER	2	赤色水泡
12	51・女	左	44B3.2	SER	2	

表2. 調査項目と調査結果

調査項目	結果
麻酔・鎮痛（例）	坐骨神経ブロック：5，麻酔・鎮痛なし：7
体位（例）	側臥位：5，腹臥位：7
初期治療に要したスタッフ数（例）	1名：2，2名：9，3名：1
外固定後の移動方法（例）	松葉杖：8，車椅子：4
再整復を要した症例数	0
術前待機期間（日）	平均6.8（2～14）
合併症（例）	抜釘：2，異所性骨化：1
経過観察期間（月）	平均17.5（3～42）
JSSFスコア*（点）	平均97.0（87～100）

*1年以上経過観察できた9例で評価

折型はAO分類で44B：10例，44C：2例，Lauge-Hansen分類でpronation-abduction（PA）損傷：6例，supination-external rotation（SER）損傷：4例，pronation-external rotation（PER）損傷：2例，Haraguchi分類でtype 1：5例，type 2：6例，type 3：1例であった．

初診時に白色水泡があった症例は2例，赤色水泡があった症例は1例，皮膚壊死を合併していた症例はなかった．処置時に神経ブロックを行った症例が5例で，7例は特に鎮痛や鎮静をせずに処置を行った．体位は側臥位5例，腹臥位7例であった．処置に要した人数は1名2例，2名9例，3名1例であった．外固定後中の移動能力は松葉杖8例，車椅子4例であり，ベッド上安静を要した症例はなかった．外固定期間中に再脱臼した症例，足関節周囲の軟部組織の状態が悪化した症例はそれぞれなく，再整復を要する症例や創外固定を必要とした症例はなかった．内固定手術までの術前待機期間は平均6.8（2～14）日であった．術前に新型コロナウイルス感染症（COVID-19）と診断された患者は2例で内固定手術までの待機期間はそれぞれ12日と14日であった．内固定手術後の合併症は，抜釘2例，異所性骨化1例であったが，創傷感染，創傷の皮膚壊死，足関節の拘縮を起こした症例はそれぞれなかった．経過観察期間は平均17.5（3～42）ヵ月で，1年以上経過観察できた患者9例のJFFSスコアは平均97.0（87～100）点であった（表2）．

Ⅳ. 症 例 提 示

症例2. 48歳，男（表1）.

主 訴：足首の痛み，歩行不能.

現病歴：転倒し右足関節を捻って受傷した．痛みと歩行不能で当院に救急搬送された.

X線所見：初診時足関節X線像で右足関節脱臼骨折（AO分類44B3.2，Haraguchi分類type 2）と診断した（図2a，b）.

治療経過：鎮痛や鎮静をせず患者を腹臥位としてGARA法で脱臼骨折を整復し，膝下キャストで外固定を

Ⅱ．部位別疾患と保存療法 ● 4．足・足関節

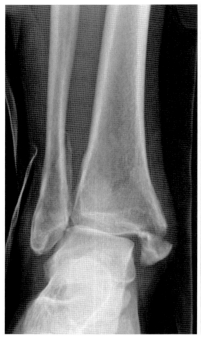
a．受傷時X線正面像

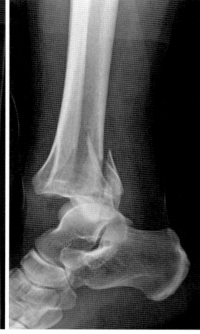
b．受傷時X線側面像

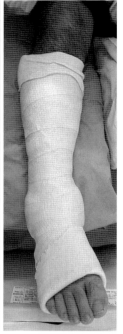
c．膝下キャスト を巻いた後の 正面外観写真

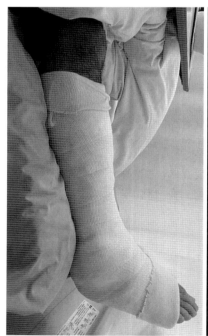
d．外側外観写真

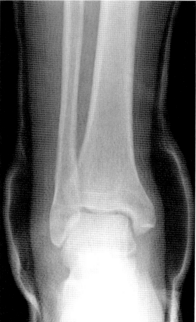
e．整復，外固定後のX線正面像

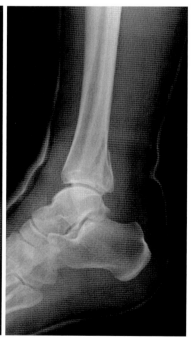
f．整復，外固定後のX線側面像．許容される整復位が得られている．

図2．症例2．48歳，男．X線像および外観写真

した（図2c, d）．背屈0°の整復では痛みが伴ったため，足関節底屈20°で固定した．同処置は医師2名で行った．外固定後，単純X線像で脱臼骨折の許容できる整復位であることを確認した（図2e, f）．外固定期間中に，再脱臼，疼痛悪化，足関節周囲の軟部組織の状態悪化はなく，外固定後3日に確定的内固定手術を行った．以後，合併症はなく経過し，経過観察期間は39ヵ月で，JFFSスコアは100点であった．

130

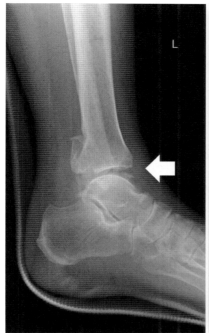 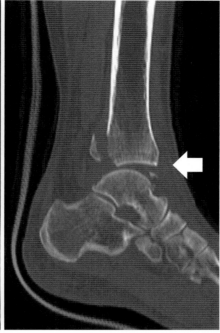

　　　　a．X線側面像　　　　　　　b．CT（足関節矢状断像）
図3．背側シーネで外固定された整復後の足関節脱臼骨折例．本シリーズでは
　　除外した従来の方法で脱臼骨折を整復し背側シーネで固定された症例．
　　背側シーネでは固定力が弱く，固定後に距骨が後方に亜脱臼してしま
　　う．術前の亜脱臼が臨床成績にどの程度影響を及ぼすか不明であるが，
　　当科ではこの亜脱臼は許容していない．

V．考　　察

　足関節脱臼骨折の初期治療として，GARA法で脱臼骨折を整復し，膝下キャスト固定を行った本研究の結果，確定的内固定前に再脱臼した症例，足関節周囲の軟部組織の状態が悪化した症例はそれぞれなく，再整復を要する症例や創外固定を必要とした症例はなかった．最終的な足関節の機能成績は過去の報告と比較し，同等の良好な結果であった[9,10]．

　これまでの徒手整復の報告では患者を仰臥位にして整復する方法が多く，脱臼や骨折の整復は可能であるが，整復を保持する医師などの人員の追加やデバイスの追加が必要であった[3,4,11,12]．GARA法の利点は処置のための人員の追加や特殊なデバイスの追加が必要なく，少ない人数で施行できる点である．多くの場合，整復にかかる人員は，整復と外固定を担当する医師1名と患者の体位を支え，痛みの状態を確認する医療スタッフ1名の合計2名で対応可能である[5]．本研究においても，多くは医療スタッフ2名以下で施行されており，これまでの報告と同様に少ない人員で対応が可能であった[5]．

　当科では足関節脱臼骨折整復後の外固定を膝下〜中足趾節関節のキャストとしている．下腿近位後面〜足趾の背側シーネで外固定している報告があるが[4]，一般的なシーネと弾力包帯では足関節を安定させるのはむずかしいと考え（図3），より強固に固定できるキャストでの外固定としている．適切にモールディングをしてキャストを巻いた本研究では再脱臼，亜脱臼する症例はなかった．下腿〜足部を強固に外固定をすることで足関節の痛みを緩和し，多くの患者は内固定手術術前から松葉杖歩行を獲得していた．

　本研究ではすべての症例で非観血的整復が成功したが，すべての足関節脱臼骨折がGARA法により整復できるかどうかは不明である．非観血的整復が成功しなかった足関節脱臼骨折の症例報告は散見されており，GARA法でも整復できない足関節脱臼骨折が存在する可能性があるため，非観血的整復が不能な場合は観血的整復への治療方針変更をすみやかに検討するべきである[13〜17]．

　本研究の限界として，後ろ向きのケースシリーズであること，対象患者が少ないことがあげられる．また本手技は外傷整形外科医1名により施行されたシリーズであり，手技の一般性に関しては不明であるが，過去の報告では再現性のある手技とされている[5]．

ま と め

1）閉鎖性足関節脱臼骨折の初期治療としてGARA法で整復し，膝下キャスト固定を行った12例の治療経過，治療成績はともに良好であった．

2）GARA法による整復手技は，少ない人員で可能な汎用性の高い手技であり，同脱臼骨折に対する初期治療における一つの選択肢になりうる．

文 献

1）Lambers K et al. Incidence of patients with lower extremity injuries presenting to US emergency departments by anatomic region, disease category, and age. Clin Orthop Relat Res. 2012；**470**：284-90.

2）Robertson GAJ et al. The epidemiology, morbidity, and outcome of soccer-related fractures in a standard population. Am J Sports Med. 2012；**40**：1851-7.

3）Lawson KA et al. Republication of "ankle fracture-dislocations：a review". Foot Ankle Orthop. 2023；**8**：24730114231195058.

4）von Keudell AG et al. Closed reduction of a fractured and dislocated ankle. N Engl J Med. 2019；**381**：e25.

5）Rangan R et al. Gravity assisted reduction of ankle（GARA）fractures：results of a novel technique for relocating displaced ankle fractures in the emergency setting in comparison to traditional manipulation and reduction（TMR）technique. Foot Ankle Surg. 2022；**28**：1069-75.

6）Meinberg EG et al. Fracture and dislocation classification Compendium-2018. J Orthop Trauma. 2018；**32**：S1-170.

7）Lauge-Hansen N. Fractures of the ankle. III. Genetic roentgenologic diagnosis of fractures of the ankle. AJR. 1954；**71**：456-71.

8）Haraguchi N et al. Pathoanatomy of posterior malleolar fractures of the ankle. J Bone Joint Surg. 2006；**88-A**：1085-92.

9）西田善郎ほか．足関節脱臼骨折に対する治療戦略と成績．関東整災誌．2019；**50**：41-3.

10）佐藤洋一ほか．閉鎖性足関節脱臼骨折に対する二期的手術の功罪．骨折．2020；**42**：1265-8.

11）Dean DB. Field management of displaced ankle fractures：techniques for successful reduction. Wilderness Environ Med. 2009；**20**：57-60.

12）Skelley NW et al. A single-person reduction and splinting technique for ankle injuries. J Orthop Trauma. 2015；**29**：e172-7.

13）安藤治朗ほか．Bosworth型足関節脱臼骨折の1例．関東整災誌．2018；**49**：273-8.

14）Bosworth DM. Fracture-dislocation of the ankle with fixed displacement of the fibula behind the tibia. J Bone Joint Surg. 1947；**29-A**：130-5.

15）Lee BJ et al. Irreducible fracture-dislocation of the ankle caused by an entrapped medial malleolus at the syndesmosis. J Orthop Trauma. 2008；**22**：209-12.

16）Ermis MN et al. Irreducible fracture dislocation of the ankle caused by tibialis posterior tendon interposition. J Foot Ankle Surg. 2010；**49**：166-71.

17）Stevens NM et al. Case report：irreducible ankle fracture with posterior tibialis tendon and retinaculum, deltoid ligament, and anteromedial joint capsule entrapment. J Foot Ankle Surg. 2017；**56**：889-93.

＊　　　＊　　　＊

Ⅱ．部位別疾患と保存療法 ◆ 4．足・足関節

足部捻挫による立方骨骨折*

長沢謙次**

[別冊整形外科 86：133～138，2024]

は じ め に

　足部の捻挫で足関節外側靱帯損傷と第5中足骨骨底部骨折はよく知られている外傷である．また踵骨と舟状骨・立方骨をつなぐ二分靱帯の損傷はおおむね軽症で早期に治癒するものが多いとされていた[1]．筆者は当院MRIにて，同部位の靱帯損傷状態を把握する目的で二分靱帯を撮像しようと努力したが，二分靱帯は明確には撮像されず，前距腓靱帯や踵腓靱帯の断裂や剥離のように二分靱帯損傷を診断することはできなかった．

　一方，全例で short TI inversion recovery（STIR）条件での立方骨に高輝度の骨折または骨挫傷が確認された．立方骨の骨折と骨挫傷を明瞭に区別することは困難であるので，本稿では一括して骨折と表現する．立方骨骨折を単純X線像で確認することは，全例でできなかった．以後，広く二分靱帯損傷と認識されている傷病は立方骨骨折ではないかと想定し，患者が骨折の有無を確認する意思を表明した症例に対してMRIを実施した．

Ⅰ．対象および方法

　2019年4月～2024年1月の期間に，外傷を契機として発症した足部外側痛の症例で原則的に立方骨に圧痛を認め，単純X線像では異常を認めず立方骨骨折を疑ってMRIを実施した29例について検証した．また，初診時に立方骨には圧痛を認めず第5中足骨底部やLisfranc関節に圧痛を認めた足部外側痛例で，X線像で異常を認めなかったが，MRIでは立方骨に骨折を認めたものが3例あった．これらも含めて症状の軽減期間について検討した．

Ⅱ．結　　果

　立方骨に圧痛を認めた29例中25例に立方骨骨折を確認した．立方骨骨折を確認されなかった4例については，踵骨骨折2例，外傷性踵骨立方骨間関節炎1例，第1楔状骨および第1中足骨骨折と外傷性Lisfranc関節炎1例であった．また診察で立方骨に圧痛を認めず，第5中足骨底部，第1・第2・第4中足骨，第3～第5中足骨Lisfranc関節部に圧痛を確認した3例で立方骨骨折を確認した．立方骨骨折を認めた28例中15例は立方骨以外の骨折を認め，立方骨のみの骨折は13例であった．

　立方骨以外の骨折を合併していた症例について，その合併骨折は第5中足骨底部骨折4例，第4中足骨骨底部骨折4例で，これらは立方骨の関節面で接する部位の骨折であった．ほかは第3楔状骨骨折2例，第3中足骨骨折1例，第2楔状骨骨折2例，距骨骨折3例，踵骨骨折2例，外果骨折2例，舟状骨骨折1例，第1楔状骨骨折1例，第1中足骨骨折2例であった．

　立方骨のみの骨折13例では歩行痛が消失するまでの期間は平均13.3日で，他骨折を合併していた15例は平均24.1日であり，他骨折を合併した症例のほうが症状軽減に時間を要した．

Ⅲ．症 例 提 示

症例1．13歳，男．
主　訴：右足根部外側痛．
現病歴：バスケットボール中のジャンプの着地で右足を捻挫し，翌日当院を受診した．
初診時所見：右立方骨部に圧痛を認めた．

■ Key words

cuboid fracture，bifurcated ligament，MRI

*Cuboid fracture by foot sprain
**K. Nagasawa（理事長）：ながさわ整形外科（☎ 960-0231　福島市飯坂町平野字原東 50-1；Nagasawa Joint & Bone Clinic, Fukushima）．［利益相反：なし．］

II．部位別疾患と保存療法 ◆ 4．足・足関節

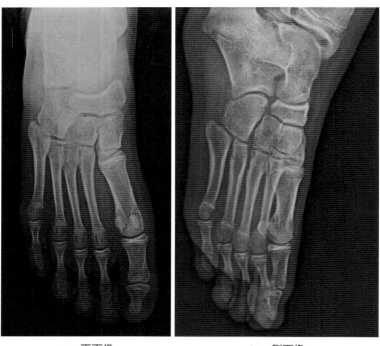

a．正面像　　　　　　　　　　b．側面像
図1．症例1．13歳，男．右足部単純X線像

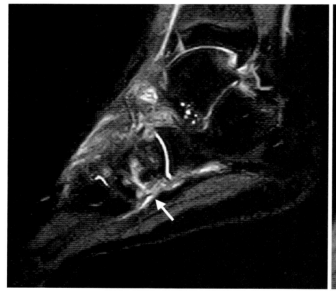
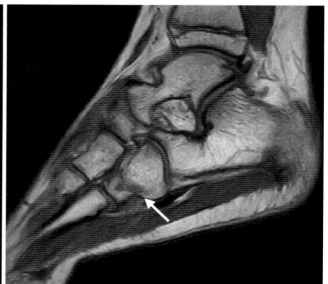

a．STIR矢状断像　　　　　　　　　b．T1強調矢状断像
図2．症例1．MRI

　画像所見：単純X線像（図1）では異常を認めなかった．立方骨にMRI STIR画像で前方に高輝度所見を認め，T1強調画像でも低輝度領域を認めた（図2）．
　治療経過：立方骨単独の骨折の診断で，筆者の考案したクッション製材のインソール［以下，インソールF（図3）][2)]を装着し第4趾中足指節（MP）関節を免荷することで2週で日常生活動作（ADL）時の疼痛が消失した．

　症例2．11歳，男．
　主訴：左中足部（Lisfranc関節部）痛．
　現病歴：遊んでいて左足を捻挫し，2日後に前足部を浮かせた踵荷重歩行で受診した．
　初診時所見：第1・第2・第4中足骨に圧痛を認め，立

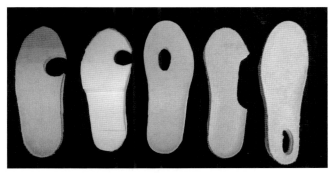

図3. 筆者が足部障害の治療に用いているインソールF

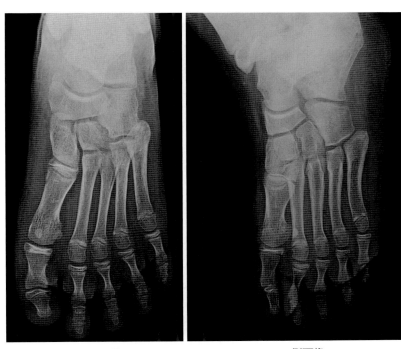

a．正面像　　　　　　　　　b．側面像
図4. 症例2. 11歳，男．左足部単純X線像

方骨部の圧痛は確認していなかった．

画像所見：左足部単純X線像では異常を認めず（図4），MRIでは立方骨前方部と第1中足骨底部に高輝度所見が確認された（図5）．

治療経過：圧迫包帯の装着と消炎鎮痛薬の処方のみとし，受傷後19日で歩行時痛，階段歩行での疼痛が改善した．

症例3．13歳，男．

主訴：左足関節外側痛．

現病歴：ハンドボールのシュートの踏みきりで左足を捻挫し，即日当院を受診した．

初診時所見：立方骨部と前距腓靱帯に圧痛を認めた．

画像所見：単純X線像では立方骨と足関節に異常を認めなかった（図6）．MRIでは立方骨前下方，距骨頚部上方と下方にSTIR画像で高輝度所見を認め，前距腓靱帯の距骨側での剥離の所見を認めた（図7）．

治療経過：L字のギプスシーネを11日間着用し，15日目には歩行時痛は消失していた．

IV．考　察

足部の捻挫で立方骨部の痛みを訴える症例にしばしば遭遇するが，単純X線像で踵骨前縁部に軽微な剥離骨片を認めることはあるが，立方骨に異常を認めることはない．筆者が渉猟しえた範囲で，立方骨骨折を報告した論文は散見されたが，吉村ら[3]は診断はCTによっており，大森ら[4]もCTとMRIで診断しており，大森らは手術を

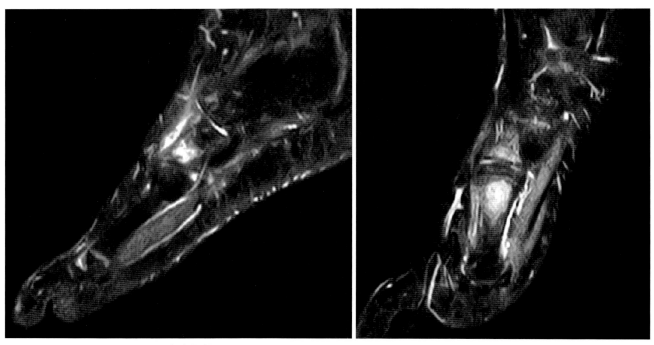

a．立方骨部　　　　　　　　　　　　b．第1中足骨部

図5. 症例2. MRI STIR 矢状断像

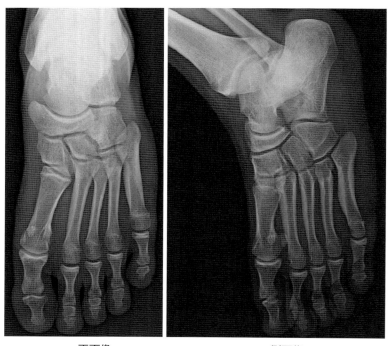

a．正面像　　　　　　　　　　　　b．側面像

図6. 症例3. 13歳，男．左足部単純X線像

施行し手術成績について論じている．原口[5]も中足部骨折で手術法について論じており，立方骨骨折の画像診断の方法について論じている論文は確認されなかった．

筆者は以前，二分靱帯部の圧痛を確認し同靱帯損傷と診断し，跛行が重度または荷重が困難なものにはギプスシーネを装着し，跛行が軽度であれば圧迫包帯と投薬で対応していた．本研究では立方骨の単独骨折例であれば，疼痛軽減までの期間は平均13.3日であった．MRIに

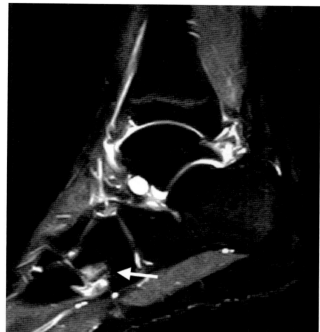

a．立方骨部の STIR 矢状断像（矢印：高輝度所見）

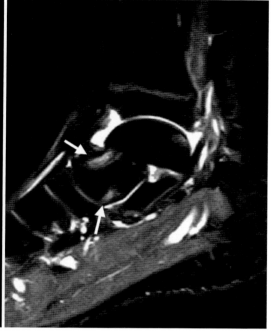

b．距骨部の STIR 矢状断像（矢印：上方左距骨頸部上方の高輝度所見）

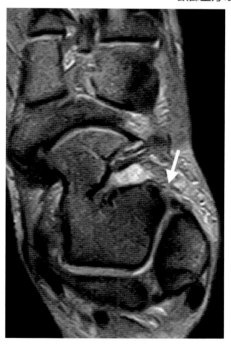

c．前距腓靱帯部の T2*強調横断像
（矢印：下方左距骨下方の高輝度所見）

図 7．症例 3．MRI

より立方骨骨折の部位が第 4 中足骨に対応する部位か，第 5 中足骨に対応する部位か否かの確認が可能となり，インソール F の装着でスニーカータイプの靴を履いて当初から痛みを大きく軽減した日常生活が可能であった．

足部の捻挫で痛みが足部外側に限局せず，広く痛みを訴える場合もある．そのような状態でも立方骨部に圧痛を認めれば，立方骨骨折の可能性は高いが，他骨にも骨折を認める可能性がある．本研究で提示している他骨折の合併についても単純 X 線像では診断は不能であり，MRI によってのみ診断は可能であった．複数部位の骨折を有する症例では痛みのない荷重歩行が可能となるには，平均 24.1 日かかっていた．適切な診断を行い，おお

Ⅱ．部位別疾患と保存療法 ◆ 4. 足・足関節

よその荷重歩行可能までの期間を提示することで患者の
満足と医師への信頼感は異なるものとなる.

ま と め

単純X線像で診断できない立方骨単独の骨折では治
療期間は2週程度であるが,他骨折も合併するような立
方骨部のみに限局していない圧痛を有する足部捻挫では
治療期間は3〜4週以上に遷延した.

文　献

1) 松本　憲. 足関節靱帯損傷と足の痛み. 整外MOOK. 1983；**30**：292-310.
2) 長沢謙次. 医療用クッション製材を用いたインソールによる足部障害の治療. 別冊整形外科. 2016；**69**：6-9.
3) 吉村文孝ほか. 短期間に両側立方骨骨折をきたした1例. 東日本整災誌. 2010；**22**：418.
4) 大森隆昭ほか. まれな単独立方骨骨折（nutcracker fracture）の一例. 骨折. 2015；**37**：S255.
5) 原口直樹. 中足部骨折. MB Orthop. 2022；**35**（10）：271-9.

*　　　*　　　*

足部外側痛および足底部痛の原因としての長腓骨筋腱炎と立方骨疲労骨折

長沢謙次

はじめに

足部の外側痛の原因として，長腓骨筋腱炎や立方骨の疲労骨折があることを筆者の臨床経験から報告する．

問診と理学所見から中足骨の疲労骨折と診断される症例を除き，明確な外傷を伴わない足部の外側痛の症例はこの二つのどちらかの病態を念頭におくべきと考える．

Ⅰ．長腓骨筋腱炎について

2005年4月に経験したMRI所見（19歳，男）を提示する（図1）．右長腓骨筋腱は踵骨横から立方骨部にかけて周囲が高輝度となっており炎症所見を示していた．長腓骨筋腱の炎症は通常立方骨長腓骨筋腱溝への屈曲部で発症するが，足関節外果部〜踵骨外側面で発症している場合もあり，筆者の経験ではまれな病態である．現在はMRI short TI inversion recovery（STIR）画像で診断している．

Ⅱ．立方骨疲労骨折について

腓骨筋腱炎を疑いMRIを行うと同腱炎が確認されず，立方骨の疲労骨折を確認することを経験することとなった．明確な画像が残る初期症例は，2012年4月に左足部

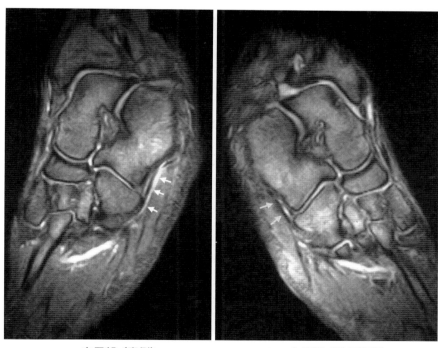

a．右足部（患側） b．左足部（健側筋腱）
図1．右足部外側痛 MRI T2*強調冠状断像．19歳，男（矢印：長腓骨筋腱）

Key words

lateral foot pain, sole pain, peroneus longus, cuboid

*Cause of the lateral foot pain or the sole pain by tendonitis of peroneus longus or fatigue fracture of cuboid
**K. Nagasawa（理事長）：ながさわ整形外科（☎960-0231　福島市飯坂町平野宇原東50-1；Nagasawa Joint & Bone Clinic, Fukushima）．［利益相反：なし．］

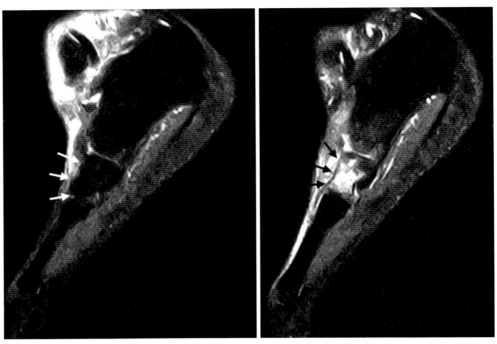

a．右足（健側）[矢印：右立方骨]　　b．左足（患側）[矢印：左立方骨の高輝度所見]

図2．左足部外側痛のMRI STIR矢状断像．17歳，女．バレーボール選手

外側痛で受診した17歳（高校2年生）の女子バレーボール選手である．左踵骨〜立方骨にかけての圧痛を確認し，左長腓骨筋腱炎と診断し，インターハイ予選前の早期の回復を意図してより治療効果の高いと理解するステロイドの局所注射を行ったが，症状は軽減せずにかえって増悪することとなった．MRI STIR画像で立方骨の疲労骨折が確認された（図2）．圧痛と症状の経過だけでは長腓骨筋腱炎と立方骨の疲労骨折は鑑別できず，疲労骨折では一定の運動休止が必要であるので，正確な診断は重要である．

III. 対　象

2019年4月〜2024年1月の期間に，立方骨近傍に圧痛を認め長腓骨筋腱炎または立方骨疲労骨折を疑って診療した症例は44例で，男性20例［平均年齢48.6（13〜85）歳］，女性24例［平均年齢46.8（12〜87）歳］であった．

発症要因は若年層ではスポーツ，高齢者では山菜採りやウォーキング，観光旅行，庭仕事などがみられた．

IV. 結　果

MRIを行った33例のうち長腓骨筋腱炎の所見を確認したのは20例で，男性12例［平均年齢46.3（17〜85）歳］，女性8例［平均年齢45.8（13〜80）歳］であった．本研究の対象にos peroneumを有する症例はなかった．

MRIで立方骨疲労骨折の所見を確認したのは9例で，男性3例［平均年齢36.7（13〜82）歳］，女性6例［平均年齢43.2（12〜67）歳］であった．MRIでこの二つの診断以外が4例あった．MRIで診断を確定した腓骨筋腱炎例では全例に非ステロイド性抗炎症薬（NSAIDs）とプレドニゾロンの処方がなされており，6例に腱へのトリアムシノロンアセトニドの局所注射が行われていた．立方骨疲労骨折例にも全例NSAIDsとプレドニゾロンの処方がなされており，6例に対して筆者が考案したクッション製材の中敷き（以下，インソールF）を適応した[1]．

MRIをもとに立方骨疲労骨折の部位が第4中足骨に相当するものであれば第4趾中足指節（MP）関節を免荷し，第5中足骨に相当する部位の疲労骨折であれば第5趾MP関節を免荷するインソールFを処方した．インソールFを適応しなかったのが3例あり，高齢であること（82歳，男），東南アジアからの労働者で言語と金銭面での問題があったこと（31歳，男），陸上選手で第1中足骨にも疲労骨折の所見があったこと（12歳，女），が理由である．

足部外側痛で腓骨筋腱炎と立方骨疲労骨折を疑いMRIを行った33例で腓骨筋腱炎は20例，立方骨疲労骨折は9例で同症状の88％が二つの疾患であった．MRIを行って腓骨筋腱炎と立方骨疲労骨折のいずれでもなかったのが4例あり，踵立方関節炎（12歳，女），立方骨部のガングリオン（21歳，女），特に所見を認めず腰椎椎間板ヘルニアに起因する足部外側痛が疑われた例（22

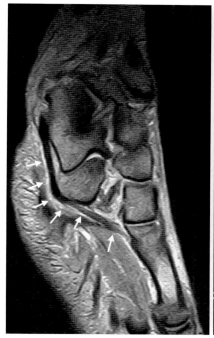 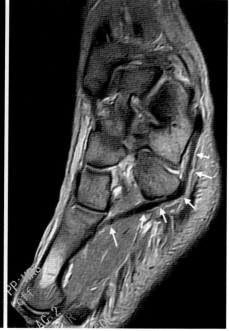

a．右足（患側）　　　　　　　b．左足（健側）

図3．症例1．20歳，女．右足関節～足底部内足部の痛み例．MRI T2*強調冠状断像（矢印：長腓骨筋腱）

歳，女），足関節外側部の皮下の炎症（74歳，女）であった．

長腓骨筋腱炎と立方骨疲労骨折の鑑別には，MRIが必須であると理解している．

長腓骨筋腱炎で症状軽減の（歩行と運動に支障がなくなった）時期を把握できた15例の有症状期間は平均29（1～56）日であった．局所注射を行った症例で治療期間を把握できた4例の症状軽減の期間は平均21（2～49）日で決して治療期間を短くしてはいなかった．局所注射は服薬の効果が十分でない経過の場合に希望する患者が多いことも影響しているかもしれない．

立方骨疲労骨折で症状軽減の時期を把握できた5例の有症状期間は平均21（7～28）日であった．最短の7日の有症状期間の症例は67歳女性で，両側重度の変形性足関節症（OA）があって週に4回90分のスイミングを20年来続けている患者で，月1回のヒアルロン酸製剤の足関節内注入療法を継続している経過の中で発症した右足外側痛の症状であった．

V．症例提示

症例1．20歳，女．

主　訴：右足関節から足部の外側痛および右土踏まず部痛．

現病歴：1時間のランニングをした翌日に，右足底外側痛が発症した．5日後に痛みは右足底部内側部までと右足関節外側部に広がり，発症後6日で当院を受診した．

初診時所見：右立方骨前下方縁に圧痛を認め，腓骨筋腱炎を疑った．

MRI所見：右長腓骨筋腱はT2*強調画像で踵骨部から足底側まで周囲が高輝度を呈し，同腱の足底部はSTIR画像で腱実質が軽度高輝度化しており（図3），同腱炎による右足底部痛と診断した．

治療経過：5日間のNSAIDsとプレドニゾロン5mg分2の服用で歩行痛は消失している．

症例2．14歳，女．

主　訴：左第1中足骨部足底痛．

現病歴：小学5年生～中学2年で左中足部の内側足底痛が続いており，受診時運動時visual analog scale（VAS）7～8，歩行時もVAS 5の痛みを訴えていた．患者はバドミントン選手で東北大会に出場する競技レベルの選手であった．前医での薬物療法やトリガーポイント注射は効果がなかった．

初診時所見：左立方骨前下縁に圧痛が確認され，長腓骨筋腱炎が疑われると判断した．

MRI所見：左長腓骨筋腱炎がみられた．（図4，5）

治療経過：8週間の漸減しながら処方したNSAIDsとステロイドの服用でバドミントンの練習での痛みは消失した．

症例3．66歳，女．

主　訴：右足外側部痛．

II．部位別疾患と保存療法　4．足・足関節

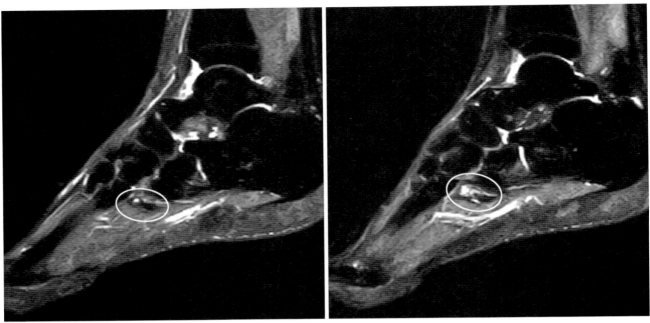

　　　　a．右足（健側）　　　　　　　　　　　　　　　b．左足（患側）
図4．症例2．14歳，女．4年にわたる左中足部内側足底部痛を訴えたバドミントン選手．MRI STIR 矢状断像（丸印：立方骨から足底部に進入した長腓骨筋腱）

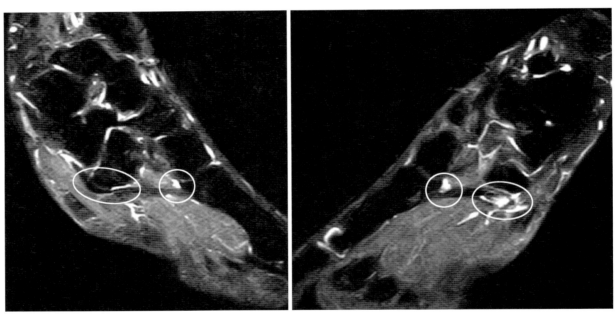

　　　　a．右足（健側）　　　　　　　　　　　　　　　b．左足（患側）
図5．症例2．MRI STIR 冠状断像（丸印：足底部の長腓骨筋腱）

現病歴：1ヵ月前に畑仕事をして右足外側痛が発症し，接骨院に通院したが症状は軽減しなかった．3週間前にはトラックの荷台に乗り降りする作業を繰り返し行い，右足関節に違和感が出現した．

初診時所見：立方骨部に圧痛を認めた．

MRI所見：右立方骨全体がSTIR画像で高輝度化しており（図6），疲労骨折と診断した．

治療経過：初診時よりインソールFを装着した．NSAIDsとプレドニゾロンを3週間処方し，4週後の10月15日に歩行痛の訴えはなくなっていた．インソールFは9週間装着した．

VI．考　　察

長腓骨筋腱炎を報告した論文は少ない．窪田[2]は脱臼

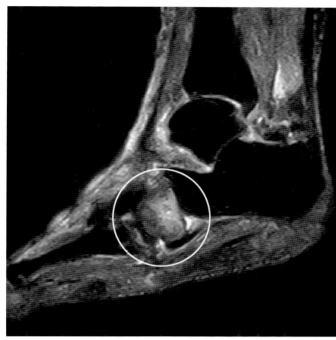 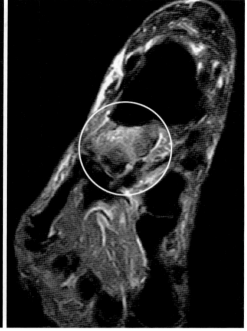

a．矢状断像　　　　　　　　　　　　　　b．冠状断像
図6．症例3．36歳，女．右足外側部痛例．右足部 MRI STIR 像（丸印：立方骨の高輝度所見）

以外の腓骨筋腱の障害を論じ，腱炎は足部の内反・外反の繰り返しの影響で発生するとしているが，足関節部での腓骨筋支帯部での障害と短腓骨筋腱の障害，腱の断裂を主に論じており，立方骨部での長腓骨筋腱炎については論じていない．大町[3]は鍼灸治療での腓骨筋腱炎において8～9割は短腓骨筋腱炎が占めているとして，主に足関節外果部での腱炎を論じている．

本研究で対象としたのは長腓骨筋腱炎例であるが，提示した症例2も含めて4例が足底部痛を訴えていた．立方骨縁部に発症した長腓骨筋腱炎は同腱の足底部側にも波及するか，第1中足骨付着部に付着部炎を発症して，足底部痛を呈することもある．渡邉[4]は足底痛を生じる腱の障害を論じているが，os peroneum の障害として足部外底痛の原因となりうるとしている一方，本研究で os peroneum を認めた症例はない．立方骨部の長腓骨筋腱炎は同部で同腱が強く屈曲するために，運動の負荷で同腱が立方骨と接触摩耗して発症するものと推察しているが，筆者の臨床経験では文献で多く論じられるように足関節部の腓骨筋腱炎より，その発症頻度は高いと理解している．

立方骨の疲労骨折についても報告はきわめて少なく，橋本ら[5]は15歳の野球捕手の立方舟状骨癒合症に伴う立方骨疲労骨折をCTとMRIで診断し，8週でスポーツ活動に復帰できたとしているが，きわめてまれな症例と思われる．本研究で立方舟状骨癒合症を有していた症例はなく，通常の足部骨構造の中で発生した足部外側痛の症例であった．

本研究で対象とした症例は主に足部外側痛を有する症例で立方骨部に圧痛を有するものであり，中足骨に圧痛が限局して中足骨疲労骨折が疑われる症例は除外している．本研究では足部外側痛の症例で立方骨部に圧痛が確認される症例では88％が腓骨筋腱炎または立方骨疲労骨折と診断されたことより，足部診療において外側部痛を診断する際には，この二つの疾患を念頭におき，MRIを実施することは重要である．

まとめ

1）外傷の機転のない足部外側痛では腓骨筋腱炎と立方骨疲労骨折の可能性が高く，その診断の鑑別にはMRIは必須であった．

2）腓骨筋腱炎や立方骨疲労骨折は足底部痛の病因ともなりうると考えられた．

文　献

1) 長沢謙次．医療用クッション製材を用いたインソールによる足部障害の治療．別冊整形外科．2016；**69**：6-9．
2) 窪田　誠．腓骨筋腱損傷・障害の診断と治療．関節外科．2017；**36**：66-71．
3) 大町成人．腓骨筋腱炎発症動作の解析と鍼灸治療．医道の日．2012；**71**：39-46．
4) 渡邉耕太．足底痛を生じる腱，筋の障害の診かた．MB Orthop．2023；**36**（3）：69-72．
5) 橋本慶太ほか．高校野球選手に発症した立方骨疲労骨折の1例．日臨スポーツ医会誌．2013；**21**：S200．

Ⅲ. その他

Ⅲ. その他

悪性腫瘍が原因であった肩甲部痛の3例*

中島 浩敦　高津 哲郎**

[別冊整形外科 86：146～152, 2024]

はじめに

　肩甲部痛は，整形外科の日常診療で頻度の高い患者愁訴で，頚椎症が原因のことが多い．しかし，悪性腫瘍や感染症などの重篤な疾患を見逃さないように，レッドフラッグ[1]の病歴や症状には留意する必要がある．

　本稿では，肩甲部痛で受診し頚椎症として治療が開始され，経過中に悪性腫瘍が原因と判明した3例を経験したので報告する．

Ⅰ．症例提示

症例1．50歳，女．
主　訴：左肩甲部痛，肩甲間部痛．
既往歴：半年前に上行結腸癌で右半結腸切除および術後化学療法を行った（副作用が強く1クールのみで終了）．
経　過：3ヵ月前に，肩を肩揉み棒で強く揉んだ後から左肩甲部痛および肩甲骨間部痛を自覚した．次第に痛みが増悪するため，近医内科を受診した．鎮痛薬が処方されたが改善なく当科を紹介され受診した．Jacksonテ

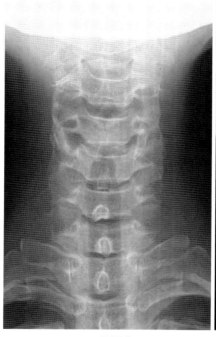
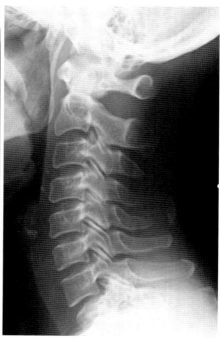

a．正面像　　　　　　b．側面像

図1. 症例1. 50歳，女．初診時頚椎単純X線像．左肺尖部の椎体に接する部分の透過性低下とTh2横突起が不鮮明である．

Key words

scapular pain, malignancy, Pancoast tumor, spinal metastasis, cervical radiculopathy

*Scapular pain caused by malignancy：report of three cases
**H. Nakashima（院長）：後藤整形外科（〒496-0072　津島市南新開町1-100；Goto Orthopaedic Clinic, Tsushima）；T. Takatsu（整形外科第一部長／副院長）：岐阜県立多治見病院整形外科．［利益相反：なし．］

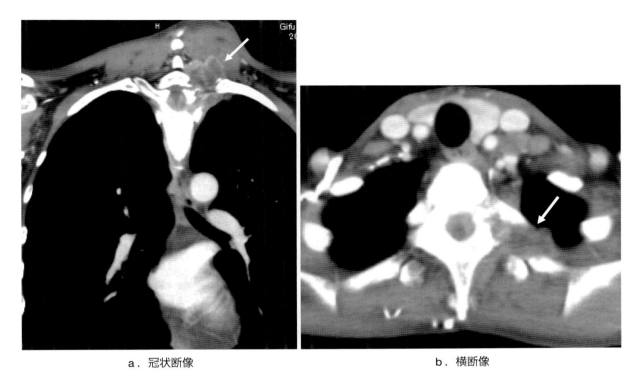

a．冠状断像　　　　　　　　　　　　　　　　b．横断像

図2．症例1．頸部〜骨盤造影CT．Th2の左肋椎関節部を中心に骨溶解像がみられ，主に辺縁が造影される骨外腫瘤がみられる（矢印）．

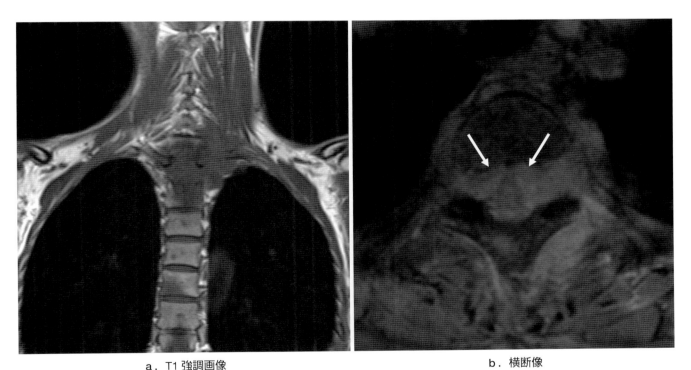

a．T1強調画像　　　　　　　　　　　　　　　b．横断像

図3．症例1．胸椎単純MRI．冠状断像で，Th2，Th3，Th6，Th8椎体はT1強調画像で低信号で（a），横断像ではdouble bag aspectがみられ，脊髄は腫瘍により圧迫されている（b矢印）．

ストおよびSpurlingテストが陽性であったが，神経学的異常はなかった．単純X線像上，C5/C6の軽度の変性所見がみられ（図1），頸椎症と診断しトリガーポイント注射を行った．一時的に痛みは軽減したが，夜間痛は持続した．

そこで，術後定期観察の造影CTの撮影範囲を頸部まで広げて撮影したところ，Th2の左肋椎関節部を中心に骨溶解像がみられた（図2）．肝・肺転移はなかった．

III. その他

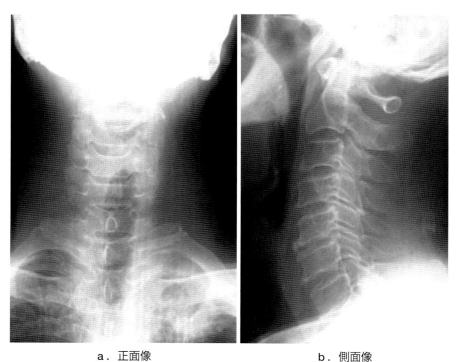

a．正面像　　　　　　　　　　　　b．側面像
図4．症例2．73歳，男．初診時頚椎単純X線像．左肺尖部の透過性が低下し，第2肋骨に骨透亮像がみられる．

MRIでは，Th2，Th3椎体全体はT1強調画像で低信号を示し，Th2左側から胸壁に広がる腫瘍がみられ，横断像ではdouble bag aspect[2]があり，脊髄は腫瘍により圧迫されていた（図3）．以上から，大腸癌脊椎転移および切迫麻痺と診断した．すぐに放射線治療を行ったが，両下肢麻痺となり，当科初診後5ヵ月で腫瘍死した．

症例2．73歳，男．
主　訴：左肩甲部痛．
既往歴：特記すべきことはない．
経　過：1ヵ月前からの左肩甲部痛を主訴に初診した．Jacksonテストは陰性，Spurlingテストは陽性で神経学的異常はなく，単純X線像上，C5/C6，C6/C7の変性所見がみられ（図4），頚椎症として鎮痛薬内服が開始された．治療後1ヵ月が経過しても痛みが遷延するため，頚椎MRIを行った．MRI上頚髄圧迫病変はなく（図5），プレガバリンとトラマドール塩酸塩が追加され，理学療法が開始された．疼痛は少し軽減されたが，治療開始後2ヵ月経過したころに左上腕尺側のしびれが出現した．頚椎単純X線像を見直すと，左肺尖部の透過性の低下と第2肋骨の透亮像がみられ，頚椎MRIを見直すと矢状断像正中よりやや左側でTh2/Th3椎体に輝度変化がみられたため（図6），胸椎MRIを行った．左肺尖部〜Th2/Th3椎体〜胸壁に広がる腫瘍がみられ（図7），Pancoast腫瘍による左肩甲部痛と考え，肺尖部癌を疑い呼吸器内科へ紹介した．気管支鏡視下生検で腺癌と診断され，放射線治療の後，化学療法が行われたが病状は進行し，診断後約1年で腫瘍死した．

症例3．62歳，男．
主　訴：右肩甲部痛，肩甲間部痛．
既往歴：副腎皮質機能低下症（ヒドロコルチゾン15mg内服）．
経　過：1ヵ月前，ひどく咳が続いた後から右肩甲部痛および肩甲骨間部痛が出現した．近医整形外科を受診し，頚椎症の診断で鎮痛薬の内服治療を受けていた．右手中指〜小指のしびれが出現してきたため当科を受診した．右肘部管にTinel様徴候はなく，JacksonテストおよびSpurlingテストはともに陰性で，神経学的異常はなかった．単純X線像上，C4/C5，C5/C6，C6/C7の変性所見がみられ（図8），頚椎症と考え，プレガバリンを追加し，理学療法を開始した．治療後2ヵ月経過したころに，右中指〜小指の筋力低下を自覚したためMRIを行った．MRIではTh1〜Th3椎体はT1強調画像で低信号，T2強調脂肪抑制画像で高信号を呈し，Th1椎体右側には骨外へ進展する腫瘍がみられ（図9），転移性胸椎腫瘍が疑われた．内科へ紹介し精査され，膵癌の多発肝転移・骨転移と診断された．胸椎転移巣への緩和的放射線治療後，化学療法が開始された．

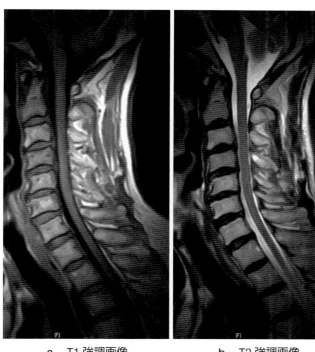

a．T1 強調画像　　　b．T2 強調画像

図 5．症例 2．頚椎単純 MRI 矢状断像（正中）

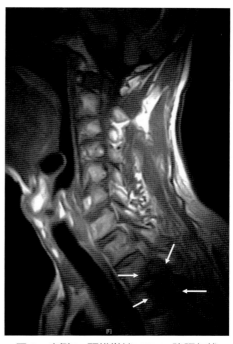

図 6．症例 2．頚椎単純 MRI T1 強調矢状断像（左側）．Th2・Th3 椎体に輝度変化がみられる（矢印）．

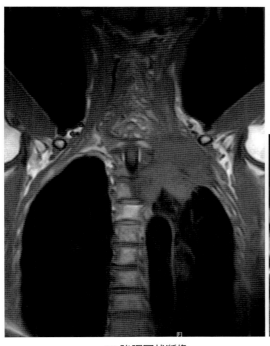

a．T1 強調冠状断像

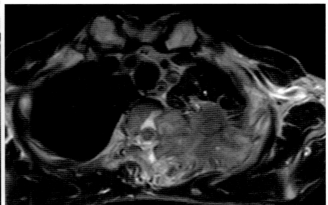

b．T2 強調横断像

図 7．症例 2．胸椎単純 MRI

II．考　察

　肩甲部痛は，頚椎症からの症状であることが多く，その原因として悪性腫瘍を疑うことはほとんどない．しかし，病歴や症状の特徴，いわゆるレッドフラッグ[1]から，悪性腫瘍や脊髄疾患などの頚椎症以外の原因疾患の疑いが生じた．

　症例 1 では，鎮痛薬では疼痛の改善が乏しく，夜間痛

Ⅲ．その他

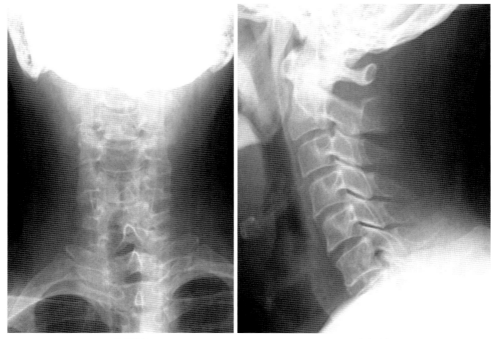

a．正面像　　　　　　　　　　　　　　　　b．側面像
図8．症例3．62歳，男．初診時頚椎単純X線像

が持続していた．耐えがたい夜間痛は悪性腫瘍や感染症を疑う頚部痛のレッドフラッグとされている[1]．また，癌の既往歴もレッドフラッグの一つであるが[1]，上行結腸癌の既往歴は認識していたが，一般に消化管癌からの骨転移はまれであり，肝や肺に転移し進行してから骨に転移するという思い込みがあったために，最初に上行結腸癌の骨転移を疑うことができず診断が遅れてしまった．Portalesら[3]は，3,438例の消化管癌を10年間前向きに分析したところ，骨転移はわずか5.5％であったと報告した．また，Sundermeyerら[4]は，1,020例の結腸直腸癌の転移を調査し，結腸直腸癌からの骨転移の発生率は10.4％であったと報告した．しかし，脊椎転移に限ると，結腸直腸癌からの転移は消化管癌からの転移の中でもっとも多く，特に腰椎と胸椎に多いとされる[5,6]．2019年の全国がん登録[7]によると，大腸癌（結腸直腸癌）は，部位別がん罹患数で第1位であり増加傾向である．骨転移の頻度が低いとされる消化管癌でも，大腸癌は罹患数がきわめて多いので骨転移患者数も多くなる．骨転移の少ない癌腫ではないことに留意し，骨転移に十分警戒する必要があると考える．早期に大腸癌の骨転移を疑い精査すべきであった．

症例2では，痛みが弱オピオイド鎮痛薬でも治まらず，治療効果が乏しいことと，上腕尺側にしびれが出現したことで，通常の頚椎症とは違う疾患の可能性を考えた．肩甲部痛は，神経根由来であればC5～C8神経根，椎間板や椎間関節由来であればC5/C6～C6/C7椎間板・椎間関節とされる[8]．しかし，上腕尺側は第1胸神経や第2胸神経支配である[2]．再度頚椎単純X線像を見直すと左肺尖部透過性が低下しており，また，頚椎MRIを見直すと矢状断正中では異常はないが，左側でTh2・Th3に輝度変化がみられた．そこで胸椎MRIを行い，肺尖部～Th2・Th3椎体～胸壁に広がる腫瘍がみられ，Pancoast腫瘍と診断した．Pancoast腫瘍は，肺尖部に発生した腫瘍が胸壁・周辺組織へ浸潤した病態である．第8神経根や第1・2胸神経根が障害され，肩甲部痛や上腕尺側や前腕尺側，環指・小指にしびれが出現し，頚椎症や肘部管症候群などと類似した症状を呈することがある．したがって，患者は整形外科に受診することも多く，誤診され，診断までに時間がかかることも多い[9,10]．岡元ら[10]は，最終的にPancoast腫瘍の診断にいたった契機として，頚椎単純X線正面像での肺尖部の評価が高い割合を占めていたと報告している．頚椎症様症状を呈するもので，上肢尺側に症状がみられるものでは，頚椎単純X線像での肺尖部の評価を行うことが重要である．

症例3では，初診時の診察の際に，右中指～小指のしびれの訴えがあり，JacksonテストとSpurlingテストが陰性であったが，単純X線像から頚椎症と考えて治療を開始した．頚椎症を評価するための誘発テストはいくつかあるが，中でもSpurlingテストは，感度は30～50％，特異度は74～93％と高いとされる[11]．この時点で胸郭出

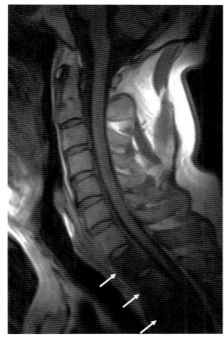
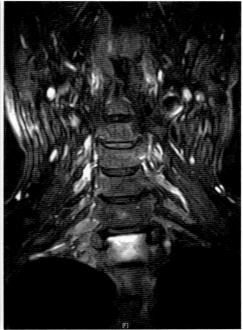

a．T1強調矢状断像　　　　b．T2強調脂肪抑制冠状断像

図9．症例3．頚椎単純MRI．Th1〜Th3椎体にT1強調画像で低信号がみられ（矢印），Th1椎体右側には骨外へ進展する腫瘍がみられる．

口症候群など含めた頚椎症以外の原因も考えるべきであった．他覚的神経障害は，脊髄症などを疑うレッドフラッグの一つである[1]ため，頚椎MRIを行ったところ，Th1〜Th3椎体に輝度変化があり，悪性腫瘍の脊椎転移を考えた．しかし，原発不明がんの骨転移の鑑別診断に膵癌があがることはまずない．膵臓癌の骨転移はまれで，Hessら[12]は，膵臓腺癌4,339例を検討し，転移の85％が肝臓，12％が肺，3％が骨に発生したと報告した．Boradら[13]は，膵臓癌323例の後ろ向き研究で，骨転移はわずか7例（2.2％）で，全例脊椎転移であったと報告した．膵癌の骨格転移のほとんどが無症候性で，自験例のように，膵臓癌胸椎転移の症状として背部痛や神経圧迫による麻痺が出現することはまれである[14]．骨転移は通常病期が進行した状態でみられ，Boradら[13]の報告でも，骨転移患者ほぼ全例に肝転移がみられ，われわれの症例でも多発肝転移，リンパ節転移がみられた．この状態での予後は非常に不良で，5年生存率3％，生存期間中央値は4.6ヵ月とされる[14]．しかし，脊椎転移の治療は患者の生活の質（QOL）にとってきわめて重要である．緩和放射線照射，麻薬性鎮痛薬により，疼痛コントロールは良好で，ゲムシタビン・テブパクリタキセルによる化学療法を継続し，診断から2年以上生存している．

まとめ

1）肩甲部痛の原因が悪性腫瘍と判明した3例を経験した．

2）治療効果の乏しい耐えがたい痛み，難治性の夜間痛，手指の筋力低下といったレッドフラッグの症状を伴う肩甲部痛は，悪性腫瘍の関連を考慮する必要がある．

文　献

1) Binder AI. Cervical spondylosis and neck pain. BMJ. 2007；**334**：527-31.
2) 片桐浩久ほか．開業医，一般整形外来における骨転移診療のスキル．日整会誌．2023；**97**：998-1003.
3) Portales F et al. Bone metastases in gastrointestinal cancer. Clin Exp Metastasis. 2015；**32**：7-14.
4) Sundermeyer ML et al. Changing patterns of bone and brain metastases in patients with colorectal cancer. Clin Colorectal Cancer. 2005；**5**：108-13.
5) Santini D et al. Natural history of bone metastasis in colorectal cancer：final results of a large Italian bone metastases study. Ann Oncol. 2012；**23**：2072-7.
6) Altunrende ME et al. Multiple spinal metastasis of colorectal adenocarcinoma：case report and literature review. J Turk Spinal Surg. 2019；**30**：145-9.
7) 国立がん研究センター：がん情報サービス最新がん統計．＜https://ganjoho.jp/reg_stat/statistics/stat/summary.html＞［Accessed 2024 May 3］．
8) 高澤英嗣ほか．肩こりの病態と症状．脊椎脊髄．2016；

Ⅲ．その他

29：1000-6.

9）北村和弘ほか．パンコースト腫瘍．内科．2012；**109**：1180-2.

10）岡元彰平ほか．Pancoast腫瘍の2例．整外と災外．2018；**67**：628-31.

11）Kang KC et al. Cervical radiculopathy focus on characteristics and differential diagnosis. Asian Spine J. 2020；**14**：921-30.

12）Hess KR et al. Metastatic patterns in adenocarcinoma. Cancer. 2006；**106**：1624-33.

13）Borad MJ et al. Skeletal metastases in pancreatic cancer：a retrospective study and review of the literature. Yale J Biol Med. 2009；**82**：1-6.

14）Rail B et al. Pancreatic cancer metastasis to the spine：a systematic review of management strategies and outcomes with case illustration. World Neurosurg. 2022；**160**：94-101.

*　　　*　　　*

Ⅲ．その他

手足末梢神経障害（ニューロパシー）の鑑別診断とそのコツ*

井尻慎一郎**

［別冊整形外科 86：153〜161，2024］

はじめに

手足の末梢神経障害（ニューロパシー）で整形外科を初診で受診する患者には，整形外科的疾患が原因であるだけでなく，脳梗塞や Parkinson 病などの他科疾患が原因であることが少なくない．手足の末梢神経障害だけでなく，歩行障害やふらつきで整形外科を受診することもある．整形外科医が脳神経内科的，代謝性，アルコール性や遺伝性疾患を網羅することはむずかしい．さらに神経障害の患者の訴えや症状は単純ではなく，真意を読みとる深い洞察力も必要となる[1]．

本稿では，筆者が外来で実際に行っている整形外科的末梢神経障害の鑑別診断法とそのコツを解説することにより，日常診療に少しでも役に立てていただきたいと願っている．

Ⅰ．整形外科医が知っておくべき手足末梢神経障害の鑑別診断の基礎知識

❶手足末梢神経障害の病状（単発か多発か）と代表的原因疾患（表 1）

整形外科では単末梢神経障害がほとんどである．単末梢神経障害が複数存在する多発性単末梢神経障害は血管性が多く，全身性エリテマトーデス（SLE）などの神経障害もこれに当たる．多発末梢神経障害は glove and stocking 型と呼ばれる感覚障害などがあり，糖尿病などの末梢神経障害がこれに相当する．

❷日常生活動作で困る障害ごとに想定される原因部位（表 2）[2]

どの部位が傷害されているかを知っておくと鑑別診断に役立つ．

表 1．手足末梢神経障害の病状（単発か多発か）による分類

	単末梢神経障害	多発性単末梢神経障害	多発末梢神経障害
障害部位	1 本の末梢神経が傷害される	単末梢神経障害が複数存在する	複数の末梢神経が末端から傷害される感覚障害は glove & stocking 型と呼ばれる
機序代表的疾患	外傷・絞扼・圧迫など絞扼性神経障害（手根管症候群・肘部管症候群・総腓骨神経麻痺など）糖尿病性の一部	神経栄養血管の障害など血管炎性（結節性多発動脈炎・顕微鏡的多発血管炎・SLE・悪性関節リウマチ・多巣性運動ニューロパシー・サルコイドーシス）	代謝性・全身性の要因代謝性（糖尿病性・ビタミン B_1・B_{12} 欠乏症・尿毒症）遺伝性（Charcot-Marie-Tooth 病・家族性アミロイド性）中毒性（薬剤性）

▌Key words

differential diagnosis, method and tip, limb peripheral neuropathy

*Differential diagnosis method and tips for limb peripheral neuropathy
要旨は第 34 回日本末梢神経学会において発表した．
**S. Ijiri（院長）：井尻整形外科（☎ 655-0893　神戸市垂水区日向 1-4-1　レバンテ垂水 1 番館 2 階；Ijiri Orthopedic Clinic, Kobe）．［利益相反：なし．］

Ⅲ．その他

❸しびれの原因疾患[3,4]

しびれは多様な内容を含む表現である．感覚障害として感覚低下（鈍麻：hypesthesia），異常感覚（dysesthesia）もあれば，運動麻痺や筋・腱の痛みをしびれと患者が訴えることがある．

肘～前腕伸側のしびれが実は上腕骨外側上顆炎であることや，母指～手首のしびれが母指腱鞘炎であったりすることが少なくない．しびれがいつ始まったか，どのようなときに生じるか，たとえば安静にしていてしびれるか，手首を動かしてしびれるかなどの問診と後に解説する理学所見とともに鑑別診断を行う．しびれの原因部位と代表的な疾患を表3に示す．

❹症状の発症誘因があるかないか

外傷をきっかけに発症しているか，何か誘因がないかを確認する．熟睡した後で橈骨神経を上腕部分で圧迫して起こる下垂手や脚を組んで座って片方の膝蓋骨でもう片方の膝裏の総腓骨神経を圧迫して起こる下垂足，固めのジーンズをはいてしゃがんで起こる外側大腿皮神経障

害などは有名である．風邪の前駆症状後に Guillain-Barré 症候群が生じることや，鶏肉の生食後に *Campylobacter* に感染し，やはり Guillain-Barré 症候群になることもある．

特に薬剤性はさまざまな薬剤で末梢神経障害を生じるので，整形外科医も頭の隅に記憶しておくべきであると考える．脳神経内科に紹介される患者の2～4%が薬剤性末梢神経障害とされるほどである[5]．整形外科でもよく使用するメトクロプラミド（プリンペラン）や胃薬のスルピリド（ドグマチール）が錐体外路障害を起こしてParkinson 症候群様の副作用があることは知っておくべきであろう．また各種悪性腫瘍薬，抗リウマチ薬のタクロリムス（プログラフ），抗結核薬のイソニアジド，痛風治療薬のコルヒチンなども末梢神経障害を生じる可能性がある．神経障害性疼痛治療薬のプレガバリン・ミロガバリンなどによるふらつきにも注意する．

❺末梢神経障害などの発症の時間経過[2]

発症の時間経過は原因疾患の鑑別診断にはたいへん重要である．以下におよその鑑別診断を示す．

a．**突発性発症**：血管障害．

b．**急性発症（1週間以内）**：脊髄性，神経根性，絞扼性神経障害，感染，代謝障害，中毒．

c．**亜急性発症（数週～数ヵ月）**：脊髄性，神経根性，絞扼性神経障害，腫瘍，結核，免疫性．

d．**慢性発症**：脊髄性，神経根性，絞扼性神経障害，変性，遺伝性．

e．**再発・間欠性**：多発性硬化症．

❻神経性か関節性・筋肉性・腱性か

動きには関係なく，安静でも動いているときでも痛みやしびれが持続するときは神経性の原因を考える．逆に手足を動かし始めるときや動いたときに痛みやしびれが

表2．日常生活動作における障害の主な原因部位

日常生活で困る代表的な症状	原因
高いところに手が届かない	上肢の近位筋障害
肩が上がらない	上肢の近位筋障害
ペットボトルのキャップを開けられない	上肢の遠位筋障害
椅子から立ち上がりにくい	下肢の近位筋障害
階段を昇りにくい	下肢の近位筋障害
スリッパが脱げる	下肢の遠位筋障害
つま先が引っかかってつまずきやすい	下肢の遠位筋障害
ベッドから上半身を起こしにくい	躯幹筋障害，近位筋障害
階段を降りにくい	痙性麻痺，深部感覚障害，小脳障害

表3．しびれの原因部位と代表的疾患

中枢疾患	脳血管障害，多発性硬化症
脊椎・脊髄疾患	頚椎症，頚髄症，椎間板ヘルニア，脊髄腫瘍，腰部脊柱管狭窄症，脊髄空洞症
末梢神経障害	絞扼性神経障害（手根管症候群，肘部管症候群，外側大腿皮神経痛など） 血管炎，膠原病，アミロイドーシス，サルコイドーシス 代謝・内分泌疾患（糖尿病，尿毒症など） 栄養障害（アルコール多飲，ビタミン B₁・B₁₂ 欠乏症） 薬剤性・中毒性（抗悪性腫瘍薬，抗結核薬，抗菌薬，鉛） 脱髄性疾患（Guillain-Barré 症候群） 腫瘍（腫瘍随伴症候群など） 感染症［ヒト免疫不全ウイルス（HIV），梅毒など］ 遺伝性疾患（ポルフィリン症など）
循環障害・その他	閉塞性動脈硬化症，胸郭出口症候群，過換気症候群

手足末梢神経障害（ニューロパシー）の鑑別診断とそのコツ

表4. 筆者が脳神経内科的な疾患を疑い脳神経内科医に紹介した38例の確定診断（男性21例，女性17例，平均年齢61.8歳）

症例	年齢・性（歳）	主訴	筆者の診断	脳神経内科医による確定診断
1	60・男	歩行障害，両下肢脱力	Parkinson病	Parkinson病
2	74・男	両上肢しびれ・脱力，ふらつき	Parkinson病	Parkinson病
3	58・女	ふらつき，ふるえ	Parkinson病	Parkinson病
4	84・男	止まらなくなる，易転倒性，物忘れ	Parkinson病	Parkinson病
5	85・男	止まらなくなる	Parkinson病	Parkinson病
6	81・男	ふらつき，易転倒性	小脳疾患	Parkinson病
7	75・男	止まらなくなる	Parkinson病	Parkinson病
8	66・男	歩行障害，両大腿しびれ	Parkinson病	Parkinson病
9	72・男	前へつんのめる	Parkinson病	Parkinson病，陳旧性多発性脳梗塞
10	62・女	右と前方へ傾く，仮面様顔貌	Parkinson病	薬剤性Parkinson病
11	92・男	体が右に傾く，止まらなくなる	Parkinson病	脳血管性Parkinson症候群
12	68・男	ふらつき		脳多発性石灰化症，Parkinson症候群
13	47・男	右握力低下，書字困難		左被殻出血，多発脳微小出血
14	59・女	左上肢・左下肢違和感	脳梗塞	脳梗塞
15	50・男	めまい，立位保持困難		陳旧性脳梗塞，深部障害性失調症
16	83・女	下半身脱力		陳旧性ラクナ―脳梗塞
17	78・男	ふらつき，歩行時右への傾き	小脳疾患	多発性脳出血・脳梗塞
18	80・女	止まらない，易転倒性	Parkinson病	多発性ラクナ―脳梗塞，両側硬膜下水腫
19	78・女	止まらなくなる，易転倒性	Parkinson病	多発性脳梗塞・脳出血，脳血管性Parkinson症候群
20	78・男	ふらつき		脊髄小脳変性症
21	75・女	初めの第一歩が出にくい，歩幅減少	Parkinson病	脊髄小脳変性症
22	56・男	右下肢麻痺		脊髄小脳変性症
23	78・男	ふらつき，歩幅減少		脊髄小脳変性症
24	87・男	両下肢筋力低下		深部知覚障害による失調性歩行
25	78・女	易転倒性，止まらなくなる	Parkinson病	深部知覚障害による失調性歩行
26	72・女	歩行困難，歩行時のゆれ		抹消障害性深部知覚性失調症疑い
27	50・男	易転倒性	小脳障害	アルコール多飲，葉酸欠乏，腰椎椎間狭窄
28	51・男	四肢の突然のしびれ，こわばり		アルコール依存症
29	38・女	右下肢脱力，左下肢しびれ，歩行障害	多発性硬化症	多発性硬化症
30	31・女	右上肢脱力発作	多発性硬化症	部分てんかん
31	78・男	歩行障害，両下肢脱力		正常圧水頭症
32	47・女	右上肢痛，右肩関節挙上不可	Keegan型麻痺，腕神経叢炎	neuralgic amyotrophy
33	71・男	痙性斜頚	痙性斜頚	痙性斜頚
34	35・女	疲労感，両手足脱力	多発性硬化症	先天性ミオパチー疑い
35	13・女	右手麻痺		心因性
36	25・女	四肢しびれ		心因性
37	17・女	右手脱力，書字困難	書痙	心因性
38	17・女	両上肢しびれ・痛み	心因性	心因性

生じて，安静にすると軽減する場合は関節性や筋肉性，腱性の原因が多い．

筋肉や腱に沿った部位の痛みをしびれと表現する患者が少なくないので，手足を動かして痛みやしびれが再現するか圧痛があるかなどの理学的所見で神経性か関節性・筋肉性・腱性かを注意深く鑑別診断する．

❼既往歴

糖尿病の有無は初診の患者には必ず確認しておく．特にHbA1cが7%以上なら糖尿病の合併症が多くなるため注意が必要である[6]．整形外科で遺伝性や家族性の疾患は多くないが，適宜聞いておくほうがよいであろう．

❽整形外科に受診する可能性のある脳神経内科代表的疾患

当院で最近6年間で明らかな脳梗塞や慢性硬膜下血腫以外で脳神経内科的な病気と考えて，脳神経内科へ紹介した症例は38例であった（表4）．手足末梢神経障害以

III. その他

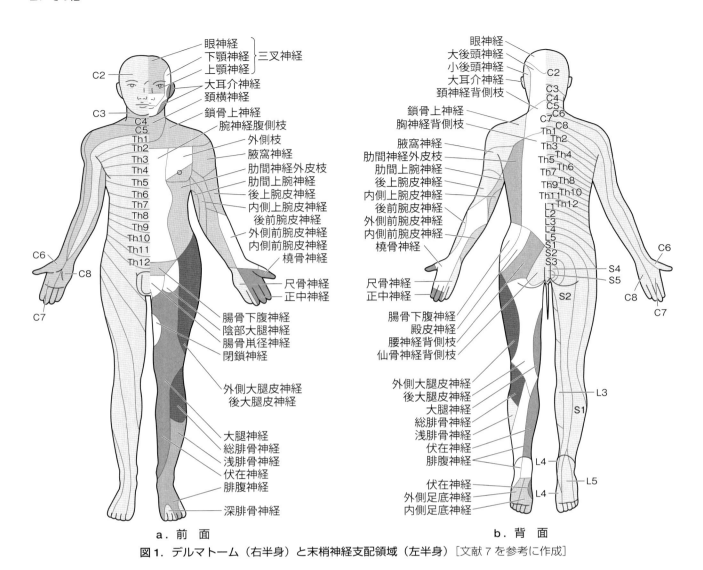

a．前面　　　　　　　　　　　　　b．背面
図1．デルマトーム（右半身）と末梢神経支配領域（左半身）［文献7を参考に作成］

表5．手足末梢神経障害の運動麻痺優位か感覚障害優位かの分類

運動麻痺優位	感覚障害優位
橈骨神経麻痺（下垂手） 総腓骨神経麻痺（下垂足） 肘部管症候群（中・後期） Guillain-Barré症候群 糖尿病性末梢神経障害の一部 Charcot-Marie-Tooth病	手根管症候群 肘部管症候群（初期） 外側大腿皮神経障害 足根管症候群 糖尿病性末梢神経障害 アルコール性末梢神経障害 癌性末梢神経障害

外の症状も含んでいる．

　筆者はParkinson病を比較的みつけているが，脊髄小脳変性症はまったく診断しえていない．脳神経内科的な疾患は多数あるが，患者が整形外科を最初に受診する可能性の多い疾患としては50歳以上に多いParkinson病がある．動作がぎこちない，安静時振戦，無動，筋肉強剛，前屈位になり易転倒性，仮面様顔貌，小刻み歩行，突進現象などが特徴的である．高齢になるほど罹患率が増え，65歳以上では100人に約1人と，高齢化に伴い世界的にParkinson病が急増する状況はParkinsonパンデミックともいわれている．

　脊髄小脳変性症はふらつき，失調性歩行，構音障害，無動，筋強剛，小刻み歩行が特徴的である．Guillain-Barré症候群は突然手足の筋力低下をきたす場合に常に想定しておく．左右対称性の四肢弛緩性麻痺（脱力），しびれ感があり，約70％にCampylobacterなどの先行感染がある．多発性硬化症は30～50歳程度までの女性で，視力低下，四肢脱力，しびれ，排尿障害などが時間的空間的に多発性に生じる．しかし詐病でも精神的でもない少し不思議な感じを受ける疾患である．

　平山病は若年性一側上肢筋萎縮症とも呼ばれ，思春期の男性に多く，一側あるいは両側上肢の筋萎縮と脱力を徐々に生じてくる疾患で感覚障害を伴わない．頚髄が後

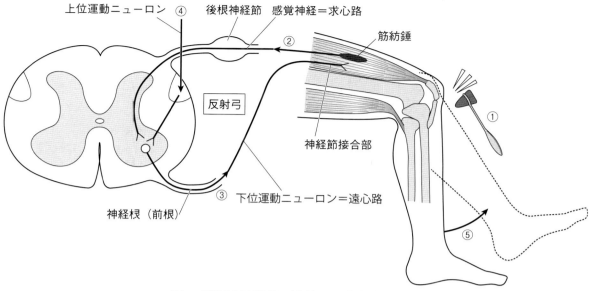

図 2．腱反射の反射弓（文献 8，9 を参考に作成）
① 腱を叩打し腱が伸展→② 筋紡錘が感知し脊髄前角細胞へ伝達→③ 前角細胞（下位運動ニューロン）が興奮し，瞬間的に筋の収縮が起こる→④ 下位運動ニューロンは上位運動ニューロンから抑制を受けている→⑤ これにより反射は過剰になりすぎず，適度な強さになる．

方から圧迫されるのが原因とされる．筋萎縮性側索硬化症（amyotrophic lateral sclerosis：ALS）は主に中年以降に発症する原因不明の疾患である．上肢の筋萎縮と脱力，構音障害，嚥下障害，下肢麻痺などが急速に伸展する．神経痛性筋萎縮症（neuralgic amyotrophy：NA）は突然の肩から上肢の激痛で発症し，その後上肢帯の弛緩性麻痺を呈する疾患で，従来原因とされてきた腕神経叢ニューロパシーではなく，多発性単ニューロパシーであることがわかってきた．頚椎症性筋萎縮症は頚椎症や頚椎椎間板ヘルニアが原因で頚髄前根・頚髄灰白質前角部の障害を起こし，感覚障害がなく上肢の筋力低下や筋萎縮をきたす疾患である．近位型（C5）は従来 Keegan 型頚椎症といわれ，肩の挙上制限が生じる．遠位型（C8）では下垂指が生じる．

❾検　査　法

整形外科で行う末梢神経障害の主な検査法を列記する．筋力検査，握力検査，感覚検査は必要に応じて経時的に行う．

　a．神経学的検査：運動系として，徒手筋力検査（MMT），握力，腱反射，感覚系として，痛覚・温度覚・振動覚・触覚検査，Tinel 様徴候．
　b．画像検査：X 線，MRI，超音波（エコー），CT．
　c．電気生理的検査：末梢神経伝導速度，針筋電図，誘発筋電図．
　d．血液検査：HbA1c，関節リウマチや SLE などの膠原病検査，ビタミン B_1，ビタミン B_{12} など．

❿デルマトームと末梢神経支配領域（図1）[7]

実際に上下肢を触って感覚異常の有無や痛み，しびれの部位をチェックし，脊髄髄節性のデルマトームと末梢神経支配領域の違いは必ず把握しておく．有名な絞扼性神経障害に限らず，さまざまな末梢神経障害にしばしば外来で遭遇する．末梢神経支配領域を知っていれば診断に役立つ．デルマトームに沿った痛みやしびれは脊髄性・神経根性を疑う．この場合は，頚椎や腰椎を反らしたときや咳やくしゃみで上肢や下肢に痛みやしびれが放散しやすい．神経根障害では数本の神経根が重複しているので，感覚障害は現れにくい．

握力は必ずデジタル握力計で測定して利き手も聞いておく（利き手でないほう・麻痺のないほうの手から測定）．整形外科は定量する検査が少ないので少なくとも定量できる握力は検査しておく．場合によっては上下肢全体の MMT を行う．

⓫運動麻痺優位か感覚障害優位か

手足末梢神経障害が運動麻痺優位か感覚障害優位かを表5に示す．肘部管症候群は初期には感覚障害優位であるが，中期以降は運動麻痺が優位になってくる．

⓬反射弓の機序（図2）[8,9]

末梢神経障害の所見としては，手足のしびれ感・感覚

III. その他

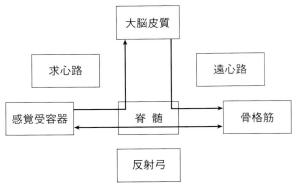

図3. 反射弓と求心路・遠心路
反射の異常はその高位以外の神経障害の影響を受けない．求心路や遠心路はそれより高位の髄節を含むが，反射弓はほかの髄節とかかわることなく形成されている．

鈍麻などの感覚障害と筋萎縮・筋力低下などの運動麻痺と膀胱・直腸障害・起立性低血圧などの自律神経障害に加えて，腱反射の減弱・消失がある．腱反射が減弱または消失することは末梢神経障害の重要な所見である．

腱反射の機序を図2に示す．筋肉が伸展されると筋紡錘が感知し，長さを戻そうとする．感覚神経，脊髄，下位運動ニューロン，神経筋接合部の反射弓のどこかに障害があれば反射が減弱または消失する．

図3のように感覚や運動は脊髄から脳へいたる経路を通るが，反射弓はそれらの経路を通らないので診断に有用である．脊髄反射は危険が迫ったときに，脳を経由せず脊髄レベルで迅速に反応する危険回避の意味があるといわれている[10]．

また反射は随意的コントロールができにくいため，もっとも客観的な診療法で，反射の試験は嘘をつかないといわれている．そして反射は認知症や非協力的態度，知的水準の程度によらないため重要な検査法である[11]．

II. 筆者の実際の診察法・鑑別診断法

❶ 診察の前の患者の顔貌や姿勢，椅子に座るまでの歩行状態などを観察する

患者が手足末梢神経障害で整形外科外来に受診した場合にも常に原因の一つに脳を想定しておく．仮面様顔貌ならParkinson病，歩行がおぼつかなければ脳障害や小脳障害，頸椎症性脊髄症，脊髄腫瘍，腰椎疾患など，上肢の痙性片麻痺（Wernicke-Mann肢位）があれば脳血管障害など，ふるえがあればParkinson病，薬剤性，小脳障害，甲状腺機能亢進症などを疑う．

四肢末梢にしびれがあったり（糖尿病性），四肢全体の脱力があったり（Guillain-Barré症候群），よくなったりわるくなったり（多発性硬化症），四肢に末梢神経障害にそぐわない症状がある場合も脳性や代謝性や中毒性や心因性[12]やヒステリー（解離性障害）などを疑う．動脈閉塞性の障害も想定しておく．

❷ 問診である程度イメージ診断・鑑別診断をする（しかし思い込まない）

a．顔貌や話し方から病態をイメージする

話し方がおかしい，呂律が回らない場合は，脳障害，認知症，精神障害などを疑うが，医師の前では患者が緊張してしどろもどろになることもしばしばある．話をするときの表情が無表情な仮面様顔貌ならParkinson病，顔の片方が引きつるときは脳血管障害やストレスなどを疑う．

b．主訴から病態をイメージする（患者自身が気づいていない症状も読みとる[1]）

痛みか運動麻痺か感覚障害かしびれかなどを区別して問診する．症状が顔面・頭部・体幹にあるか否かを確認する．顔面や頭部にも症状があれば脳障害を疑い，四肢と体幹に症状があれば頸椎症性脊髄症を疑う．体幹と下肢に症状があれば胸髄性も考える．

❸ 診 察 法

a．上肢の理学的所見

患者の歩き方を観察後，座らせて顔の表情をみる．素肌をみて（女性患者の場合は必ず女性スタッフを立ち会わせて）筋萎縮や帯状疱疹がないかをチェックする．首を前後・左右に動かして肩甲骨や上肢に痛みやしびれが放散しないかどうかをみる（筆者は神経障害の悪化を懸念してSpurlingテストやJacksonテストのように患者の頭部をあえて抑えていない）．両肩を天井方向に挙上させて，肩関節周囲炎やKeegan型麻痺や腋窩神経麻痺がないかを調べる．両手を差し出してもらい，第1背側骨間筋に萎縮がないかをチェックする．萎縮があれば肘部管症候群などの尺骨神経障害か頸椎症性脊髄症を疑う．

大きめの打腱器を用いて必ず上下肢の腱反射と病的反射をチェックする．反射は個人差が大きく精神状態にも左右されるので，必ず左右や手足の反射を比較しバランスをみる．反射が亢進していれば錐体路障害などの中枢性障害を疑い，低下していれば末梢神経障害を疑う．病的反射があればやはり錐体路障害などの中枢性障害を疑う．頸椎症性脊髄症の徴候ではTrömner徴候が感度94％，陰性的中率85％とほかの徴候より高く，頸椎症性脊髄症の早期診断にはTrömner徴候がもっとも有効である[13]．

左右の上肢の温度差も実際に触って診ておく．左右の温度差があれば血管障害が疑われる．その場合は橈骨動

手足末梢神経障害（ニューロパシー）の鑑別診断とそのコツ

表6. 頚椎症性脊髄症と頚椎症性神経根症の鑑別

頚椎症性脊髄症	頚椎症性神経根症
可動域制限，頚部の疼痛，項部・肩甲部の疼痛	
手指の巧緻運動障害　ボタンかけ・書字・箸使い・10秒テスト陽性　歩行障害（階段を降りにくい）　膀胱直腸障害　四肢・体幹の感覚障害	一側上肢の筋力低下・筋萎縮　一側上肢・手指のしびれや疼痛　萎縮筋の線維束性収縮

腱反射		
反射中枢の位置	頚椎症性脊髄症	頚椎症性神経根症
障害高位より上位	正常	正常
障害高位	消失または減弱	消失または減弱
障害高位より下位	亢進	正常

表7. 肩関節が上がらない場合に想定される疾患

	脳・脊髄	神経根・末梢神経	関節・筋障害
原因疾患	・脳梗塞，脳出血　・頚椎症性脊髄症	・第5頚神経根障害　（Keegan型麻痺）　・腕神経叢麻痺　・腋窩神経麻痺　・神経痛性筋萎縮症	・肩関節周囲炎（五十肩）　・肩腱板断裂　・変形性肩関節症

脈や尺骨動脈の触知を調べ，胸郭出口症候群の検査も行う．

b．頚椎症性脊髄症と頚椎症性神経根症の鑑別（表6）

頚椎症性脊髄症では手指の巧緻運動障害，つまりボタンかけ，書字，箸を使うことが障害され，階段を降りるのが怖くなる．四肢・体幹の感覚障害があり，進行すると膀胱直腸障害を生じる．頚椎症性神経根症の場合は，一側上肢の筋力低下・筋萎縮や痛みや感覚障害やしびれを生じる．

腱反射はどちらも障害高位では消失または減弱し，それ以下では頚椎症性脊髄症では亢進，頚椎症性神経根症では正常である．

c．頚椎性神経根症と末梢神経障害の鑑別点

末梢神経の絞扼や圧迫による末梢神経障害のほうが温痛覚などの低下が現れやすい，筋力低下は頚椎症性神経根症でもみられるが，筋萎縮は末梢神経障害でより著明である．それぞれの神経に特有の部位に痛みやしびれを生じる（図1）．

d．肩が上がらない場合の鑑別診断（表7）

脳・脊髄が原因の場合は脳梗塞・脳出血・頚椎症性脊髄症，神経根あるいは末梢神経が原因の場合は第5頚神経前根障害（Keegan型麻痺）・腕神経叢麻痺・腋窩神経麻痺・神経痛性筋萎縮症など，関節や筋肉が原因の場合

は肩関節周囲炎（五十肩）・腱板断裂・変形性肩関節症などを疑う．

e．筋肉や腱に沿った痛みをしびれと間違うことがある

肩前面や肘外側から前腕さらに手関節に痛みやしびれがあるときに，神経性ではなく上腕二頭筋・腱，手根伸筋・腱や総指伸筋・腱の症状をしびれと訴える患者がいるので注意する．

f．正中神経麻痺の鑑別診断

正中神経は絞扼される部位によって，上位から円回内筋症候群，前骨間神経麻痺，手根管症候群がある．前骨間神経麻痺は感覚神経が含まれないため感覚障害はなく，母指指節間（IP）関節と示指遠位指節間（DIP）関節の屈曲制限をきたすため，母指と示指で円をつくると正円にならず，母指IPと示指DIP関節が伸展してtear drop signになる．円回内筋症候群と手根管症候群の鑑別は手掌での感覚障害の部位は手根管症候群と同じであるが，円回内筋症候群では肘前面のしびれなどの感覚障害がある．ただし手根管症候群でも手首での絞扼部位よりも近位にしびれが放散することがあり，しびれや痛みの出る肢位・テストやTinel様徴候の部位，神経伝導速度などで鑑別する．手根管症候群では手掌のしびれる部位に変異はあるが，小指掌側だけは尺骨神経固有支配領

Ⅲ．その他

表8．腰椎椎間板ヘルニア高位別誘発テストと腱反射

神経根（椎間高位）	神経根症状誘発テスト	腱反射
L3（L2/L3 間）	大腿神経伸展テスト陽性	膝蓋腱反射低下
L4（L3/L4 間）	大腿神経伸展テスト陽性	膝蓋腱反射低下
L5（L4/L5 間）	SLR テスト陽性	正常
S1（L5/S1 間）	SLR テスト陽性	アキレス腱反射低下

表9．下垂足の鑑別診断

	L5 神経根障害 （L4/L5 腰椎椎間板ヘルニア）	腓骨神経障害（膝裏）	脳血管障害
特徴	・腰下肢痛の合併が多い ・L5 神経根由来の脛骨神経支配の後脛骨筋も筋力低下を生じるので，足の背屈（前脛骨筋）のみならず後脛骨筋による足の底屈と内反の筋力低下も生じる	・腰下肢痛を認めない ・前脛骨筋（足の背屈）のみの制限 ・後脛骨筋は脛骨神経支配で腓骨神経支配でないため，後脛骨筋の足の底屈と内反力は保たれる	・片麻痺を呈する ・腱反射亢進・病的反射陽性

域なので感覚障害はない．

g．橈骨神経麻痺の鑑別診断

橈骨神経は上腕骨中央部で絞扼される橈骨神経高位麻痺と Frohse のアーケードと呼ばれる肘の回外筋入口部のトンネルで絞扼される後骨間神経麻痺がある．橈骨神経高位麻痺では手関節と手指中手指節（MP）関節の背屈ができない下垂手（drop hand）になり，手背の母指・示指・中指から前腕母指側の感覚障害が生じる．後骨間神経麻痺では手関節の背屈は可能で手指 MP 関節の背屈のみが傷害され下垂指（drop finger）になる．

h．尺骨神経麻痺の鑑別診断

尺骨神経が肘の部位で絞扼される肘部管症候群では小指と環指尺側 1/2 の手掌側と小指・環指背側の感覚障害とかぎ爪変形（鷲手変形）・指の開排制限・骨間筋萎縮がみられる．尺骨神経が手関節の Guyon 管（尺骨神経管）で絞扼される Guyon 管症候群では手背のしびれがない．

i．指の神経麻痺

筋肉などの緩衝組織がない指では皮膚と骨に挟まれて指の指神経障害が起こりやすい．指の手掌・手背で橈側か尺側のどちらかに感覚障害を生じる．

j．グロムス腫瘍

動静脈吻合のグロムス器官に由来する有痛性腫瘍の一つで，主に指尖の一点に強い圧痛を生じる．末梢神経障害とはいえないが，本疾患を医師が知らないと，患者は長年症状に苦しむことになる．手の外科専門医に紹介して手術をすれば治癒するので整形外科医は知っておくべき疾患である．

k．下肢の理学的所見

患者を仰向けに寝かせて，下肢の感覚検査，下肢伸展挙上（SLR）テスト，Patrick テスト，膝蓋腱反射，下肢筋力テスト，Babinski 反射，下肢クローヌス，足の動脈触知などを検査する．

l．頚椎症性脊髄症と腰部脊柱管狭窄症が合併しているときには下肢反射は低下する（図2，3）

頚椎症性脊髄症と腰部脊柱管狭窄症が合併している場合には，反射弓のどこかが傷害されているので頚髄に障害があって本来なら下肢反射が亢進する場合でも反射は低下する[14]．

m．殿部痛が腰椎由来か股関節由来かの鑑別診断法

殿部〜大腿後面の痛みやしびれが腰椎由来か股関節由来かの鑑別診断では，まず腰椎を反らせて殿部に痛みが放散すれば椎間関節，神経根障害，腰部脊柱管狭窄症の可能性がある．

股関節を仰臥位で屈曲開排する Patrick テスト陰性で SLR テスト・Bragard テスト陽性なら腰椎由来の神経性の可能性がある．同じ側のアキレス腱反射が健側と比較して低下していれば，神経性の可能性がさらに高くなる．SLR テスト・Bragard テスト陰性で Patrick テスト陽性なら股関節疾患か仙腸関節疾患の可能性がある．SLR テスト陽性で Bragard テスト陰性ならハムストリングの障害が考えられる．さらに坐骨神経が大腿後面やや外側を走行することから，大腿後面内側の障害ではハムストリングの症状である可能性が高い．大腿後面外側の症状の場合は SLR テストや Bragard テスト，アキレス腱反射，Patrick テストなどで総合的に鑑別診断する．

n．腰椎椎間板ヘルニアによる根性坐骨神経痛のヘルニア高位診断[15]

腰椎椎間板ヘルニアが原因の神経障害は主にデルマ

トームに沿った一側下肢の痛みとしびれである．腰椎を前屈すると症状が悪化しやすい．表8に椎間板ヘルニアの高位鑑別診断法を示す．

o．外側大腿皮神経痛（感覚異常性大腿痛：meralgia paresthetica）

鼠径靱帯の下で外側大腿皮神経が絞扼される外側大腿皮神経障害は一側の大腿前面から外側にかけての痛みやしびれを生じる．膝以下は正常である．運動麻痺はない（図1参照）．

p．高齢者に多い両大腿前面のしびれやだるさ

高齢者の両大腿前面のしびれやだるさは神経障害が原因ではなく，大腿四頭筋力低下が原因のことがある．

q．うつ伏せでの理学的所見

患者にベッドにうつ伏せになってもらい，痛みやしびれの部位をチェックする．坐骨神経に沿った圧痛（Valleixの圧痛点），大腿神経伸展テスト，股関節の内外旋（可動域制限や痛みがあれば股関節疾患の可能性），アキレス腱反射を検査する．

r．下垂足の鑑別診断（表9）

L5神経根障害（L4/L5腰椎椎間板ヘルニア）が原因の場合は，腰下肢痛の合併が多くL5神経根由来の脛骨神経支配の後脛骨筋も筋力低下をきたすので，足の背屈（前脛骨筋）のみならず後脛骨筋による足の底屈と内反の筋力低下も生じる．これに対して膝裏での絞扼による腓骨神経障害では，腰下肢痛はほぼみられず前脛骨筋（足の背屈）のみの障害で足の底屈と内反力は保たれる．

s．足根管症候群

足の裏だけがしびれる場合には足関節内果の下方で脛骨神経が絞扼される足根管症候群がある．整形外科の書籍には記載が少ないが脳神経内科の書籍には記載が多く，実臨床でも案外多い疾患である．

t．Morton病

足の第3・4趾（第2・3趾や第4・5趾もある）の主に底側に痛みやしびれや歩行時痛をきたす疾患で，足趾神経が腫瘤状に肥大し靱帯と地面で圧迫されて痛みと感覚障害を生じる．

u．足趾の神経障害

手指と同様に筋肉による緩衝組織が少ない足趾では，特に外反母趾傾向で先の狭い靴を履いたときなどに第1趾の内側背面か底面にしびれを生じることがある．

ま　と　め

1）以上の説明以外にもさまざまな末梢神経障害があるが，そもそも診断する医師が病気の存在を知らなければ心因性としてしまう危険性がある．あるいは自分の知っている病気に無理矢理こじつけてしまう可能性がある．

2）整形外科医はできるだけさまざまな神経疾患の知識と経験を習熟して的確な診断をめざすべきであり，診断に自信がないときは信頼できる整形外科医や脳神経内科医に相談する必要がある．

文　献

1) 橘　滋國．患者語を読み解く：誰も教えてくれない患者語で語られる神経徴候の解説．脊髄外科．2014；28：24-8.

2) 中嶋秀人．問診のとりかた．あたらしい3分間神経診察法：最も簡単で効率のよい考え方・進め方，第2版，総合医学社，東京，p3-8，2020.

3) 福武敏夫．しびれ．神経症状の診かた・考えかた：General Neurologyのすすめ，第3版，医学書院，東京，p108-53，2023.

4) 中嶋秀人．しびれを診る．あたらしい3分間神経診察法：最も簡単で効率のよい考え方・進め方，第2版，総合医学社，東京，p89-94，2020.

5) 佐藤亮太ほか．薬剤性ニューロパチー．Brain Nerve．2020；72：166-70.

6) 日本糖尿病学会（編）．糖尿病治療の目標と指針．糖尿病診療ガイドライン2024，南江堂，東京，p27-35，2024.<https://www.jds.or.jp/uploads/files/publications/gl2024/02.pdf>［Accessed 2024 Aug 31］.

7) 新垣慶人．感覚系．ジェネラリストのための神経診察，難波雄亮（編），日本医事新報社，東京，p37-46，2021.

8) 武田英孝．腱反射．ジェネラリストのための神経診察，難波雄亮（編），日本医事新報社，東京，p47-63，2021.

9) 三井良之ほか（監）．反射．病気がみえる vol.7 脳・神経，第2版，医療情報科学研究所（編），メディックメディア，東京，p208，2019.

10) 山口　博．神経の通り道と反射．まるごと図解神経の見かた，照林社，東京，p84-6，2018.

11) 福武敏夫．しびれ．神経症状の診かた・考えかた：General Neurologyのすすめ，第3版，医学書院，東京，p375-6，2023.

12) 福武敏夫．「心因性」と間違えられやすい疾患．神経症状の診かた・考えかた：General Neurologyのすすめ，第3版，医学書院，東京，p278-84，2023.

13) 中嶋秀人．反射を診る．あたらしい3分間神経診察法：最も簡単で効率のよい考え方・進め方，第2版，総合医学社，東京，p21-31，2020.

14) 日本整形外科学会診療ガイドライン委員会/頚椎症性脊髄症ガイドライン策定委員会（編）．BQ6 頚椎症性脊髄症の主な症状・徴候・神経診断学は何か．頚椎症性脊髄症診療ガイドライン2020，第3版，南江堂，東京，p21-3，2020.

15) 永島英樹．腰痛・下肢痛の診察法．標準整形外科学，第14版，井樋栄二ほか（編），医学書院，東京，p554-7，2022.

*　　　　*　　　　*

III. その他

外来診察における処方箋疑義照会の傾向と回避された有害事象の検討*

大下優介　森　翔一　染谷梨沙　江守　永　縄田修一
川崎惠吉**

[別冊整形外科 86：162〜165，2024]

はじめに

外来診察において調剤薬局からの疑義照会の連絡はしばしば経験されるが，照会内容についての詳細な検討や対策は十分ではない．

本研究の目的は，外来診療において発生した疑義照会と回避しえた有害事象について検討を行い，安全な外来診療を行うための問題点を抽出することである．

I. 対象および方法

2021年10月1日〜2022年10月31日の13ヵ月間で，連絡があった疑義照会の内容について後ろ向きに検討した．疑義照会の種類は過去の報告[1]に従い分類した．

本研究は倫理委員会の承認（2023年3月3日：22-201-B）を得て患者のプライバシー保護に十分配慮し，個人が特定できないように配慮し記載した．

II. 結　　果

上記期間に398（男性145，女性253）件の疑義照会を認め，患者の平均年齢は70.4（range：6〜100）歳であった．

疑義内容は，処方箋不備が5件（1.3%）で医師の氏名・押印がなかった．処方箋の内容確認は処方意図の確認が15件（3.8%），慎重処方症例への処方の確認が4件（1.0%），禁忌処方が6件（1.5%），重複投与が24件（6.0%），相互作用の確認が1件（0.3%），内服薬の用法・用量の確認が85件（21.4%），外用薬の用法・用量の確認が10件（2.5%），副作用・アレルギーの確認が14件

（3.5%）であった．患者の希望は74件（18.6%）であり，薬剤師の希望・判断は50件（12.6%）であった．保険やレセプト関連は57件（14.3%）であり，出荷調整が25件（6.3%）であり，その他が28件（7.0%）であった（表1）．

III. 症例提示

症　例．81歳，女．
主　訴：慢性腰痛．
既往歴：Parkinson病．
診察内容．他院にてトラマドールを使用するも軽減しないため当科に紹介となった．初診時疼痛に関する処方をデュロキセチンに変更した処方箋を渡し次回外来を予約した．

初診時に既往歴がParkinson病と記載はあるが内服薬の確認はされていない．Parkinson病に対してはサフィナミドを内服していた．

調剤薬局にてデュロキセチンとサフィナミド併用はドーパミン濃度の上昇による症状が出現するリスクがあるため注意とされている．そのため処方医に問い合わせがあり，他剤に変更となった．さらに，本事例は再診時にも外来担当医が修正前の処方をコピーし処方箋を発行したために，同様の問い合わせを再度受け修正を再度行った．

IV. 考　　察

療養担当規則第20条には，処方箋の使用期間は交付の日を含めて4日以内と定められている．ただし，長期の

Key words

pharmaceutical inquiry，patient safety，outpatient clinic

*The characteristics of pharmaceutical inquiries in outpatient clinic for spinal diseases
　要旨は第53回日本脊椎脊髄病学会，第64回関東整形災害外科学会において発表した．
**Y. Oshita（准教授）：昭和大学横浜市北部病院整形外科（Dept. of Orthop. Surg., Showa University Northern Yokohama Hospital, Yokohama）；S. Mori，R. Someya：同病院薬剤部；H. Emori（講師）：同病院整形外科；S. Nawata（准教授）：同病院薬剤部；K. Kawasaki（教授）：同病院整形外科．［利益相反：なし．］

外来診察における処方箋疑義照会の傾向と回避された有害事象の検討

表1. 照会内容

	内容	件数
処方箋不備	医師の氏名・押印がなかった	5
	被保険者番号記載もれ	0
処方箋内容の確認	処方意図の確認	15
	慎重処方症例への処方	4
	禁忌の症例への処方	3
	併用禁忌（同一処方箋内の薬剤）	0
	併用禁忌（他院・他科処方の薬剤）	3
	重複投与（同一処方箋内の薬剤）	4
	重複投与（他院・他科処方の薬剤）	20
	重複投与（一般用医薬品の薬剤）	0
	相互作用（同一処方箋内の薬剤）	0
	相互作用（他院・他科処方の薬剤）	1
	相互作用（一般用医薬品の薬剤）	0
	相互作用（飲食物・サプリメント）	0
	用法・用量（服用回数・服用時点の記載なし）	5
	用法・用量（1回服用量不明，割り切れない）	1
	用法・用量（服用回数・服用時点が添付文書・適応と異なる）	40
	用法・用量（用法が多く記載されていた）	23
	用法・用量（用法が少なく記載されていた）	16
	用法・用量（外用薬使用部位の記載がない・異なる）	8
	用法・用量（使用部位が添付文書・適応と異なる）	2
	副作用・アレルギー（使用中に薬剤によるアレルギーが発生した）	0
	副作用・アレルギー（当該薬剤にアレルギーの既往のある患者への処方）	1
	副作用・アレルギー（使用中の薬剤による副作用の発見）	7
	副作用・アレルギー（当該薬剤に過去に副作用の既往）	6
患者の希望	一包化	4
	剤形変更	9
	数量・日数の増減希望	30
	薬剤の削除および追加	28
	後発品から先発医薬品への変更	3
薬剤師の希望・判断	一包化	2
	剤形変更	8
	数量・日数の増減希望	21
	薬剤の削除および追加	14
	後発品から先発医薬品への変更	5
保険・レセプト	処方期限の延長（1週間未満）	20
	処方期限の延長（1週間以上）	8
	処方制限による日数・回数変更	28
	その他	1
出荷調整		25
その他		28

旅行など特殊の事情があると認められる場合は，この限りでないと除外する項目が追記されている．院外処方箋の有効期限が4日間であることを知らない患者が70.8%存在すると報告されている[2]．筆者らは本件に関しては院内掲示で啓蒙する対策を行っている（図1）が，28件（7.0%）は交付日から5日目以降に調剤薬局に行っていた．そのため診察の際，処方箋の期限について説明して

いく必要がある．

疑義照会の社会的意義としては，2016年の報告で薬局薬剤師の疑義照会は，全国で年間約103億円の薬剤費節減効果があり，重篤な副作用回避による年間約133億円の医療費削減効果があると推算[3]されている．残薬調整は処方日数の変更や処方削除を行うことで医療費の軽減となる．しかし，多数の外来患者を診察していく中で一

Ⅲ．その他

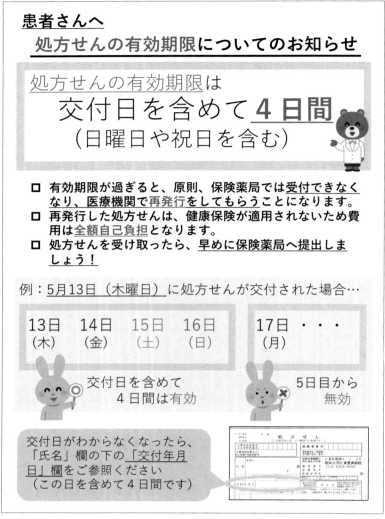

図1．当院で使用している処方箋有効期限に関する啓蒙のポスター

人ひとりの残薬調整を行うのは現実的ではない．そのため，調剤薬局と連携し残薬調整を行うことで医療費削減，患者負担の軽減につながっていく．疑義照会は経済学的にも医療安全の観点からも有用である．

筆者らの取り組みとして，疑義確認のために患者のまち時間と病院医療者の対応時間を減らすために当院の薬剤部と近隣の調剤薬局ではプロトコルに基づく薬物治療管理を行っている．疑義照会簡素化プロトコル導入により残薬調整，規格・剤形・薬剤変更など患者の同意を得て変更を行い，処方適正化の推進と医療者負担軽減効果をめざしている．

聞き取りに基づく疑義照会は薬学的疑義照会の33.3%を占め，高い許諾割合（98.5%）を有し，用法や用量などの疑義照会分類において，医療安全への貢献度が高い[4]と報告されている．調剤の場面だけではなく診察の現場でも詳細な聞き取りは過誤予防の観点から重要である．本研究で併用禁忌・重複処方・アレルギー歴の聴取不足などの処方により有害事象となりうる確認が44件（11.1%）あり，疑義照会とその対応により処方による過誤が回避されていた．当院では，副作用やアレルギーを起こした薬剤を電子カルテに登録するとその薬剤は処方できないようになっている．患者の安全を守るためにも処方医はこれらに注意しながら処方箋を発行することが望まれる．しかしながら，患者による剤形の変更希望は外来のみでは対応が困難な案件も存在するため，調剤薬局と密な連携が望まれる．

また，本研究には新型コロナウイルス感染症（COVID-19）流行期のアセトアミノフェン製剤の不足という社会的背景に影響した疑義照会も存在した．ここ数年出荷調整となる薬剤が増えてきている．整形外科領域で使用している出荷調整となっている薬剤を把握し，代替となる薬剤を処方することで疑義照会の負担が軽減することが想定される．

今後は電子処方箋が導入され，病院から引換券などを

渡され，調剤薬局は迅速に調剤開始することが可能となる．処方箋が紙から電子になるだけで，偽造や再利用が防止されること，印刷コストや保管スペースが削減されることのメリットがあり，重複投薬や併用禁忌のチェック機能など，医療の質の向上を図る機能も含まれる[5]と報告されている．電子化に伴い疑義照会の件数が減る可能性はあるが，本研究の結果のようにさまざまな疑義照会があることを念頭におきながら日々の診療に活かしていく必要がある．

本研究の調査の限界点としては単施設の後ろ向きな研究であり，比較対象がない single arm study であることと検討期間が短いことがあげられる．

ま　と　め

1）疑義照会の中で約1割に投薬の過誤となりうる処方が存在した．

2）重大な有害事象を招かないようにするために慎重な処方薬選択が望まれる．

文　献

1）十万佐知子ほか．疑義照会義務と実際業務のあいだに浮上した新たな問題点：全国約千点舗の保険薬局への疑義照会アンケート調査から．医と薬学．2019；**76**：299-316.
2）西村友佳ほか．地域病院の外来患者に対する院外処方箋に関する意識調査．日病薬師会誌．2000；**36**：437-40.
3）國津侑貴ほか．処方せんへの検査値記載による医療経済効果．医療薬．2019；**45**：568-75.
4）今井俊吾ほか．薬局薬剤師による「患者への聞き取り」に基づいて実施された疑義照会の実態解明と医療安全への貢献度評価．薬局薬学．2021；**13**：68-78.
5）髙橋悠一．始まる電子処方箋：医療DXのこれから．ファルマシア．2023；**59**：104-9.

*　　　*　　　*

III. その他

整形外科医療機関における医療安全の工夫
―― 診療録開示への対応

森川　圭造

はじめに

整形外科診療においては，交通事故を含む傷害を被った症例に対して診療を行うことはまれでなく，通常の疾病に対する診療と比べ異なる対応が必要とされる．

本稿では，当院で関与した交通事故を含む傷害による刑事・民事事件に関与した症例を調査し，診療録開示に関する医療機関としての立場について検討した．

I. 対象および方法

2011（平成23）年4月〜2020（令和2）年3月の期間に，当院にて交通事故を含む，傷害による刑事・民事事件に関与した件数27件，30例を対象とした．内訳は，男性15例，女性15例で，平均年齢は36.1歳であった．

受傷機序に関しては，交通事故によるものが24件，27例，傷害事件に関与するものが2件，2例，そして医学的には傷害とは考えられないものが1件，1例であった．

調査方法については，事件に関して診療録開示請求を求めてきた照会先とその開示請求に対する当院での初回対応について調査した．また再照会となった場合については，その照会先とそれに対する当院の対応について調査し，さらにその後の照会先からの反応についても調査・検討した．

II. 結　果

事件の調査および訴訟に関する資料提供として，診療録開示を求めてきた照会先は，法律事務所が全体の63％であり，続いて地方裁判所が26％，そして検察・警察が11％であった（図1）．

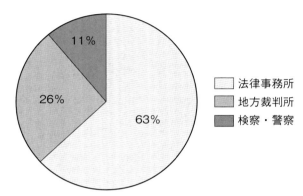

図1．診療録開示による照会先．法律事務所63％，地方裁判所26％，検察・警察11％である．

当院での照会に対する初回対応については，同意し開示するが全体の37％であり，残りの63％に関しては，突然開示を求めてくる法律事務所への不信感などの理由により，即拒否し開示しない，あるいは調査や訴状内容を検討してから回答するとしていた（図2）．

次に，当院の対応に対する照会先の反応については，円満解決となったのが60％であった．残りの40％は，開示が必要であるため催促するであり（図3），その中には診療録開示に伴う費用請求に関して，合意が得られないため頓挫している事件も含まれていた．

また催促にあたり，再度照会をしてきた照会先は，1回目と同じ法律事務所が多く，次に各法律事務所所属の地区弁護士会であり，いわゆる弁護士法第23条に従った請求であった．その他，照会先が法律事務所から地方裁判所へ移行し，そこからの請求もあった．

さらに再度照会の期間中に，開示請求を求める強制的

Key words

medical treatment, binding force of the low, disclosure of medical record

*Management of medical safety at orthopaedic clinics：the address of disclosure of medical records
　要旨は第33回日本臨床整形外科学会において発表した．
**K. Morikawa（院長）：森川整形外科医院（〒485-0023　小牧市北外山2944-1；Morikawa Orthopaedic Practice, Komaki）.
　［利益相反：なし．］

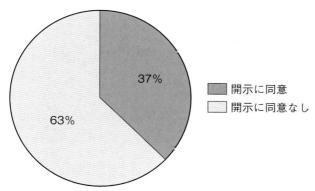

図2. 初回対応. 開示に同意 37％，同意なし 63％である.

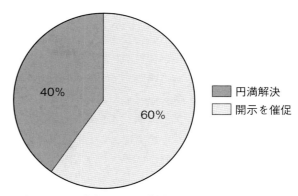

図3. 開示請求に関する対応. 円満解決 60％，開示を催促 40％である.

な請求を被った例が5件あった．強制的な請求に関しては，開示の義務を主張してきたのが3件，作成費用に関する注文が1件，開示拒否に値するとしての訴訟が1件であった．

Ⅲ．事件例の供覧

事件1．法律事務所からの強制的な開示請求例．
症　例． 57歳，女．職業：美容師．
初診時診断名： 両側手根管症候群．
経　過： 本疾患に対して長期加療終了後，本傷病は傷害により発生したものであったと主張した．損害賠償請求のため，担当法律事務所より診療録開示請求を受けた．

開示にあたり，本人の主張内容と医学的根拠が異なるため，開示請求に関する詳細な理由を法律事務所へ問合せした．しかしながら法律事務所からの反応は，問答無用ですみやかに開示すべきとの回答であった．さらに，治療を担当しただけの医師が事件に関して意見を述べるべきではないとの指摘を受けた．法律事務所からの言い分として，厚生労働省診療情報の提供に関する指針の算定により，理由を尋ねるのは不適切であると指摘してきた．

加えて開示手数料は，個人情報保護法第33条より，診療録複写，検査資料のコピー，画像のコピー代を含め，膨大な資料にもかかわらず，適切な価格に収めるべきとし，きわめて低額な価格を提示され，これを拒むは違法であるとの指摘を受けた．そのため違法により罰を受けることを避け，反論できないまま従うこととなった．

事件2．法律事務所からの提訴例．
症　例． 38歳，女．
初診時診断名： 頸部捻挫，左右前胸部挫傷．
経　過： 加療終了後に後遺障害診断を作成したが，内容に対し不満があり，裁判にて不服申立てする予定のため，開示請求を受けた．開示請求により詳細な理由を問合せしたところ，その問合せが開示拒否に当たるとし，その場で提訴を示唆させられた．

その後，開示拒否理由を1週以内での回答を求める内容の文書を受けた．しかしながら当院では，対応に追われ，時間を要し，期日までの回答ができなかった．それに対し，期日を超えたとの理由により提訴され，第1回口頭弁論を受けることとなった．最終的には，地方裁判所から和解案を受け，30万円の和解金支払いにて終了となった．

Ⅳ．考　察

整形外科診療においては，交通事故を含む傷害を被って受傷した症例に対し診療を行う場合があり，普段行っている健康保険診療とは別の対応が求められる[1]．

すなわち損害賠償と自由診療の範疇にて行われることであり，診察をしている患者は，いわゆる傷害の被害者である．そして診療報酬は，傷害を与えた当事者，いわゆる相手方への損害賠償請求のもとに提供される補償によって得られるものである．同時に診察を受けている患者の背景には，傷害被害者と加害者がかかわり，民事件のもとでの損害賠償責任が存在している．加えて，その被害者や加害者には特別な感情を抱いていることも事実である．

本研究の調査において，診療録開示を求められた理由の多くは，補償に関する不具合や不満によるものであり，その際の診療録は，刑事事件を対応した警察や検察，そして民事事件を担当した法律事務所が必要としている証拠物件であった．一方，医療の立場においては，診療録とは初診から診療まで，患者に対し治療を提供し，その時間的経過を医学的に記録し，また医師の知識と技量を託した治療内容を記録したものである．そして医師法によって管理された客観的に記載している科学的記録簿である．

167

Ⅲ．その他

しかしながら診療録の開示については，行ってきた医療内容が患者以外の第三者に閲覧されることである．それに対し医師は，その開示閲覧が，あたかも医療内容や診療録の記載内容を特別に検閲し，あるいは一方的に評価されるような不安と抵抗を抱くこともありうる．

診療録の開示義務に関しては，各都道府県知事宛ての厚生労働省医政局通知より，原則として開示義務があると記載されている[2]．しかしながらその文面は，あくまでも通知であり，法的拘束力があるか否かは明らかでない．日本医師会での診療情報の提供に関する指針においては，原則として開示に応じるものとされている[3]．しかしながら，開示対象は治療を行った患者やその家族，関係者に向けてのものであり，法律専門職に配慮したものではない．また開示を拒む場合の理由も明記され，特に第三者の利益を害するおそれがある場合，患者の心身の状況を著しく損なう場合，そして医療機関の業務に支障を及ぼす場合はそれに該当するとされている．それらを考慮すると医療機関においては，診療録開示に対する一方的な開示請求に関して，絶対的な義務があるとされるのか否かが大きな疑問である[4]．

少なからず医療においては，交通事故を含む傷害事件であっても診療の際に向かい合っている患者は，傷病を患い，治療を必要とされる人である．たとえその患者が事件の被害者，加害者であっても分け隔てなく，医師法に基づいて加療を行うべきで，常に中立的な立場で医療を行うべきと考える．

しかしながら法律事務所の一部においては，傷害被害者側に有益に働くように努めているような傾向があり，特に曖昧に記載された後遺障害診断書や診療録に関しては，都合よく解釈された証拠材料とされることがあった．加えて診療録開示指針や個人情報保護第33条を都合よく解釈し，開示請求することがあった．そのため非協力的な医療機関は，関係法律事務所の業務を妨害するとして攻撃対象となり，場合によっては加害者とともに民事訴訟へ引き込まれる危険性も示唆された．

われわれ医療従事者においては，民事を含め法律に関する知識は未熟であり，法律専門職へ直接的な対峙，対応は困難である．少なからず弁護士のためだけの弁護士法第23条を掲げられたとしても，その内容はまったく理解できない．一方，同時に法律専門職は，医療，医学に関し知識は未熟であることも事実であり，少なからず画像所見や理学所見から得られるアセスメントの内容など理解できるすべはないものと思われる．よって，さまざまな疑問が残ることから今後それらについて検討する必要があるものと思われる．

以上を考えるに，医療従事者はあくまでも医療，医学の専門であり，また最低限の法律知識は，これを逸脱しないための医師法と医療法以外は，法に関する知識と経験は乏しい．そのためにもわれわれ医師は，日々の診療活動に勤しみ，無駄な労力を割かないように努め，不当にも刑事，民事事件に関与することがあれば，われわれ医療機関が所属する専門機関に委ね，その専門機関の采配を期待すべきと考える．

ま と め

1）当院で関与した交通事故を含む傷害による刑事・民事事件を調査した．

2）診療録の開示請求に関し，さまざまな対応を経験した．

3）診療録開示は，医療安全における医師として，常に中立の立場にいるべきものと考えられた．

文 献
1）深澤直樹．自賠責保険は他人のケガ等への保証．交通事故診療の実際：医療者のための実務知識と患者指導のあり方，知玄舎，さいたま，p110-21，2023．
2）診療情報の提供等に関する指針の策定について〔医師法〕．<https://www.mhlw.go.jp/web/t_doc?dataId=00tb3403&dataType=1&pageNo=1>〔Accessed 2024 May 5〕
3）坪井栄孝．診療記録等の開示による情報提供：診療情報の提供に関する指針．日医会誌．2002；**128**：1-7.
4）羽成　守．交通事故診療と個人情報保護．Q&Aハンドブック交通事故診療，第6版，日本臨床整形外科学会（編），創耕舎，東京，p184-203，2020．

* * *

『別冊整形外科』No. 86
整形外科外来診療の工夫——診断，保存療法，外来手術

2024 年 10 月 31 日　発行	編集者　安達伸生
	発行者　小立健太
	発行所　株式会社 南 江 堂
	☎113-8410 東京都文京区本郷三丁目 42 番 6 号
	☎（出版）03-3811-7619　（営業）03-3811-7239
	ホームページ https://www.nankodo.co.jp/
	印刷 三報社／製本 ブックアート

Ⓒ Nankodo Co., Ltd., 2024

定価は表紙に表示してあります．
落丁・乱丁の場合はお取り替えいたします．
ご意見・お問い合わせはホームページまでお寄せください．

Printed and Bound in Japan
ISBN 978-4-524-27786-5

本書の無断複写を禁じます．
JCOPY 〈出版者著作権管理機構 委託出版物〉

本書の無断複写は，著作権法上での例外を除き，禁じられています．複写される場合は，そのつど事前
に，出版者著作権管理機構（TEL 03-5244-5088，FAX 03-5244-5089，e-mail: info@jcopy.or.jp）の
許諾を得てください．

本書をスキャン，デジタルデータ化するなどの複製を無許諾で行う行為は，著作権法上での限られた例外
（「私的使用のための複製」など）を除き禁じられています．大学，病院，企業などにおいて，内部的に業
務上使用する目的で上記の行為を行うことは私的使用には該当せず違法です．また私的使用のためであっ
ても，代行業者等の第三者に依頼して上記の行為を行うことは違法です．

『別冊整形外科』要旨募集

『別冊整形外科』No. 88 「成人股関節疾患の診断と治療」

　2024年5月に『変形性股関節症診療ガイドライン（改訂第3版）』が上梓され，変形性股関節症の疫学，病態，診断，治療に関する新しいエビデンスが追加されました．股関節疾患に対する代表的な手術である人工股関節全置換術では，インプラントの改良や手術手技の向上，新しい手術支援技術の導入により術後成績は向上し，施行件数は年々増加しております．また2024年度の診療報酬改定では，ロボット支援人工股関節全置換術が新しいカテゴリーとして新設されました．

　本号では，このように急速な進歩を遂げている股関節疾患をテーマとしました．ただし，すべての股関節疾患を対象とすると内容が散逸してしまうため，小児疾患と外傷は対象外とさせていただき，非外傷性の成人股関節疾患に内容を絞らせていただきます．ガイドラインではエビデンスが集積した内容しか掲載できませんので，本号ではエビデンス構築前の新しい内容をたくさん盛り込んで，ガイドラインとは一線を画すものにしたいと思います．成人股関節疾患の診断と治療に関する最新の知見を中心に論文を募集いたしますので，奮ってご応募いただければ幸いです．

募集細目（例）

Ⅰ. **疫学，病態**
1. 変形性関節症（発育性股関節形成不全，大腿骨寛骨臼インピンジメントを含む）
   1) 有病率，疫学調査
   2) 危険因子（発症，進行）
   3) 遺伝的素因
   4) 自然経過
   5) 解剖学的特徴
   6) 脊椎との関連（hip-spine syndrome）
   7) 膝関節・足関節との関連
   8) 全身性変形性関節症との関連
   9) 骨粗鬆症との関連
2. 大腿骨頭壊死症
   1) 有病率，疫学調査
   2) 危険因子
   3) 遺伝的素因
   4) 自然経過（壊死範囲との関係）
3. 炎症性疾患
   1) 関節リウマチ
   2) 脊椎関節炎
   3) 全身性エリテマトーデスなど
4. 腫瘍性疾患
5. 感染性疾患
   1) 化膿性股関節炎
   2) 真菌性股関節炎
   3) その他の感染性疾患

Ⅱ. **診断**
1. 診断基準
2. X線学的診断
3. MRI
4. シンチグラフィ，single-photon-emission computed tomography（SPECT）
5. 超音波検査
6. バイオマーカー
7. 遺伝子検査
8. AI診断
9. 遠隔診断

Ⅲ. **治療**
1. 保存療法
   1) 患者教育
   2) 薬物療法
   3) 運動療法
   4) 物理療法
   5) 装具療法
   6) 関節内注入［ステロイド，ヒアルロン酸，多血小板血漿（PRP）療法など］
   7) サプリメント
2. 関節温存手術
   1) 骨盤骨切り術
   2) 大腿骨骨切り術
   3) 骨盤・大腿骨併用骨切り術
   4) 関節鏡視下手術
   5) 股関節固定術，股関節切除術
   6) 股関節周囲筋解離術
   7) その他の関節温存手術
3. 人工股関節全置換術
   1) アプローチ
   2) セメント人工関節
   3) セメントレス人工関節
   4) 表面置換型
   5) 摺動面
      ①高度架橋ポリエチレン
      ②セラミックオンセラミック
      ③メタルオンメタル
   6) 手術支援
      ①簡易ナビゲーション
      ②fluoro-basedナビゲーション
      ③CT-basedナビゲーション
      ④ロボット支援
      ⑤AR，VR
      ⑥patient specific instrument（PSI）
      ⑦その他の手術支援
   7) 長期成績
   8) 患者満足度
4. 再生医療，細胞治療

Ⅳ. **術後合併症に対する対応**
1. 手術部位感染（SSI），人工関節周囲感染
2. 深部静脈血栓症（DVT），肺血栓塞栓症（PE）
3. インプラント周囲骨折
4. 脱臼
5. 出血対策
6. 神経・血管損傷
7. 術後疼痛管理

Ⅴ. **術後後療法，リハビリテーションなど**
1. 入院期間短縮をめざしたリハビリテーション
2. クリニカルパス
3. 術後スポーツ活動

※上記募集細目以外でもぜひご応募ください

『整形外科』編集委員会

　ご応募くださる方は，タイトルおよび要旨（1,000字以内）を，**2025年2月末日**までに下記『整形外科』編集室・『別冊整形外科』係宛にお送りください（**E-mail**でも受け付けます）．2025年3月末日までに編集委員会で採否を決めさせていただき，その後ご連絡いたします．なお，ご執筆をお願いする場合の原稿締め切りは採用決定から2ヵ月後（2025年5月末日），発行は2025年10月予定となります．

送付先：〒113-8410　東京都文京区本郷三丁目42番6号
株式会社南江堂　『整形外科』編集室・『別冊整形外科』係
（TEL 03-3811-7619／FAX 03-3811-8660／E-mail：pub-jo@nankodo.co.jp）

＜『整形外科』編集室＞

別冊整形外科　ORTHOPEDIC SURGERY

監修
「整形外科」編集委員

No. 1	救急の整形外科	＊品切
No. 2	頸椎外科の進歩	＊品切
No. 3	人工股関節	＊品切
No. 4	義肢・装具	＊品切
No. 5	プアーリスクと整形外科	＊品切
No. 6	肩関節	＊品切
No. 7	対立する整形外科治療法（その1）	＊品切
No. 8	骨・軟骨移植の基礎と臨床	＊品切
No. 9	対立する整形外科治療法（その2）	＊品切
No. 10	骨・関節外傷に起りやすい合併障害	＊品切
No. 11	整形外科用器械	＊品切
No. 12	高齢者の脊椎疾患	＊品切
No. 13	新しい画像診断	＊品切
No. 14	慢性関節リウマチとその周辺疾患	＊品切
No. 15	骨・関節感染症	＊品切
No. 16	人工関節の再手術・再置換	＊品切
No. 17	骨・軟部悪性腫瘍	＊品切
No. 18	先端基礎研究の臨床応用	＊品切
No. 19	創外固定	＊品切
No. 20	腰椎部のインスツルメンテーション手術	＊品切
No. 21	経皮的もしくは小切開からの整形外科手術	＊品切
No. 22	膝関節の外科	＊品切
No. 23	外傷性脱臼の治療	＊品切
No. 24	整形外科疾患の理学療法	＊品切
No. 25	足の外科	＊品切
No. 26	肘関節外科	＊品切
No. 27	整形外科領域における疼痛対策	＊品切
No. 28	一人で対処する整形外科診療	＊品切
No. 29	頸部脊髄症	＊品切
No. 30	整形外科鏡視下手術の評価と展望	＊品切
No. 31	手関節部の外科	＊品切
No. 32	小児の下肢疾患	＊品切
No. 33	骨粗鬆症	＊品切
No. 34	慢性関節リウマチ	＊品切
No. 35	特発性大腿骨頭壊死症	＊品切
No. 36	肩関節	＊品切
No. 37	外傷治療の Cortroversies	＊品切
No. 38	画像診断技術	＊品切
No. 39	人工股関節の再置換・再手術の現況	＊品切
No. 40	整形外科手術の周術期管理	＊品切
No. 41	四肢骨折治療に対する私の工夫	＊品切
No. 42	変形性膝関節症および周辺疾患	＊品切
No. 43	骨・軟部腫瘍の診断と治療	＊品切
No. 44	私のすすめる診療器械・器具	＊品切
No. 45	脊柱靱帯骨化症	＊品切
No. 46	関節不安定性と靱帯再建	＊品切
No. 47	骨・軟骨移植	＊品切
No. 48	骨壊死	＊品切
No. 49	末梢神経障害の基礎と治療戦略	＊品切
No. 50	脊椎疾患における鑑別診断と治療法選択の根拠	＊品切
No. 51	整形外科 office-based surgery	＊品切
No. 52	高齢者骨折に対する私の治療法	＊品切
No. 53	変形性関節症	＊品切
No. 54	上肢の外科	＊品切
No. 55	創外固定の原理と応用	＊品切
No. 56	関節周辺骨折最近の診断・治療	＊品切
No. 57	股関節疾患の治療 up-to-date	＊品切
No. 58	肩関節・肩甲帯部疾患	＊品切
No. 59	運動器疾患に対する最小侵襲手術	＊品切
No. 60	骨粗鬆症	＊品切
No. 61	難治性骨折に対する治療	＊品切
No. 62	運動器疾患の画像診断	
No. 63	腰椎疾患 up-to-date	
No. 64	小児整形外科疾患診断・治療の進歩	
No. 65	人工関節置換術	
No. 66	整形外科の手術手技 私はこうしている	
No. 67	変形性膝関節症の診断と治療	＊品切
No. 68	整形外科領域における移植医療	
No. 69	足関節・足部疾患の最新治療	
No. 70	骨折（四肢・脊椎脊髄外傷）の診断と治療（その1）	＊品切
No. 71	骨折（四肢・脊椎脊髄外傷）の診断と治療（その2）	＊品切
No. 72	高齢者（75歳以上）の運動器変性疾患に対する治療	

No. 73	**スポーツ傷害の予防・診断・治療**	**No. 81**
広島大学教授　安達　伸生 編集		
No. 74	**しびれ・痛みに対する整形外科診療の進歩**	**No. 82**
東京医科歯科大学教授　大川　淳 編集		
No. 75	**整形外科診療における最先端技術**	**No. 83**
京都大学教授　松田　秀一 編集		
No. 76	**運動器疾患に対する保存的治療** 私はこうしている	**No. 84**
自治医科大学教授　竹下　克志 編集		
No. 77	**鏡視下手術の進歩** 小関節から脊椎まで	**No. 85**
広島大学教授　安達　伸生 編集		
No. 78	**骨粗鬆症と骨粗鬆症関連骨折に対する診断と治療**	**No. 86**
東京医科歯科大学教授　大川　淳 編集		
No. 79	**骨・軟部腫瘍のマネジメント（その1）**	**No. 87**
京都大学教授　松田　秀一 編集		
No. 80	**骨・軟部腫瘍のマネジメント（その2）**	**No. 88**
京都大学教授　松田　秀一 編集		

No. 81　骨・関節感染症の治療戦略
広島大学教授　安達　伸生 編集

No. 82　上肢疾患の診断と治療の進歩（新鮮外傷を除く）
自治医科大学教授　竹下　克志 編集

No. 83　人工関節における進歩
横浜市立大学教授　稲葉　裕 編集

No. 84　バイオ時代におけるリウマチ性疾患の診療
横浜市立みなと赤十字病院院長　大川　淳 編集

No. 85　小児整形外科 up-to-date
京都大学教授　松田　秀一 編集

No. 86　整形外科外来診療の工夫
診断，保存療法，外来手術
広島大学教授　安達　伸生 編集

No. 87　脊柱変形 up-to-date
自治医科大学教授　竹下　克志 編集（2025年4月発売予定）

No. 88　成人股関節疾患の診断と治療
横浜市立大学教授　稲葉　裕 編集（2025年10月発売予定）

〒 113-8410　東京都文京区本郷三丁目 42-6 ／ ☎ 03 (3811) 7619（編集）・7239（営業）　　**南江堂**

"腰痛革命"を起こした名著,待望の改訂！

仙腸関節の痛み
見逃される腰痛

改訂第2版

村上 栄一 著

日本仙腸関節研究会代表幹事

"腰痛革命"を起こした名著,待望の改訂！
腰痛の原因の一つとして周知された仙腸関節障害.
その病態と診療を,我が国の第一人者である著者が情熱をもって
解剖学的基礎から徹底的に解説.
バイオメカニクス,診断法,仙腸関節ブロック注射を含む治療法,
リハビリ・予防法に関する新たな知見が加わり,
充実のコラムとともによりわかりやすく学べる,実践できる.

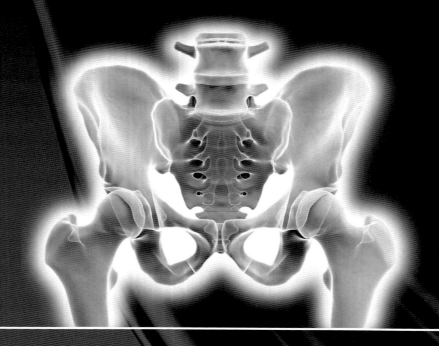

詳細はこちら

■B5判・172頁　2024.6.　ISBN978-4-524-22745-7　定価 6,930 円（本体 6,300 円+税 10%）

南江堂　〒113-8410 東京都文京区本郷三丁目42-6 （営業）TEL 03-3811-7239　FAX 03-3811-7230　www.nankodo.co.jp

上腕骨外側上顆炎
診療ガイドライン
2024

改訂第3版

監修
日本整形外科学会
日本肘関節学会

編集
日本整形外科学会診療ガイドライン委員会
上腕骨外側上顆炎診療ガイドライン策定委員会

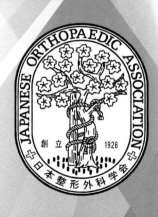

上腕骨外側上顆炎（いわゆるテニス肘）に関し，最新のエビデンスに基づき大幅に内容を拡充した診療ガイドライン改訂版．病態および診断の要点をまとめ，治療に関しては保存療法から手術療法まで詳細に有用性を検証している．長期予後を見越して治療およびリハビリテーションを進める指針となる一冊．

■B5判・124頁　2024.10.
ISBN978-4-524-21959-9
定価 3,520 円（本体 3,200 円＋税 10％）

Online eBook Library

キャンベル整形外科手術書 原著第14版 電子版

本製品は、整形外科手術のグローバルスタンダード『Campbell's Operative Orthopaedics』の20年ぶりの邦訳である。

エルゼビア社の日本語電子書籍プラットフォーム「Online eBook Library」にて、使いやすい電子書籍で提供され、膨大な『キャンベル整形外科手術書』の全文をキーワード検索可能、知りたい情報に即座に移動することができる。多忙な中で、精確で詳細な情報を求める整形外科医必携の電子書籍である。

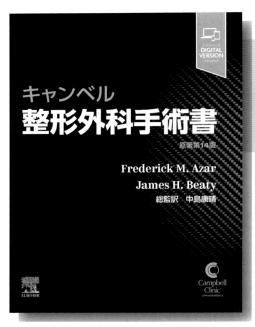

世界中の医学生、整形外科医が利用する整形外科学テキストのグローバルスタンダード　約20年ぶりの日本語版改訂！

電子版

総監訳　中島康晴
九州大学大学院医学研究院
整形外科

- 出版社：エルゼビア・ジャパン株式会社
- 発行：2023年3月
- 定価：75,900円（税込）

※本商品は英語版と日本語版の両書籍にアクセス可能です。
※ご注文後1～2営業日以内に、お客様のEメールアドレスへ電子書籍のアクティベーションに必要なコードをお送りいたします。
※個人向けの商品のため、複数人でのID共有はできません。
※アクセス権の有効期限（利用可能期間）は、アクティベーションから48か月間です。
　アクセス権失効後は、本製品を再購入頂くことで再びご利用いただけます。

販売代理店　南江堂洋書部

東京都文京区本郷3丁目42番6号
https://foreign.nankodo.co.jp

23.12

整形外科領域の大好評シリーズ 最新第4版

Foot & Ankle, 4th ed.
(Master Techniques in Orthopaedic Surgery)

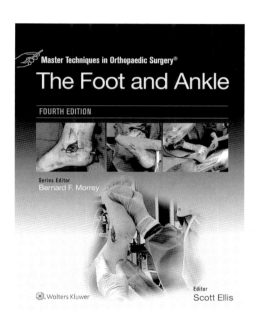

S. Ellis (ed.)

世界的に高く評価されている「整形外科マスターテクニックシリーズ」の『足と足関節』第4版。足と足関節における最新の手術手技を、豊富な図解とともに簡潔に提供する。Scott Ellisおよび編集陣によって厳選された手技が、術前、術中、術後のフルカラー写真によって順を追って紹介される。世界的に著名な寄稿者と、新たに改訂・追加された各章、付属の動画によりこの領域における近年の変化を完全に把握することができる。

■ 978-1-975199-41-8　Wolters Kluwer　定価 53,889円(税込)

日本代理店　(株)南江堂洋書部 〒113-8410　東京都文京区本郷3-42-6　URL: https://foreign.nankodo.co.jp
E-mail : adv-yosho@nankodo.co.jp　☎ : (03)3811-9957

日本整形外科学会 診療ガイドライン

エビデンスに基づいた診断・治療，患者さんへの説明のよりどころとなる，整形外科医必携のシリーズ。

上腕骨外側上顆炎 診療ガイドライン2024 改訂第3版
監修 日本整形外科学会

上腕骨外側上顆炎（いわゆるテニス肘）に関し，最新のエビデンスに基づき大幅に内容を拡充した診療ガイドライン改訂版．病態および診断の要点をまとめ，治療に関しては保存療法から手術療法まで詳細に有用性を検証している．長期予後を見越して治療およびリハビリテーションを進める指針となる一冊．

■B5判・124頁　2024.10.　ISBN978-4-524-21959-9　定価3,520円（本体3,200円＋税10％）

変形性股関節症 診療ガイドライン2024 改訂第3版
監修 日本整形外科学会

変形性股関節症の「疫学・自然経過」「病態」「診断」に関して，最新の知見とガイドライン作成指針に基づいて解説．また「保存療法」「関節温存術」「人工股関節全置換術（THA）」および「大腿骨寛骨臼インピンジメント」の各章では多様なclinical question（CQ）を設定し推奨度を示した．

■B5判・176頁　2024.5.　ISBN978-4-524-21377-1　定価4,400円（本体4,000円＋税10％）

変形性膝関節症 診療ガイドライン2023
■B5判・164頁　2023.5.　ISBN978-4-524-20702-2　定価4,180円（本体3,800円＋税10％）

外反母趾 診療ガイドライン2022 改訂第3版
■B5判・96頁　2022.5.　ISBN978-4-524-23412-7　定価3,300円（本体3,000円＋税10％）

原発性悪性骨腫瘍 診療ガイドライン2022
■B5判・112頁　2022.2.　ISBN978-4-524-23411-0　定価3,300円（本体3,000円＋税10％）

腰部脊柱管狭窄症 診療ガイドライン2021 改訂第2版
■B5判・128頁　2021.5.　ISBN978-4-524-23055-6　定価3,520円（本体3,200円＋税10％）

腰椎椎間板ヘルニア 診療ガイドライン2021 改訂第3版
■B5判・104頁　2021.5.　ISBN978-4-524-22945-1　定価3,300円（本体3,000円＋税10％）

大腿骨頚部/転子部骨折 診療ガイドライン2021 改訂第3版
■B5判・176頁　2021.3.　ISBN978-4-524-22913-0　定価4,180円（本体3,800円＋税10％）

頚椎症性脊髄症 診療ガイドライン2020 改訂第3版
■B5判・100頁　2020.9.　ISBN978-4-524-22946-8　定価3,300円（本体3,000円＋税10％）

軟部腫瘍 診療ガイドライン2020 改訂第3版
■B5判・96頁　2020.7.　ISBN978-4-524-22811-9　定価3,300円（本体3,000円＋税10％）

特発性大腿骨頭壊死症 診療ガイドライン2019
■B5判・116頁　2019.10.　ISBN978-4-524-22726-6　定価3,520円（本体3,200円＋税10％）

脊柱靱帯骨化症 診療ガイドライン2019
■B5判・104頁　2019.10.　ISBN978-4-524-22752-5　定価3,300円（本体3,000円＋税10％）

アキレス腱断裂 診療ガイドライン2019 改訂第2版
■B5判・96頁　2019.9.　ISBN978-4-524-24889-6　定価3,300円（本体3,000円＋税10％）

前十字靱帯（ACL）損傷 診療ガイドライン2019 改訂第3版
■B5判・102頁　2019.2.　ISBN978-4-524-24841-4　定価3,300円（本体3,000円＋税10％）

腰痛 診療ガイドライン2019 改訂第2版
■B5判・102頁　2019.5.　ISBN978-4-524-22574-3　定価3,300円（本体3,000円＋税10％）

橈骨遠位端骨折 診療ガイドライン2017 改訂第2版
■B5判・160頁　2017.5.　ISBN978-4-524-25286-2　定価4,180円（本体3,800円＋税10％）

日本整形外科学会 症候性静脈血栓塞栓症 予防ガイドライン2017
■B5判・98頁　2017.5.　ISBN978-4-524-25285-5　定価3,080円（本体2,800円＋税10％）

骨・関節術後感染予防 ガイドライン2015 改訂第2版
■B5判・134頁　2015.5.　ISBN978-4-524-26661-6　定価3,520円（本体3,200円＋税10％）

南江堂　〒113-8410　東京都文京区本郷三丁目42-6（営業）　TEL 03-3811-7239　FAX 03-3811-7230　www.nankodo.co.jp